U0224214

实用儿科医嘱手册

（第2版）

主　编： 庄思齐　　蒋小云
副主编： 李晓瑜　　沈振宇

编　者：（按姓氏笔画排序）

庄思齐　　刘王凯　　刘美娜　　刘晓红
孙良忠　　李素萍　　李晓瑜　　李智英
李燕虹　　余慕雪　　沈振宇　　张　军
张洪宇　　张婷婷　　陈红珊　　陈秋莉
岳智慧　　柯志勇　　莫　樱　　黄礼彬
黄越芳　　蒋小云　　覃有振　　谢巧庆
司徒妙琼

中国协和医科大学出版社

图书在版编目（CIP）数据

实用儿科医嘱手册 /庄思齐，蒋小云主编. —2 版.
—北京：中国协和医科大学出版社，2017.6
ISBN 978-7-5679-0688-4

Ⅰ.①实…　Ⅱ.①庄…　②蒋…　Ⅲ.①小儿疾病-医嘱-手册　Ⅳ.①R720.5-62

中国版本图书馆 CIP 数据核字（2017）第 053261 号

实用儿科医嘱手册（第 2 版）

主　　编：庄思齐　蒋小云
责任编辑：孙阳鹏

出版发行：**中国协和医科大学出版社**
　　　　　（北京东单三条九号　邮编 100730　电话 65260431）
网　　址：www. pumcp. com
经　　销：新华书店总店北京发行所
印　　刷：中煤（北京）印务有限公司

开　　本：787×1092　1/32
印　　张：15.5
字　　数：400 千字
版　　次：2017 年 6 月第 2 版
印　　次：2018 年 7 月第 2 次印刷
定　　价：38.00 元

ISBN 978-7-5679-0688-4

前　言

　　本书原为 2006 年出版的《临床实用医嘱手册》系列丛书中儿科部分（即第一版），现行再版，内容更新了许多，但仍然以重点介绍儿科常见疾病的医嘱书写为主，如儿科急症、感染性疾病、营养性疾病以及新生儿疾病，呼吸、消化、泌尿、血液、心血管、神经、内分泌代谢、免疫等各系统的儿科常见病，同时介绍部分常见病的护理常规。所介绍的医嘱主要为住院医嘱，少数为门诊处理；内容是以某一特指病种已初步明确诊断者或倾向于该病种的常用诊疗方案为基础，并选择该病种的好发年龄为药物剂量计算标准举例，力求符合现有的儿科诊疗规范并着重介绍相关的诊治新技术、新药物。对于某些疾病的诊断要点、进一步检查项目以及根据病情和（或）病程选择不同的治疗方案，则在每份医嘱之后的说明中加以详细注解。常用的药物及其剂量、用法、注意事项，文中采用的英文缩写符号，均在附录中予以介绍。

　　医嘱体现了对病人实施诊治计划的过程，还可以作为对医疗技术质量水平的评价，及时正确的医嘱书写有赖于主管医师对病情的准确判断，具备相关的专业理论知识和临床实践经验以及认真细致负责的工作态度，是保证诊疗计划规范进行、使病人得到迅速有效治疗的关键措施。

参考本书时必须注意各地医疗单位的实际情况，首先选择当地可用的检查项目及治疗药物，适当增加先进的检查措施及新疗法，尽量做到开出的医嘱完整、合理、实用。

本书由中山大学附属第一医院儿科各专业的资深医师和护师们共同编写。由于编者水平有限，难免会出现不足和错漏之处，诚望读者多提宝贵意见。以期本书不断完善和实用。

编　者

目 录

第一章 营养性疾病

第一节 缺铁性贫血

（以 2 岁，11kg 儿童为例）

长期医嘱	临时医嘱
按儿科贫血常规二级护理	血常规+网织红细胞计数
普食	外周血涂片红细胞形态
蛋白琥珀酸铁 7.5ml bid（餐前）	尿常规
维生素 C 0.1g tid	便常规（含寄生虫卵、潜血）
	血清铁蛋白（SF）
	血清铁（SI）
	总铁结合力（TIBC）
	转铁蛋白饱和度（TS）
	红细胞游离原卟啉（FEP）
	血红蛋白电泳（prn）
	骨髓细胞学检查（prn）
	幽门螺杆菌抗体测定（prn）
	X 线胸部摄片（prn）
	上消化道钡餐（prn）
	电子胃镜检查（prn）

【说明】

1. 缺铁性贫血（iron deficiency anemia，IDA）是因机体造血营养素——铁缺乏导致的一种小细胞低色素性贫血，主要见于婴幼儿期。铁缺乏的原因多数为喂养不当、铁摄入不足，在较大儿童也可因消化道溃疡、月经过多等慢性失血导致铁丢失过多引起。

2. 缺铁性贫血的诊断：缺铁性贫血可通过血常规结果初步判断。患儿血常规中 MCV、MCH、MCHC 均明显降低，呈现经典的小细胞低色素特点。但要注意与地中海贫血相鉴别，后者在华南地区很常见，也表现为小细胞低色素，治疗原则与缺铁性贫血完全相反。相对而言，地中海贫血的小细胞特征更显著而低色素则不太明显，外周血涂片还可看到靶形等异常形态的红细胞。此外，缺铁引起的小细胞低色素性贫血还需要与维生素 B_6 缺乏性贫血、铁粒幼红细胞性贫血相鉴别，如果诊断存在疑问，可做血维生素 B_6 测定或用维生素 B_6 试验性治疗以排除前者，骨髓铁染色检查则有助于鉴别后者。确诊缺铁性贫血需要进行铁代谢方面的检查。血清铁蛋白与红细胞游离原卟啉测定是比较敏感和特异的检查项目，缺铁性贫血患儿血清铁蛋白明显降低，而红细胞游离原卟啉明显升高。但应注意一些干扰的因素：血清铁蛋白同时也是一种急性相反应蛋白，在感染、肿瘤、肝脏心脏疾病时可升高从而干扰缺铁的诊断；原卟啉在铅中毒、慢性炎症与先天性原卟啉增多症也可增高，诊断时要注意这些疾病的影响。多数患者不需要进行骨髓检查，有疑问需排除其他疾病时才有必要。骨髓涂片普鲁士蓝染色显示细胞内、外铁均减少。

3. 缺铁性贫血的病因诊断：临床上，缺铁性贫血不是一个最终的诊断，还需要判明缺铁的原因。婴幼儿期缺铁最常见的原因为喂养不当，尤其是纯母乳喂养未添加辅食的大婴儿，通过详细的病史询问可以明确。在较大的儿童，缺铁多为慢性失血所致，要进行便常规检查，注意有无钩虫卵、阿米巴滋养体、潜血等。儿童消化性溃疡可无消化道症状而以缺铁性贫血为首发症状。肠息肉通常症状也不明显，但有便潜血阳性。对间歇加重的缺铁性贫血，需排除特发性肺含铁血黄素沉着症，此病常以明显的缺铁性贫血为主要症状，肺部症状轻微但胸片表现渗出明显，确诊需要在痰中找到含铁血黄素细胞，对年龄较小的患儿，需要插胃管抽取胃液检测含铁血黄素细胞。缺铁性贫血病因明确后应予以相应的治疗如调整饮食合理喂养、驱虫、控制消化道慢性失血等。

4. 缺铁性贫血的治疗除针对缺铁原因处理外，补铁是最重要的措施。口服铁剂量按元素铁计算 $4\sim6mg/(kg \cdot d)$，分次于两餐之间服用，以利减少胃肠反应和增加吸收。常用的口服铁剂有硫酸亚铁（含铁 20%）、富马酸铁（含铁 33%）、葡萄糖酸亚铁（含铁 12%）、琥珀酸亚铁（商品名：速力菲，含铁 35%）、多糖铁复合物（商品名：力蜚能，含铁 46%）、蛋白琥珀酸铁（商品名：菲普利，含铁 40mg/15ml）、铁叶绿酸钠（商品名：生血宁）等。口服铁剂时要避免与牛乳、茶、咖啡同服，加用维生素 C 则有助于铁的吸收。除非有消化性溃疡，抗酸药也应避免。饮食上多吃含铁丰富的食物如肝脏、肉类等。对口服铁剂胃肠反应重、胃肠手术后不能口服或口服吸收不良、诊断肯定但口服无效者可注射铁剂，但容易发生不良反应，应慎重使用。常用的注射铁剂有右旋糖酐氢氧化铁复合物（商品名：科莫非，含铁 50mg/ml），可肌内注射或静脉注射；山梨醇枸橼酸铁复合物（含铁 50mg/ml），仅供肌内注射；葡萄糖氧化铁，供静脉注射。能用肌内注射者尽量不要静脉注射。注射补铁的总剂量为 2.5mg/kg×[正常 Hb−患儿 Hb（g/L）]/10+10mg，分次注射，每 1~3 天注射 1 次，首次 20mg，以后剂量递增，每次不超过 5mg/kg（最大量不超过 100mg）。铁剂治疗有效者 3~4 天后网织红细胞升高，7~10 天达到高峰；2 周后血红蛋白升高，至完全正常后再用 8 周以补足贮备铁。补铁后的治疗反应也是诊断的一个重要支持依据。诊断缺铁性贫血而补铁治疗无效，则要考虑：①患者是否遵从医嘱服药？②服药时是否存在喝浓茶或用制酸药等影响铁吸收的因素？③是否仍存在慢性失血、丢铁比补铁快？④药物质量是否有保证？⑤诊断有无错误？

5. 输血：缺铁性贫血病情发展缓慢，补铁起效快，一般不需输血。输血的适应证仅限于极重度、重度贫血或伴有明显的感染时。贫血越重，每次的输血量应越少、速度越慢，以免引发心功能不全。每次输血一般以 10ml/kg 为限，极重度贫血患儿可输浓缩红细胞 5ml/kg，同时可用呋塞米利尿以减轻循环负荷。

（柯志勇）

第二节 维生素 D 缺乏性佝偻病

伴手足搐搦症发作（以 5 个月，7.5kg 儿童为例）

长期医嘱	临时医嘱
按儿科常规特级护理	暂禁食
吸氧	血常规
吸痰（prn）	尿常规
10%氯化钙 5~10ml tid	便常规
（控制症状后用，加入适	血钙、磷、镁、碱性磷酸酶测定
量糖水）	血钠、钾、氯、碳酸氢根、血糖测定
1,25-（OH）$_2$D$_3$ 0.5μg qd	血气分析
（控制症状后）	肝功能测定
	肾功能测定
	血甲状旁腺素测定
	X 线左手和腕部正位摄片
	脑电图（prn）
	气管插管（prn）
	地西泮 0.2mg/kg iv 立即执行
	10%葡萄糖酸钙 iv（缓慢注射，
	10ml 注射时间 10 分
	10% GS 10ml 钟以上）

【说明】

1. 本病是因维生素 D 缺乏，血钙下降而甲状旁腺素不能代偿分泌，导致血钙继续降低引起神经肌肉兴奋性增高，出现惊厥、喉痉挛和手足搐搦。此时，总血钙低于 1.75~1.88mmol/L（7~7.5mg/dl），或钙离子低于 1.0mmol/L（4mg/dl），血磷降低或正常，血碱性磷酸酶增高。

2. 诊断与鉴别诊断：本病根据好发年龄（6 个月以下婴儿）、好发季节（春季为多）、常见诱因（早产儿、长期纯母乳或牛乳喂养儿、慢性腹泻、梗阻性黄疸及起病前有急性感染等）、典型发作和实验室检查，容易明确诊断。但要注意与其他无热惊厥性疾病鉴别，如低血糖、低血镁、碱中毒、婴儿痉挛症、原发性甲状旁腺功能减退症和钠、钾等电解质素乱，如伴有发热、喉痉挛还需排除中枢神经系统感染、急性喉炎，应行血C-反应蛋白、脑脊液、头颅MRI等检查。

3. 处理首先是急救，解除喉痉挛和惊厥，然后是补充钙剂，最后给予大剂量维生素D_3。

4. 惊厥的处理：必须注意保持呼吸道通畅，喉痉挛者需立即将舌头拉出口外行人工呼吸，必要时气管插管，同时予吸氧、吸痰等。控制惊厥还可用10%水合氯醛每次40～50mg/kg保留灌肠；地西泮每次0.1～0.3mg/kg肌注或静脉注射。

5. 钙剂治疗：惊厥发作时应尽快补充，以10%葡萄糖酸钙5～10ml加入等量10%葡萄糖液缓慢静脉注射，因血钙升高过快可导致心脏传导阻滞，甚至心脏骤停，注射过程应监测心率，如心率下降超过20次/分或心率低于100次/分，应停止注射。本品禁用于肌注和皮下注射。惊厥控制后改为口服钙剂，可先予氯化钙治疗1～2周。氯化钙按每次5～10ml，每天3次，用糖水、果汁等稀释成1%～2%的浓度以减少对胃黏膜的刺激。以后改用其他钙剂，如枸橼酸钙、碳酸钙等。

6. 维生素D治疗：症状控制后可口服维生素D 50～100μg（2000～4000U）/d 或 1,25-$(OH)_2D_3$（骨化三醇）0.5～2μg/d并增加日照，2～4周后如情况良好可改维生素D预防量，每天10μg（400U），如口服无效或不能口服者可一次肌注维生素$D_3$7500～15000μg，2～3个月后改口服预防量。乳母也应同时口服适量钙剂和维生素D。

7. 对多次补钙难以纠正的惊厥，应注意伴有低镁血症，可予补充镁剂：25%硫酸镁0.2～0.4ml/kg，深部肌内注射。

（陈红珊）

长期医嘱	临时医嘱
按儿科常规二级护理	血常规
肥胖儿童饮食	尿常规（餐后 2 小时留尿）
测血压（bid）	便常规
按运动处方运动	空腹血糖测定
	餐后 2 小时血糖测定
	空腹胰岛素测定
	空腹 C 肽测定
	糖化血红蛋白测定
	口服葡萄糖耐量试验（prn）
	肝功能测定
	肾功能测定
	血脂测定
	8am 皮质醇、ACTH 测定
	4pm 皮质醇测定
	24 小时尿游离皮质醇
	尿微量蛋白
	甲状腺功能测定
	性激素测定（prn）
	染色体检查（prn）
	心电图（prn）
	肝脏、胆囊、胰腺、双侧肾上腺 B 超
	子宫卵巢 B 超（prn）
	下丘脑垂体 MRI（prn）

【说明】

1. 肥胖的标准：体重超过同性别同身高标准体重 20%。≥20% 而 <30% 为轻度；≥30% 而 <50% 为中度；≥50% 为重度。根据体质指数（body mass index，BMI），BMI 在同年龄同性别的 85~95 百分位之间为超重，BMI 超过同年龄同性别的 95 百分位可诊断为肥胖。

2. 诊断

（1）根据肥胖标准确定肥胖的诊断是否成立。

（2）在诊断单纯性肥胖前，必须排除各种症状性肥胖，如皮质醇增多症、甲状腺功能低下、颅内病变、普拉德-威利（Prader-Willi）综合征、其他肥胖综合征等。

（3）诊断单纯性肥胖后还应进一步检查有无合并代谢综合征组成成分的异常如高血压、高血脂、脂肪肝、高胰岛素血症、糖耐量异常甚至 2 型糖尿病、高尿酸血症、多囊卵巢综合征等。

（4）代谢综合征诊断标准：儿童青少年代谢综合征依据2012 年最新制定的诊断依据：≥10 岁儿童青少年代谢综合征定义及诊断建议，中央型肥胖：腰围≥同年龄同性别儿童腰围的 90 百分位值（P_{90}），为儿童青少年代谢综合征基本和必备条件，同时具备至少下列两项：①高血糖：空腹血糖受损（IFG）：空腹血糖≥5.6mmol/L；或糖耐量受损：口服葡萄糖耐量试验 2 小时血糖≥7.8mmol/L，但<11.1mmol/L；或 2 型糖尿病。②高血压：收缩压（SBP）≥同年龄同性别儿童血压的 P_{95} 或舒张压（DBP）≥同年龄同性别儿童血压的 P_{95}。③HDL-C < 1.03mmol/L 或 non-HDL-C ≥ 3.76 mmol/L。④TG≥1.47mmol/L。

6≤年龄<10（岁）儿童心血管疾病（CVD）危险因素异常界值：①肥胖：BMI≥同年龄同性别儿童 BMI 的 P_{95} 或腰围≥同年龄同性别儿童腰围的 P_{95}。②高血压：血压≥同年龄同性别儿童血压的 P_{95}。③脂代谢紊乱：低 HDL-C（<1.03mmol/L）；高 non-HDL-C（≥3.76 mmol/L）；高 TG（≥1.47mmol/L）。④高血糖：空腹血糖≥5.6mmol/L。

3. 治疗

（1）饮食治疗：应与营养师共同制定，以不影响基本热量和营养素为原则，逐步减少热量供给，限制糖和脂肪的摄入。蛋白质是生长发育所必需，可增加食物的特殊动力作用，每天不宜少于 2g/kg。要限制糖类和脂肪，尤其是动物脂肪。注意微量元素和各种维生素的均衡补充，必要时可间断口服多种维生素及微量元素制剂。

（2）运动：运动处方宜与体育医学专业人员、患儿家长、老师等共同制定有效的、患儿乐意接受的方案。运动宜选择低强度、持续时间长的有氧运动，如慢跑、中快速度的步行、跳绳、游泳、爬楼梯和骑自行车等，强度宜逐渐增加，每天坚持30~60分钟，每周3~5次。成功的关键是持之以恒。使运动成为良好的生活习惯。

（3）合并代谢综合征时应予相应的对症治疗。

4. 鼓励患儿养成写日记的习惯，老师和家长可根据日记内容及时调整饮食和运动方案。

（陈红珊）

第四节　蛋白质-能量营养不良

（以 10 个月，5kg 重度营养不良患儿为例）

长期医嘱	临时医嘱
按儿科常规一级护理	书面病重通知书
营养不良治疗膳食	血糖 st!
停留胃管鼻饲（prn）	血常规
测体重 q3d	CRP 或 PCT（有感染时）
计算每日热量及营养素比例	尿常规（包括尿上皮细胞）
晨空腹微量血糖 qd	便常规
叶酸 5mg qd	血生化（包括血钙、血磷）
葡萄糖酸锌（70mg/片）1/4	血浆蛋白测定（总蛋白、白蛋白、
片 qd	球蛋白、前白蛋白、视黄醇结合
Vit Bco1 片 tid	蛋白、转铁蛋白）
	胰岛素样生长因子-1（IGF-1）测定
	25-(OH)-D 水平测定
	碱性磷酸酶测定
	肝功能
	肾功能
	血脂组合（prn）
	免疫功能（包括细胞和体液免疫）
	（prn）
	PPD 5U 皮试（prn）
	X 线胸部摄片（prn）
	心电图（prn）

【说明】

1. 蛋白质-能量营养不良是因能量和（或）蛋白质缺乏所导致的一种营养缺乏症。5 岁以下儿童营养不良的分型和分度：①体重低下：体重低于同年龄、同性别参照人群均值-2SD 以下为体重低下；-2～-3SD 之间为中度；<-3SD 以下为重度体重低下。②生长迟缓：身长（高）低于同年龄、同性别参照人群均值-2SD 以下为生长迟缓；-2～-3SD 之间为中度；-3SD 以下为重度生长迟缓。③消瘦：体重低于同

性别、同身高参照人群均值-2SD 以下为消瘦；-2~-3SD 之间为中度；<-3SD 以下为重度消瘦。除能量与蛋白质不足外，患儿常伴有多脏器功能紊乱和各类维生素及微量元素的缺乏，并可有贫血、感染、电解质紊乱等并发症。

2. 营养不良的治疗主要为处理危及生命的并发症、去除病因、调整饮食。重度营养不良患儿入院一周内，首先监测并纠正低血糖及水、电解质紊乱问题，控制感染，同时开始初始的营养治疗膳食喂养。因此类患儿多数合并有腹泻、喂养不耐受等情况，一般从低热量、低蛋白质开始，热量从 40~60kcal/（kg·d）、蛋白质从 1g/（kg·d）开始，视患儿情况逐渐递增。可选择特殊配方奶类（如无乳糖配方奶等），肠道喂养不耐受者可予要素饮食，可经胃管鼻饲或部分/全静脉营养。可给予消化酶，如胃蛋白酶、胰酶等以助消化。其他如中药参苓白术散可健脾理气改善食欲，针灸、推拿、捏脊等也有一定疗效。为避免胃肠功能的进一步减退，病情好转后应尽早给予恢复经口摄食。待病情稳定、水、电解质紊乱纠正后，则开始逐渐增加以补充充足能量和蛋白质，热量可增至 100kcal/（kg·d）、蛋白质从 1~1.5g/（kg·d）逐渐增至 3g/（kg·d），液体量 130ml/（kg·d），可少量多餐喂养，同时需要注意补充维生素、矿物质、微量元素等营养素，最近一个月内未补充过 VitA 的患儿可在此阶段补充大剂量维生素 A：0~5 个月 50 000U，6~12 个月 100 000U，>12 个月 200 000U；锌 2mg/d；叶酸 5mg/d，当体重开始回升时，开始补充铁剂 3mg/d。当患儿食欲恢复、体重开始增加后，可逐渐过渡至高热量、高蛋白质饮食喂养以利于患儿体重的追赶，有认为热量可增至 150~220kcal/（kg·d），蛋白质逐渐增加至 4~6g/（kg·d）。但在患儿恢复早期，需要注意胃肠道不耐受、摄入液量过多致使心力衰竭的情况，仍需监测每日入液量和呼吸、心率及肠道情况。追赶过程注意补充维生素 A、维生素 D 等维生素和微量元素。定期测量体重、身长（身高）。因重度营养不良患儿多合并精神、运动发育迟缓情况，需要同时提供感官刺激、情绪支持并定期评估其改善状况。

（李燕虹）

第二章　新生儿疾病

第一节　新生儿重症监护

长期医嘱	临时医嘱
按危重新生儿常规特级护理	书面病重通知
床边擦浴护脐 qd	血常规、尿常规、便常规
氧疗（低氧血症时）	微量血糖 q4h × 1 天
心电、呼吸、血压、体温监护	血生化（肝肾功能）
经皮血氧饱和度监测	凝血功能检查（PT、APTT、
停留胃管鼻饲	FIG、D-二聚体）
暖箱保温	血气分析 q6~8h × 1 天
头高位 30°	X 线床边胸片
气管插管+呼吸机通气（prn）	微量胆红素测定
翻身拍背吸痰 q2h	中心静脉插管（脐静脉或
抗生素（根据细菌培养和药敏结	PICC）
果选用）	气管插管护理（prn）
记 24 小时出入量	营养和液体供给（根据体重
Vit K$_1$ 2~3mg ⎤	和日龄计算热量、营养素
⎬ iv qd× 3 天	和入液量）
5%GS　2~3ml ⎦	

【说明】

1. 进入 NICU 的新生儿均为重症患儿，必须与监护人签订病重/病危通知书，立即进行生命体征监护，严密观察有无心律失常、心动过缓/过快、血压波动等心肌损害和循环不良情况，有无呼吸节律不整、呼吸暂停等呼吸异常情况以及反映呼吸、循环功能的血氧饱和度等，维持体温恒定；并定时做血气分析、血糖、凝血功能、肝肾功能检查，必要时做床边 X 线摄片、床边心电图、床边 B 超等。

2. 氧疗参见"呼吸支持疗法"一节。

3. 抗生素应用参见"新生儿败血症"一节，根据气管插管内吸出痰液的培养结果或者血培养结果选用敏感抗生素。

4. 重症患儿多不能经胃肠道进食，必须通过静脉营养供给足够热量以促进机体恢复（参见"营养支持疗法"一节）。

（庄思齐）

长期医嘱	临时医嘱
按新生儿常规特级护理	书面病重通知
床边擦浴护脐 qd	血常规
辐射式开放暖床或暖箱保温	尿常规
翻身拍背吸痰 q2h（吸痰前滴入气道护理液）	便常规
停留胃管鼻饲	血气分析 q4h×1 天
心电、呼吸、血压、血氧饱和度（监护仪）、体温监测	微量血糖 q4h×1 天
呼吸机通气（CPAP、HHFNC 或 IPPV+PEEP、SIMV、HFV）	血生化测定（肝肾功能）
抗生素［根据经验和（或）药敏结果选用］	凝血功能检查
Vit A+D 滴剂 2 gtt qd（生后 10 天始）	中心静脉插管（脐静脉或 PICC）
Vit E 25mg qod　（生后 2 周始）	床边 X 线胸片
Vit K_1 2~3mg+5%GS 2ml　iv 慢注 qd×3	血气分析 q6~8h×1 天
	气管插管内吸痰做细菌培养+药敏

气道护理液：

NS 20ml 乙酰半胱氨酸或 糜蛋白酶 5 mg	每次 1~3ml，分 2~3 次滴入气道，人工气囊加压给氧 1 分钟，然后用吸引器将痰液和气道护理液吸除

长期医嘱（续）：

NS　2ml
沙丁胺醇 0.02ml/kg
溴化异丙托品 0.2ml/kg　　｝空气压缩泵或氧气驱动雾化吸入，q6~8h
布地奈德 0.5ml（1mg）
（早产儿有呼吸暂停未上机或撤机时用）

枸橼酸咖啡因 负荷量 20mg/kg，维持量 5~10mg/kg
（早产儿撤机前开始 ivdrip，用至 PCA34~36 周）

记 24 小时出入量

临时医嘱（续）：

苯巴比妥钠 15~20mg/kg（负荷量镇静）

芬太尼 3~5μg/（kg·次）首剂 iv（人机对抗时用）或 3~5μg/（kg·h）ivdrip 维持 3~5 天

咪达唑仑，首剂 0.1~0.2mg/kg iv；维持 30~200μg/（kg·h），可连续使用多日，副作用较小

营养和液体供给（根据体重和日龄计算热量、营养素和入液量）

【说明】

1. 呼吸支持疗法指应用各种人工辅助呼吸方法维持患儿良好的通气和换气功能。新生儿出现严重呼吸性酸中毒、低氧血症和（或）二氧化碳潴留时，先予清理呼吸道分泌物及常规吸氧，鼻导管吸氧 $0.5 \sim 2L/min$ 效果不佳时改为非侵入性呼吸支持模式如 CPAP 或高流量通气（HHFNC）、SIPPV 等，氧浓度根据病情控制在 $25\% \sim 40\%$ 之间为宜，流量 $4 \sim 10L/min$，仍不能维持正常血气时应使用气管插管机械通气。

2. 常用机械通气方式：新生儿使用的呼吸机种类繁多，以本地区本单位使用的机型为准，推荐专为新生儿设置各种参数的小儿呼吸机，最好有定容限压、患者自主呼吸触发、参数监控、报警灵敏等功能。

（1）持续呼吸道正压（CPAP）：在患儿有自主呼吸情况下用于：轻症 RDS；频发呼吸暂停；拔除气管插管后过渡。一般 $FiO_2 0.3 \sim 0.6$，压力 $4 \sim 8cmH_2O$，提倡用鼻塞或鼻咽导管方式，不主张经气管插管方式行 CPAP。

CPAP 有鼻部损伤和二氧化碳潴留的风险，对于较大和活动多的患儿行鼻塞固定较为困难，可以采用加温湿化高流量通气（HHHFNC）或者经鼻间歇正压通气（SIPPV）替代；如果存在肺顺应性下降和气道阻力增加的情况，CPAP 效果不佳，应改用插管机械通气。

（2）气管插管机械指令通气：可分为间歇正压通气/间歇指令通气（IPPV/IMV）、辅助/控制通气（A/C）或控制指令通气（CMV）等多种模式。根据疾病种类选择呼吸机参数、初调参数及适宜血气值见附表 1、附表 2。

附表 1　新生儿常见疾病机械通气初调参数

	PIP （cmH$_2$O）	PEEP （cmH$_2$O）	RR （次/分）	TI （秒）
呼吸暂停	$10 \sim 12$	$2 \sim 4$	$15 \sim 20$	$0.35 \sim 0.50$
RDS	$18 \sim 25$	$4 \sim 6$	$40 \sim 60$	$0.35 \sim 0.50$
MAS/肺炎	$20 \sim 25$	$0 \sim 2$	$20 \sim 40$	$0.50 \sim 0.75$

续 表

	PIP （cmH₂O）	PEEP （cmH₂O）	RR （次/分）	TI （秒）
肺出血	25~35	4~8	40~50	0.50~1.00
PPHN	20~30	0~2	50~200	<0.5
膈疝	<20	0~2	25~100	0.5

注：胎龄越小/体重越轻，则 RR 越高，TI 越短，PIP 偏低；PPHN：持续肺动脉高压

附表2　新生儿适宜动脉血气及 $TcSO_2$ 值

		PaO₂ （mmHg）	TcSO₂ （%）	PaCO₂ （mmHg）	pH 值
一般疾病	早产儿	50~70	88~95	30~55	7.30~7.45
	足月儿	60~80	90~98	30~55	7.30~7.45
PPHN	早产儿	80~100	95~98	25~30	7.45~7.55
	足月儿	100~120	100↑	25~30	7.45~7.55

使用呼吸机 1~2 小时后需做血气分析，逐渐延长至 4~12 小时做一次血气分析。根据血气分析结果调整呼吸机参数，每次调整的参数不宜超过 2 个，调整范围见附表3。

附表3　呼吸机参数调节幅度值

呼吸机参数	调节幅度
PIP	1~3 cmH₂O
PEEP	1~2 cmH₂O
TI	0.1~0.2 秒
RR	5~10 次/分
FiO₂	0.05~0.1（PaO₂>100 时）

注：PIP：吸气峰压；PEEP：呼气末正压；TI：吸气时间；RR：呼吸频率；FiO₂：吸氧浓度

（3）同步间歇指令通气（SIMV）：自主呼吸较多时应用SIMV可减少人机对抗，降低患儿呼吸做功，有助于撤机。

一般在上呼吸机之后先用 IMV/CMV 模式，患者稳定后尽快转为 SIMV，使用 SIMV 作通气模式的参数一般为：RR 30~40 次/分，FiO_2 0.30~0.5，PIP 15~20cmH_2O。逐渐降低参数后拔管，拔管时 RR ≯ 15 次/分，FiO_2 ≯ 0.30，PIP ≯ 15cmH_2O，患者要有足够的自主呼吸。目前推荐在拔管之前使用咖啡因，明显减少拔管后呼吸暂停、重新插管的发生概率。

（4）高频通气（HFV）：用于常频呼吸机治疗效果不佳的重症患儿或特殊疾病患儿，如气胸、膈疝、重度 RDS、MAS 和 PPHN 等，还可以 HFOV+IMV：MAP 10~15cmH_2O，F_{HFOV} 10Hz（6~15Hz），振幅 50%~100%，V_T 2~2.5ml/kg，IMV 频率 3~8 次/分。低氧血症时用较高 MAP，高碳酸血症时降低频率、调高振幅。

（5）加温湿化高流量通气（HHHFNC）：近年来报道较多，用于需要非侵入性辅助通气的患儿，采用双鼻短管置于鼻腔，流量 2~8L/min，FiO_2 0.25~0.50，可部分取代 CPAP，减少鼻部损伤和躁动，易于护理，但是在维持小早产儿呼吸末正压方面不如 CPAP 可控。

（6）SIPPV：是经鼻管行正压通气的模式，目前是较为推荐的非侵入性辅助通气方法，针对小早产儿容易频发呼吸暂停而进行正压支持，显著减少插管机械通气的概率。

3. 机械通气过程中为避免人机对抗、引致或加剧颅内出血的发生，必须适当使用镇静药物如苯巴比妥、地西泮（安定），目前多用咪达唑仑（力月西）；必要时采用麻醉镇静药如芬太尼 3~5μg/（kg·次）iv，或 3~5μg/（kg·h），iv drip 维持；有些患儿需完全阻断呼吸者可用神经肌肉阻滞剂（肌松药）潘可罗宁（pancuronin），剂量为 0.1mg/（kg·次）。

4. 撤机时必须符合一定的条件：原发病已治愈或明显好转，自主呼吸较强，气道通畅，呼吸机参数下调至标准范围（附表4），无其他器官严重并发症（如心肌损伤致心律失常、中枢神经系统抑制、NEC、脓毒血症、重度贫血等）。

附表 4 撤机时呼吸机参数

PIP<15 cmH$_2$O
PEEP≤2 cmH$_2$O
RR≤10~15 次/分
FiO$_2$≤0.30

5. 早产儿撤机前应使用咖啡因或氨茶碱兴奋自主呼吸，撤机时用 β$_2$ 受体激动剂（如 ventolin 雾化剂）气道内喷入，可减少气道痉挛；地塞米松 0.2~0.3mg/kg 静脉注射后拔管，可减少气道炎症水肿。拔出的气管插管应常规剪取末端送细菌培养+药敏；拔管后禁食 8~12 小时防止反流吸入；根据患儿情况（如早产儿）继续应用咖啡因或氨茶碱防止呼吸暂停；拔管后可应用雾化吸入 β$_2$ 受体激动剂和布地奈德以防止气道痉挛及炎症水肿。

6. 呼吸机治疗过程中注意加强营养支持疗法，加强防治感染措施，合理使用抗生素。

（庄思齐）

第三节　新生儿营养支持疗法（肠外营养）

长期医嘱	临时医嘱
按新生儿常规一级护理	血常规 qw
	尿常规 qw
洗浴 qd	肝肾功能 qw
保暖	血气分析 qw
测体重、头围 q3d	黄疸指标、血脂测定 qw
停留胃管鼻饲	血氨+血乳酸测定 qw
多种维生素复合剂 1 片 qd	血氨基酸和其他营养成分测定（prn）
	微量血糖 q4~8h
肠道益生菌合剂 1 片 qd	中心静脉置管（脐静脉或 PICC）及护理
	营养液体:
记 24 小时出入量	①葡萄糖液 5%GS、10%GS、50%GS
	（根据血糖水平调节输糖浓度和速度）
	（占总热量约 50%）
	②氨基酸液（小儿氨基酸配方）
	首日 $1.0g/(kg \cdot d) \rightarrow 3.5{\sim}4.5g/(kg \cdot d)$
	（占总热量约 15%）
	③脂肪乳剂（20% MCT/LCT 制剂）
	$1.0g/(kg \cdot d) \rightarrow 3.0g/(kg \cdot d)$
	（匀速输注 20~24 小时）
	（占总热量≯35%、占非蛋白热量≯50%）
	④电解质 Na^+、K^+、Cl^-、Ca^{2+}、P^{3-}
	（按生理需要量加入营养液中）
	⑤维生素、微量元素制剂(加入营养液中)

【说明】

1. 营养支持疗法可分为经胃肠道营养和胃肠道外营养，本节主要介绍胃肠道外营养，过去称静脉营养。若完全禁食，所有热量由静脉营养供给，称为全胃肠道外营养（TPN）；进食不足、部分热量由静脉营养供给者，称为部分胃肠道外营养（PPN）。静脉营养的输入途径有周围静脉和中心静脉，需长期 TPN 时多采用中心静脉置管以保证足量热量供应。

2. TPN 的热量供应宜逐渐增加，初始阶段（生后 3~5 天内）一般供给基础代谢能量，为 50~70kcal/(kg·d)，5~7 天可达 80~90 kcal/(kg·d)，10~14 天时可达到生理需要总热量，为 100~120 kcal/(kg·d)。早产儿为达到"追赶性生长"常需较高热量，但过高过快的热量供应易造成肝肾负担过重，甚至发生某些并发症如高氨血症、高脂血症、胆汁淤积综合征等，故不可盲目片面追求热量，最重要是保证良好的氮：热比，为 1：100~150。目前认为 TPN 时热量供应在 80~90 kcal/(kg·d) 已能满足生长发育需要，但经胃肠道营养（EN）时仍需 110~120 kcal/(kg·d)，因后者在消化吸收过程中损耗较多。如早产儿在生后 1 周内恢复到出生体重、此后体重呈稳定增长趋势，为 15~25 g/(kg·d)，基本可达到满意生长速率。

3. 液体量在初始阶段宜限制，尤其在上呼吸机或有肺部疾患的早产儿更应注意，否则可影响呼吸窘迫综合征（RDS）、肺炎等疾病的恢复，增加发生肺水肿、PDA、循环充血的危险，与远期并发症如慢肺（BPD）的发生也有一定关系。生后头 3 天液体量为 60~80 ml/(kg·d)，以后逐渐增加，一周后可达 120~150 ml/(kg·d)。必须根据实际情况调整入液量，如置于开放式暖床、光疗等使不显性失水明显增加，可适当增加入量，而肺炎、PDA 未控制前不宜使液量超过 100~120ml/(kg·d)。

4. 营养液中糖、氨基酸、脂肪的比例必须合适，且以"全合一"的方式输注，才能达到各自最好的生物利用度。常用比例为 50：15：35，脂肪不宜超过非蛋白质供能的 50%。生后数小时内即可输葡萄糖氨基酸复合液，输糖浓度一般在 4~8mg/(kg·min)，小早产儿糖不耐受可从 3~4 mg/(kg·min) 开始，根据微量血糖结果调整输糖速率；如果输糖浓度过低仍然发生高血糖、不能满足能量需求，可以考虑加用小剂量胰岛素，1：10~1：16，以提高葡萄糖利用率，但要密切监测血糖，防止反应性低血糖的发生。小于胎龄儿（SGA）、低体重儿及糖尿病母亲的婴儿易发生低血糖，输糖速率有时需提高至 10~12 mg/(kg·min) 才能维持正常血糖水平。如有反复或持续低血糖发生，可考虑加用氢化可的松，剂量为 3~5 mg/（kg·d），分 2~3 次加入 10%GS 中静滴。氨基酸从生后第 1 天初始输注营养液即可使用，由 1.0~2.0g/（kg·d）渐加至 3.5g/（kg·d）。一般不超过 4.0g/（kg·d）。新生儿应使用小儿氨基酸溶液，其内含多种条件必需氨基酸如牛磺酸、半胱氨酸，有助于生长发育。脂肪乳在新生儿尤其早产儿最好选含中链脂肪酸（MCT）和长链多不饱和脂肪酸（LCT）的制剂，符合机体代谢特点，对肝功能影响较小，可以在生后 24 小时内开始使用，由 1.0g/（kg·d）逐日加至 3.0g/（kg·d）。过多过快输注脂肪乳虽能提升热量，使体重较快增长，但易造成高脂血症、胆汁淤积综合征、肝脂肪变等多种并发症，故使用时必须缓慢匀速输注 16~24 小时，且最好与其他营养素如糖、氨基酸、脂溶性维生素等同时输入。有明显黄疸［血总胆红素 > 171μmol/L（10mg/dl）］、严重感染败血症、出凝血功能障碍时慎用脂肪乳，用量应减至 0.5~1.0g/（kg·d）。

5. TPN 时必须注意补充适量电解质、微量元素和维生素。钠、钾、氯可按每日生理需要量加入营养液中，钙、磷、镁常需另外补给。多种复合维生素制剂如水乐维他、维他利匹特可加入营养液中，如长期 TPN 则加微量元素复合制剂如安达美。推广使用"全合一"（all in one）营养液输注法，即将葡萄糖、氨基酸和乳化脂肪一起混合配伍进行输注。这种方式的优点有：①一次性在无菌条件下配制，减少污染机会；②提高营养效果，因氨基酸与非蛋白热量同时输入，可提高氮利用，有助于体内蛋白质合成；③减少并发症发生，如高血糖及肝损害；④简化护士操作，便于护理。

使用"全合一"输注法的关键是维持营养液的稳定性，其中最重要的是脂肪乳剂的稳定性（如脂肪颗粒完整、油水不分层等），而影响脂肪乳剂稳定性的因素包括营养液 pH、温度、放置时间、电解质浓度、渗透压等。临床应用时应注意以下事项：①每日用量应新鲜配制，室温放置时间不宜>12 小时；②电解质、水溶性维生素、微量元素制剂均为高渗液体，不能直接加入脂肪乳中，应先加入葡萄糖或氨基酸溶液中稀释；③氨基酸对脂肪乳剂的稳定性有缓冲保护作用，氨基酸比例不足时可能使脂肪颗粒分解，故"全合一"中一定要有合适比例的氨基酸；④营养液中电解质总浓度一价阳离子（Na^+、K^+等）<150mmol/L，二价阳离子（Ca^{2+}、Mg^{2+}）<5mmol/L，以免阳离子浓度过大引起脂肪颗粒破坏；⑤配制时应先将电解质（不含磷制剂）、维生素和微量元素加入葡萄糖，混合之后再加入氨基酸，最后加入脂肪乳，边加边混匀；⑥配好的营养液渗透压应低于15%葡萄糖液渗透压（900mmol/L），可直接从周围静脉或中心静脉输注。

6. TPN过程中必须进行各项监测，以评价疗效、防治并发症。生长发育的常规监测指标为体重、头围、身长、皮下脂肪厚度、上臂围等，体重2～3天或者每天称1次，头围和身长每周量1次。早期营养物质不足时尚未导致生长发育障碍，如单纯蛋白质营养不良时多不影响患儿外观、身长及体重，对指导TPN意义不大，故测定血中营养素含量及其代谢产物来评定患儿营养状况及调整TPN实施方案更为可靠；更加直观可靠的是测量体成分，有助于了解营养素的利用程度和调整，避免远期代谢综合征。每周均应查血常规、血气、血电解质、血糖、肝肾功能如血生化（钠、钾、钙、磷、镁、碱性磷酸酶、BUN、Cr、TCO_2等）、血脂、胆红素+胆汁酸、白蛋白/前白蛋白等；有条件的单位可检测血氨基酸、脂肪酸、血氨、血乳酸及微量元素，每1～2周1次。必要时做凝血功能、免疫功能及除外感染的检查。为保证液体平衡最好记24小时出入量。注意反复抽血可造成医源性贫血，尤其是早产儿和低出生体重儿，必要时给予输血，Hb<90～100g/L时应考虑输注浓缩红细胞，10ml/（kg·次）。各项实验室检查必须根据具体情况而定，基层单位主要靠临床密切观察。

（庄思齐）

第四节 早产儿

长期医嘱	临时医嘱
按早产儿常规特级护理	书面病重通知
暖箱保温	血常规
静卧（prn）	尿常规
头高位 30°	便常规
心率、呼吸、血压、体温监测	羊水或胃液泡沫稳定试验
经皮血氧饱和度监测	测微量血糖（MBG）q3h
吸氧（prn）	动脉血气分析
CPAP 或机械通气（prn）	血生化
脐部护理 qd	肝功能
擦浴 qd	肾功能
记 24 小时出入量	出凝血功能（prn）
称体重 q3d	床边胸片（prn）
测头围 qw	管饲糖水 1ml/kg q2h×2，无异常接:
VitK$_1$ 1～2mg+3～5ml 5%GS ivdrip，qd×3	管饲母乳或早产配方奶 1ml/kg q3h×1d
氨苄西林 25～50mg/（kg·次）+ 5～10ml NS ivdrip，bid/ tid，AST（prn）	气管插管（prn） 肺表面活性物质（PS）100～200mg/（kg·次）
Vit A 500～1000U qd （10 日龄后）	肺内注入（prn） 用 PS 前吸痰、回抽胃内容物 1 次
VitD 400～800U qd （10 日龄后）	（用 PS 后禁食、禁吸痰 6 小时） 5%～10% GS 100ml ivdrip（据
元素铁 2～4mg/（kg·d），qd （2 周龄后）	MBG 调整速度） 脐静脉/中心静脉置管
Vit E 25U q3d （与补铁同时）	生后 12～24 小时开始静脉营养 心脏彩超（prn）
叶酸 2.5mg q3d （与补铁同时）	3～4 日龄开始定期颅脑 B 超 qw 颅脑 CT 或 MRI（prn）
	矫正胎龄 32 周开始定期 ROP 筛查

【说明】

1. 早产儿因全身器官发育和功能的相对不成熟，易出现心血管、呼吸、胃肠道、脑、眼、肾、肝等器官及水电解质平衡、糖代谢等早产相关性疾病，如低体温、低血压、水电解质、糖代谢紊乱、肺透明膜病、呼吸暂停、支气管发育不良（BPD）、动脉导管未闭（PDA）、颅脑损伤（IVH、PVL、HIE 等）、早产儿视网膜病（ROP）、感染、喂养问题等，应根据胎龄、出生体重、日龄全面观察、监测，采取综合防治措施，促进正常生长发育。

2. 维持体温正常，可用暖箱保温，调整箱温在 32 ~ 35℃、相对湿度为 60% ~ 80%。

3. 维持血糖正常，防治低/高血糖，参见"新生儿糖代谢紊乱"一节。

4. 维持血氧正常，目标 PaO_2 50 ~ 80mmHg 或 $TcSO_2$ 88% ~ 95%，可酌情氧疗，参见"呼吸支持疗法"一节。

5. 必要时早期使用肺表面活性物质（PS）

（1）胎龄<28 周，出生体重<1000g 者可预防性用药，于生后第一次呼吸前给药，100mg/kg。

（2）诊断或疑诊肺透明膜病者，一旦出现呼吸困难、呻吟，不必等到胸片出现典型征象，立即治疗性用药，200mg/kg。

（3）首次使用 PS 后 10 ~ 12 小时，仍 FiO_2>0.4 或平均气道压>8cmH_2O，可重复给药 2 ~ 3 次，100mg/（kg·次），总剂量一般不超过 400mg/kg。

6. 早期营养支持：多数早产儿需肠内喂养联合肠外营养方能保证足够热量以达到宫内生长速度，提倡早期喂养、对极/超低出生体重儿使用微量喂养［奶量<10 ~ 20ml/（kg·d）］和非营养性吸吮可促进胃肠功能成熟，参见"新生儿营养支持"一节。

7. 防治感染：严格执行消毒隔离制度，注意手卫生，减少侵袭性操作等，有羊水混浊、肺透明膜病、气管插管、中心静脉置管时可预防使用抗生素 3 天，有感染者根据病原特点和药敏结果选用抗生素。

8. 防治贫血：减少医源性失血，及时补充铁剂、维生素

E 和叶酸，慢性贫血者可予促红细胞生成素（EPO），皮下注射或静脉滴注，250U/（kg·次），每周 3 次，疗程 4~6 周，必要时输血 10~15ml/（kg·次）。

9. 防治脑损伤：生后 3~4 天、1 周、2 周、4 周常规 B 超筛查，必要时 MRI 检查，治疗参见"缺氧缺血性脑病"和"颅内出血"章节。

10. ROP 筛查：于矫正胎龄 32 周或入院后 1~2 周开始，定期眼底检查。

11. 早产儿出院后应常规在高危儿专科随访，定期检查其体格生长和神经运动发育的指标，必要时行综合康复治疗。

（刘美娜）

第五节 新生儿窒息复苏

（以足月儿，出生体重3kg为例）

长期医嘱	短期医嘱
按新生儿常规特级护理	书面病重通知
辐射式红外线保暖床保温	ABCDE复苏方案处理
监测T、R、HR、BP、SaO_2	血常规、尿常规、便常规
记录24小时出入量	动脉血气分析
停留胃管鼻饲	血生化
Vit K_1 3mg｜iv qd ×2～3天	肝功能
5%GS 2ml｜（慢注，<1mg/min）	肾功能
青霉素30万U｜	出凝血功能
5%GS 20ml｜ivdrip bid 皮试	床边X线胸部摄片 prn
（继发感染时）	1：10000肾上腺素0.3～0.9ml
	iv 或0.9～3ml 气管内给药
	（气管插管加压给氧和胸外
	按压30秒无效才用）
	NS 30ml iv（慢推，10分钟完
	成，循环不良时用）
	多巴胺和（或）多巴酚丁胺
	（循环不良时用）5～20μg/
	(kg·min) +5%GS ivdrip
	纳洛酮0.3mg iv 或 im（母产
	前4小时内用过麻醉药时）

【说明】

1. ABCDE复苏方案：（A）尽量吸净呼吸道黏液、建立通畅的呼吸道；（B）建立呼吸，增加通气保证供氧；（C）建立正常循环，保证足够的心输出量；（D）药物治疗；（E）评价。前3项最为重要，其中A是根本，B是关键，E贯穿于整个复苏过程中。

胎头娩出后不应急于娩肩，而应立即挤净或吸除口、咽和鼻腔内的黏液。新生儿出生时首先应用温热干毛巾擦干羊水以减少散热并摆好体位，吸净口咽鼻黏液，触觉刺激使其开始呼吸并观察心跳、呼吸及肤色。对于极低出生体重儿（VLBWI），可生后不擦干，将其头部以下的躯干及四肢放在清洁的塑料袋内，或盖以塑料薄膜置于辐射保暖台。吸引时间每次不宜超过10秒，吸引器的负压不超过100mmHg，时间过长或插入过深至咽后壁刺激迷走神经可致心率减慢及呼吸暂停。如有胎粪污染羊水，为了防止新生儿开始呼吸并吸入胎粪污染的羊水，可在喉镜直视声门下进行吸引，如见黏稠胎粪应立即吸出，吸干净了才发动呼吸。

触觉刺激后如无规律呼吸或心率<100次/分，应立即进行面罩正压通气。通气频率40~60次/分（胸外按压时为30次/分），吸呼比1:2，压力20~30cmH$_2$O。30秒充分正压通气后如仍无规律呼吸或心率<100次/分，需继续用气囊面罩或气管插管正压通气。如充分正压通气30秒后，心率<60次/分，应同时进行胸外心脏按压。胸外心脏按压采用拇指手掌法为佳，用双拇指并排或重叠于患儿胸骨体中下1/3交界处，其他手指围绕胸廓托在背后，频率90次/分（每按压3次，正压通气1次），按压深度为胸廓前后径的1/3。

2. 用药：新生儿复苏时很少需要用药。复苏用药包括：①肾上腺素：经正压通气、同时胸外按压30秒后，心率仍<60次/分，应立即给予1:10000肾上腺素0.1~0.3ml/kg，首选脐静脉导管内注入；或气管导管内注入，剂量为1:10000肾上腺素0.3~1.0ml/kg，5分钟后可重复1次。②扩容剂：给药30秒后，如心率<100次/分，并有血容量不足的表现时，给予生理盐水，剂量为每次10ml/kg，于10分钟以上静脉缓慢输注。大量失血需输入与新生儿交叉配血阴性的同型血。③碳酸氢钠：在复苏过程中一般不推荐使用碳酸氢钠。④纳洛酮：新生儿复苏应用纳洛酮应有严格的适应证，具备如下条件可使用纳洛酮：正压人工呼吸使心率和肤色恢复正常后出现严重的呼吸抑制；母亲在分娩前4小时以内有应用麻醉、镇痛剂病史。应用时要注意：必须首先建立通畅的呼吸道并完成气囊面罩正压通气；母亲吸毒或使用美沙酮者不能使用纳洛酮，否则会导致新生儿惊厥。纳洛酮剂量为0.1mg/kg，静脉或肌注。

为减轻脏器血管的收缩或痉挛可用小剂量多巴胺，为加强心输出量可用多巴酚丁胺。多巴胺的作用与剂量大小有关，小剂量 $[1\sim4\mu g/(kg\cdot min)]$ 的作用为扩张周围小血管，降低小血管阻力，尤其对肾血管作用最明显，可使尿量增加。中剂量 $[5\sim10\mu g/(kg\cdot min)]$ 时增加心肌收缩力和升高血压。大剂量 $[10\sim20\mu g/(kg\cdot min)]$ 使血管收缩，有升血压作用，故用在发生休克时。多巴酚丁胺是多巴胺的衍化物，能增强心脏的收缩力，增加心输出量，但较少增快心率，不影响周围血管的扩张和收缩，血容量不足时升高血压效果差，剂量 $2\sim10\mu g/(kg\cdot min)$，从小剂量开始，根据其升压的作用逐渐加量，最大量为 $40\mu g/(kg\cdot min)$。以上二药的配制方法是：选定剂量 $[\mu g/(kg\cdot min)]$ 后，将剂量乘以6再乘以体重（kg），然后除以输液泵滴入速度（ml/h）即为加入 100ml 10% 葡萄糖液中的药物（mg）数。

3. 复苏后监护

（1）密切观察呼吸、心率、血压、脉搏、末梢循环、神经反射、意识状态、瞳孔反射、肌张力等。重度窒息复苏后易发生低血钙、低血糖、低血钠及代谢性酸中毒，必须定时检查及时纠正异常。

（2）对重度窒息的呼吸衰竭患儿宜及早使用人工呼吸机治疗，纠正缺氧。

（3）凡曾气管插管疑有感染可能者，用抗生素预防感染。可用青霉素 20 万 $U/(kg\cdot d)$，分 2 次静滴。

（4）重度窒息患儿需适当延迟开奶时间或微量喂养，防止呕吐物吸入引起窒息或肠道缺氧导致坏死性小肠结肠炎（NEC）。胃管喂养不能耐受者，予以静脉补液 $50\sim60ml/(kg\cdot d)$。有肾功能受损时要限制液量。

（黄越芳）

第六节 新生儿呼吸窘迫综合征（NRDS）

（以 30 周，1.5kg 早产儿为例）

长期医嘱	短期医嘱
按新生儿常规特级护理	书面病重通知
辐射式红外线暖床保温	血常规
监测 T、R、HR、BP、TsO₂	尿常规
记录 24 小时出入量	便常规
轻症：鼻塞或面罩 CPAP（持续呼	血生化
吸道正压呼吸）、HHFNC 模式	动脉血气分析
重症：常频机械通气或高频震荡	胃液（羊水）泡沫稳定试验
通气	气管吸引物培养和药敏（继
停留胃管鼻饲（重症禁食）	发感染时）
青霉素　20 万 U　$\Big/$　ivdrip	X 线床边胸部摄片
5%GS 20ml　　　　bid（免试）	心脏超声检查
（继发感染时）	注射用苯巴比妥纳 25mg im st！
Vit K₁2mg　$\Big/$　iv qd ×2~3 天	PS　100~200mg/kg，气管插
5%GS 2ml　　（慢注，<1mg/min）	管内注入
	等量 5% GS + 5% 碳酸氢钠
	2~3ml/kg　iv（有代酸时、
	纠正呼酸之后）
	布洛芬首剂 10mg/kg，24 小
	时 5mg/kg，48 小时 5mg/kg
	（关闭 PDA，但 GA<27 周者
	慎用）
	NS 2ml　　　　$\Big/$　iv q12h ×3 次
	吲哚美辛　　（iv 需>30 分钟）
	0.3mg
	（以上二药当存在 PDA 时酌
	情考虑选用）

【说明】

　1. 护理：置患儿于适中温度的保暖箱内或辐射式红外线
暖床上，用监护仪监测呼吸、心率，经皮测 $TcPO_2$ 和

$TcPCO_2$。环境温度保持腹部皮肤温度在 36.5℃，使体内耗氧量维持在最低水平。相对湿度以 50%左右为宜。

2. 氧疗和辅助呼吸：轻者可用鼻塞、面罩式持续呼吸道正压呼吸（CPAP），或 HHFNC 模式给氧。重者需机械通气：①机械通气的参考标准为：a. $FiO_2 = 0.6$ 时，$PaO_2 < 50mmHg$ 或 $TcSO_2 < 85\%$（发绀型先天性心脏病除外）；b. $PaCO_2 > 60 \sim 70mmHg$ 伴 pH<7.25；c. 严重或药物治疗无效的呼吸暂停。具备上述任何一项者即可经气管插管应用机械通气。②呼吸机初始参数：吸气峰压（PIP）$18 \sim 22$ cmH_2O，呼气末正压（PEEP）$5 \sim 6$ cmH_2O，呼吸频率（RR）$45 \sim 50$ 次/分，吸气时间（TI）$0.3 \sim 0.4s$，FiO_2 依据目标 $TcSO_2$ 调整，$15 \sim 30$ 分钟后检测动脉血气，根据血气结果调整参数。当常频机械通气治疗无效时，改用高频震荡通气可能取得较好疗效。

3. 肺表面活性物质（PS）替代疗法：PS 已成为 NRDS 的常规治疗，推荐使用天然 PS（包括猪肺、牛肺 PS）。①时间：对于胎龄较小（$<28 \sim 30$ 周）和出生体重较低（<1500g）的极早产儿，出生后最好立即给予 PS 以预防 RDS 的发生，或减轻 RDS 的严重程度；对于已确诊的 RDS 患儿，应立即给予抢救剂量（200mg/kg）的 PS。对部分 RDS 仍在进展的患儿（如持续高浓度氧、需要机械通气时间超过 10 天），需使用第 2 剂或第 3 剂 PS。②剂量：每种 PS 产品均有各自的推荐剂量，多数报道首剂 $100 \sim 200mg/kg$，欧洲 2013RDS 指南推荐 200mg/kg 有更好的治疗效果。后续一般给予 100mg/kg。③方法：药物（干粉剂需溶解稀释）摇匀后经气管插管缓慢注入肺内。

4. 恢复期动脉导管未闭的治疗首选布洛芬，副作用较吲哚美辛为小。布洛芬为非选择性环氧化酶抑制剂，首次剂量为 10mg/kg，口服，用药后 24 小时、48 小时后再重复 1 次，每次剂量为 5mg/kg。但对胎龄<27 周的早产儿用药应慎重。也可用吲哚美辛，共用 3 剂，每剂间隔 12 小时，用量依生后日龄不同而有差异，见下表，应静脉滴入，最好用中心静脉导管或上肢血管（接近心脏）。吲哚美辛的副作用有肾功能减低、尿量减少、血钠下降、血钾升高、出血倾向等，停药

后可恢复。如患儿存在肾功能不全［尿量≤0.6ml/（kg·h），血 BUN≥10.7mmol/L（30mg/dl）］、凝血酶原时间延长、血小板减少、坏死性小肠结肠炎等情况时禁用吲哚美辛或布洛芬。若药物无效、有明显的血流动力学变化，且严重影响心肺功能者，可行手术结扎导管。

表 静脉用吲哚美辛在早产儿动脉导管未闭的剂量

日龄	剂量	
	首剂	第二和第三剂
>2 天	0.2mg/kg	0.1mg/kg
2~7 天	0.2mg/kg	0.2mg/kg
>7 天	0.2mg/kg	0.25mg/kg

5. 液体治疗：轻症时输液只需生理维持量，第一天总量为 60~80ml/（kg·d），第 3~5 天为 80~100ml/（kg·d）；每天增加 10~20ml/（kg·d），第 1 周末可增至 120~150ml/（kg·d）。液体量需依据临床情况及血生化来调整。合并动脉导管未闭时应严格限制入液量，液体总量应<100~120ml/（kg·d），以防发生肺水肿和肺出血。如有较明显的代谢性酸中毒可用 5%碳酸氢钠稀释后静滴纠正。血压低者可用多巴胺和（或）多巴酚丁胺，剂量为 5~10μg/（kg·min）。

（黄越芳）

第七节 胎粪吸入综合征

（以足月儿，出生体重 3kg 为例）

长期医嘱	短期医嘱
按新生儿常规特级护理	书面病重通知
辐射式红外线暖床保温	血常规
监测 T、R、HR、BP、SaO_2	尿常规
吸氧（选用鼻导管、面罩或 HHFNC）	便常规
	血生化
机械通气 IPPV＋PEEP（呼吸衰竭时）	出凝血功能
	动脉血气分析 st!
高频振荡通气（合并 PPHN 或肺气漏时）	气管吸引物培养＋药敏（疑有感染时）
一氧化氮吸入（合并 PPHN 时）	血培养＋药敏（疑有感染时）
	X 线床边胸部摄片
留置胃管鼻饲	彩色多普勒超声心脏检查（疑 PPHN 时）
苯巴比妥 5mg tid	
Vit K₁3mg ⎫ iv qd ×3 天	NS、血浆或 5% 白蛋白 30ml iv（循环不良时扩容；慢推，10 分钟完成）
5%GS 2ml ⎭ 慢注，<1mg/min	
翻身、拍背、吸痰 q3h	多巴胺或多巴酚丁胺 5 ~20 μg/（kg·min） ivdrip（循环不良时）
	肺表面活性物质 200mg/kg，气管内注入
	5% 碳酸氢钠 6 ~9ml＋等量 5%GS iv（严重代酸或合并 PPHN 时用，慢注）
	注射用苯巴比妥钠 30 ~60mg im st!

【说明】

1. 清除呼吸道残余胎粪：患儿入院后如仍有呼吸道残余胎粪，应在直接喉镜下气管插管行气管内吸引，直至吸净，胎粪稠厚可用生理盐水冲洗后吸出。在呼吸道处理前不做正压呼吸。

2. 氧疗和辅助呼吸：病情轻的患儿可选用鼻导管、面罩吸氧。当吸氧浓度 $FiO_2>0.4$ 时，需考虑用 CPAP 治疗。当患儿出现呼吸衰竭（$PaO_2<50mmHg$，$PaCO_2>60mmHg$）时，需用辅助呼吸 IPPV+PEEP。对于胎粪吸入综合征（MAS）常用相对较高的吸气峰压，如 $25\sim35cmH_2O$，PPHN 时可以较高，但要防止气漏；应保证足够的呼气时间，以免气体滞留。MAS 用呼吸机治疗时最好进行肺力学检测，由于胎粪的阻塞引起呼吸道梗阻，使呼吸常数延长，此时需要较长的呼气时间。当肺顺应性正常时，机械通气以慢频率、中等的压力为主，开始常用吸气时间为 $0.4\sim0.5$ 秒，频率为 $20\sim25$ 次/分。当肺炎明显时，可用相对快的呼吸频率。适当的镇静剂使用可减少患儿的呼吸机对抗，减少气压伤的发生。

3. 液体和营养供给：为预防脑水肿和肺水肿，应适当限制液体入量。急性期液量为 $60\sim80ml/(kg\cdot d)$，恢复期液量为 $80\sim100ml/(kg\cdot d)$，并补充电解质，维持血糖和血钙正常。急性期应留置胃管鼻饲，热量不足时辅以部分静脉营养。对于严重的代谢性酸中毒，应积极去除病因，在保证通气的前提下酌情使用碱性药物。

4. 抗生素的应用：目前对是否预防性使用抗生素仍有争议，但有继发细菌感染者，常选择广谱抗生素，并进一步根据血常规、气管内吸引物细菌培养及药物敏感试验结果调整抗生素。

5. 肺表面活性物质（PS）的应用：最好在出生后 6 小时内使用。PS 剂量宜较大，每次 $150\sim200mg/kg$，每 6 小时 1 次，$3\sim4$ 次。但 PS 不作为治疗本病的常规用药。

6. 合并持续肺动脉高压（PPHN）的治疗

（1）补碱及过度通气：碱化血液是治疗 PPHN 经典而有效的方法之一。过去常采用人工呼吸机进行高通气，以维持动脉血气达到：$pH7.45\sim7.55$，$PaCO_2\ 25\sim35mmHg$，$PaO_2\ 80\sim100mmHg$，$TcSO_2\ 96\%\sim98\%$，从而降低肺动脉压力。但由于低碳酸血症可能会增加早产儿脑室周围白质软化的发生，近年来多主张：$pH7.30\sim7.40$，$PaCO_2\ 40\sim50mmHg$，

$TcSO_2$ 90%~95%。

(2) 高频振荡通气：呼吸机参数初调值：MAP 为 CMV（常频机械通气）时的基础上加 2~3cmH_2O（但对于有气漏综合征等患儿，MAP 的设置与常频通气时相同），频率为 10~15Hz，振幅一般根据胸廓运动和 $PaCO_2$ 调节，一般可初调至 MAP 数值的两倍。待病情好转后逐步降低呼吸机参数，可转为 CMV 通气或直接撤机。

(3) 一氧化氮（NO）吸入：NO 作用是选择性降低肺动脉压力，剂量 2~20 ppm。起始浓度 10~20ppm，1~4 小时；维持浓度 5~10ppm，6 小时至 3 天；长期维持，2~5ppm，>7 天。注意 NO 吸入可能出现的副作用如高铁血红蛋白血症（可通过大剂量维生素 C 来还原）。

(4) 血管扩张剂：近年来多使用磷酸二酯酶抑制剂，如西地那非，剂量为 1 mg/(kg·次)，q6h（不超过 8 剂），经胃管注入给药；米力农，负荷量为 50 μg/kg（大于 30 分钟推注），一般不推荐新生儿使用负荷量治疗，维持量为 0.3~0.75 μg/(kg·min)；可选择性扩张肺血管。

硫酸镁和前列腺素 E 也能降低肺动脉压力，硫酸镁先用负荷量 200mg/kg，稀释至 10% 浓度静滴，然后以 20~150mg/(kg·h) 维持，并注意密切监测心率、血压和血清镁水平，维持血清镁浓度在 3.5~5.5 mmol/L。前列腺素 E 常用维持量为 0.01~0.4 μg/(kg·min)。

7. 气漏治疗：如发生气胸，应紧急胸腔穿刺抽气，严重者穿刺后行胸腔闭式引流。

8. 麻醉药及肌松药治疗：用于人机对抗时，常用芬太尼（Fentanyl）剂量为 0.5~1 μg/(kg·h)，ivdrip。如患儿自主呼吸明显并与呼吸机对抗、伴严重低氧血症，可用肌松药如泮库溴铵（潘可罗宁，pancuronium），剂量为 0.1mg/kg，以使呼吸肌松弛。

（黄越芳）

第八节　新生儿肺出血

长期医嘱	临时医嘱
按危重新生儿常规特级护理	书面病危通知
禁食	血气分析 st! +prn 重复
辐射式暖床保温	出凝血功能（APTT、PT、BT、
心率、呼吸、血压、体温监护	CT、D-二聚体、FIB）
经皮血氧饱和度监测	血常规、血型+备血
留置胃管（暂禁食）	肝肾功能
气管插管呼吸机通气（IPPV+	血培养+药敏（prn）
PEEP）	X 线床边胸片
记 24 小时出入量	心电图
Vit K₁ 2 mg　iv qd	0.1‰肾上腺素生理盐水 10 ml 分
酚磺乙胺（止血敏）	次冲洗气管
125mg	新鲜冰冻血浆 10ml/（kg・次）
10% GS 2 ml ┘ iv q12h	ivdrip bid×1 天
抗生素 prn	（或其他扩容剂如冷沉淀、生理
	盐水）
	血凝酶（立止血）0.3U 气管内
	滴入 st!
	0.3U　iv　st!
	静脉营养液（根据情况配制）

【说明】

1. 呼吸机初调参数值：RR 40～50 次/分，PIP 25～35cmH₂O，PEEP 6～8 cmH₂O，FiO₂ 0.6～1.0，I：E＝1：1，以后根据血气分析结果调节。

2. 根据出血量、患者临床情况补充浓缩红细胞 10ml/（kg・次），新鲜冰冻血浆 10ml/（kg・次）；如病情严重、有休克表现可重复使用。另可用凝血酶原复合物 100 单位或冷沉淀 0.5 单位，静滴。

3. 发生心力衰竭者，可用洋地黄类药物（西毛花苷丙或地高辛），并加利尿剂（呋塞米）。

4. 血压低、心率缓慢（＜100 次/分）时可用多巴胺

5~20μg/(kg·min) 和（或）多巴酚丁胺 2.5~10μg/(kg·min) 静脉维持。

5. 患儿有烦躁、人机对抗时加用镇静剂（参见"呼吸支持疗法"一节）。

6. 入液量控制在 80~100ml/(kg·d)，禁食期间使用静脉营养，如有代谢性酸中毒，在纠正呼吸性酸中毒之后可用碳酸氢钠纠正。

7. 肺出血为急危重症，呼吸机治疗参数是关键，必须把呼吸机通气的肺内压力提高到超过毛细血管渗透压，才能有效止血，故保持呼吸道内压力殊为重要，如无确证必要（如呼吸道填塞），尽量不要断开呼吸机接口做吸引等，以免加重或再发出血。

（庄思齐）

第九节 新生儿慢性肺部病变（BPD）

长期医嘱	临时医嘱
按新生儿慢肺一级护理	血常规 qw
洗浴 qd	血气分析（根据病情 qd～q3d）
保暖	肝肾功能（prn）
按需哺乳（热量不足加胃管鼻饲）	X 线胸片（q3～7d）
氧疗（鼻导管→CPAP→机械通气）	痰培养+药敏
血氧饱和度监测	利尿剂（呋塞米、HCT 或螺内酯）
翻身拍背吸痰 q2h	激素疗法：（9 天疗法）
小儿多种维生素合剂（Vit A、Vit B、Vit C、Vit D、Vit E）	地塞米松 0.15mg/(kg·d)×3d
钙、磷、锌、铁（prn）	0.10 mg/(kg·d)×3d
抗生素（有合并感染时）	0.05 mg/(kg·d)×3d
祛痰剂口服（氨溴索）	有推荐用氢化可的松/泼尼松（以地塞米松剂量折算；3～5 天小剂量疗法可减少激素副作用）
NS 2ml — 沙丁胺醇 0.02 ml/kg / 溴化异丙托品 0.25 ml / 布地奈德 0.5 ml ｝空气压缩泵或氧气驱动雾化吸入，q6～8h	肺部超短波理疗
（或加用痰液稀释剂：氨溴索/NAC/糜蛋白酶）	

【说明】

1. 慢肺通常以 BPD 为主，是影响新生儿预后的慢性长期呼吸系统疾患，常伴发肺部感染、生长发育落后，可因心肺功能不全、肺动脉高压和肺心病死亡，治疗上应采取保证最低氧供、改善通气、加强营养、防治感染和其他并发症的综合措施。

2. 氧疗的目标是以最低参数和最小压力维持患儿的血气在适当范围，保证基本生理代谢功能所需，一般经皮测血氧饱和度为 85%～95%。因患儿多有氧依赖，必须根据具体情况采用适当的氧疗方法：需要机械通气的患儿应使用低流量、低峰压和低氧浓度的参数维持 PaO_2 在 50～60mmHg，$PaCO_2 \not> 55$mmHg 的血气范围，轻、中度高碳酸血症在慢肺是允许存在的。如感染控制、呼吸功能好转应尽早撤离呼吸机，改用 CPAP、HHFNC 等氧疗方式，尽量防止二氧化碳过度潴留；当呼吸稳定、吸氧浓度<0.30 时改为低流量鼻导管吸氧（1L/min）；逐渐过渡到间歇吸氧（如在喂奶前后吸氧 15 分钟）并最终停氧；如发生并发症使病情恶化则应重新开始氧疗。为保证循环中有足够的红细胞运输氧气，应维持血红蛋白在 100~120g/L，必要时输注红细胞。

3. 慢肺合并感染是导致病情恶化的高危因素，使用针对性的抗生素（根据痰培养药敏结果）是非常必要的，详见"新生儿败血症"一节。

4. 慢肺患儿需要更高的能量和蛋白质以助组织修复和生长发育，热量供应在 120~150kcal/(kg·d)，如经胃肠道喂养不能提供足够的热量，则需静脉营养补充，保证优质蛋白质、脂肪（含必需脂肪酸）和糖类的适当比例，注意多种维生素、矿物质和微量元素的供给，但必须限制总入液量，每日入液量≯120ml/(kg·d)。必要时用呋塞米 1mg/(kg·次)或者 HCT+螺内酯，以减轻肺水肿。

5. 支气管扩张剂雾化吸入作为慢肺常规治疗，可较长期使用，应采取多种药物轮替以减少耐药性，溴化异丙托品（商品名爱全乐）主要扩张大气道，沙丁胺醇（万托林）主要扩张小气道，二者合用雾化效果较好；也可用特布他林 0.03~0.3mg/(kg·d) 或异丙肾上腺素 0.1%溶液 5ml 雾化吸入。全身用药可考虑黄嘌呤类，如咖啡因、氨茶碱；也可用 β_2 受体兴奋剂，如特布他林、沙丁胺醇口服。

6. 激素治疗的剂量和疗程目前仍有很大争议，目前国内外均建议小剂量短疗程的用法，静脉给药的疗程从 3~9 天不等，本文中介绍的是 9 天疗法，美国儿科学会的建议是 3~5 天。一般对生后 7~14 天、仍然使用机械通气、很可能发展为 BPD 的小早产儿开始用药，过早用药可能影响中枢神经系统发育，过晚用药则肺部炎症损伤已经严重不可逆、预后不良。有推荐使用氢化可的松或泼尼松替代地塞米松，副作用更小。经面罩雾化吸入皮质激素类在减少气道炎症方面有很大好处，常用的有倍氯米松、布地奈德（普米克令舒）等，持续应用数月至 1 年以上，可与 β_2 受体激动剂或缓释茶碱类合用。

7. 利尿剂、血管扩张剂可根据病情适当使用，如呋塞米雾化吸入，尼莫地平、酚妥拉明、东莨菪碱等口服或静注。

8. 物理治疗有助于痰液排出以及肺部的运动和发育，常用超短波、红外线透入等方法。

（庄思齐）

第十节 新生儿病理性黄疸

一、以间接胆红素升高为主

长期医嘱	临时医嘱
按新生儿常规一级护理 按需喂养 血/经皮胆红素测定 qd 苯巴比妥 5～10mg/(kg·d)，分3次口服 尼可刹米 100mg/(kg·d)，分3次口服 Vit B_2 5mg tid（光疗时） Vit B_2 5mg qd（光疗后3天） 双歧杆菌 0.25g bid	血常规+血型（ABO血型及Rh血型）st! 尿常规 便常规 红细胞形态+网织红细胞计数 G6PD活性+高铁血红蛋白还原率 肝功能（包括总胆红素、直接胆红素、间接胆红素、白蛋白） 肾功能 血生化 血气分析 致敏红细胞和血型抗体测定（Coombs试验、抗体释放试验、游离抗体试验）（prn） 血细菌培养+药敏（prn） 红细胞酶谱（prn） 红细胞脆性试验（prn） 遗传代谢病筛查（prn） 双面光疗（prn） 5%碳酸氢钠（BE×0.6×体重）之半量，5%葡萄糖 1：2.5 稀释，静脉滴注，根据pH可重复（代谢性酸中毒时） 白蛋白 1g/(kg·次)，加入 10～20 ml 5%葡萄糖中静脉滴注；或血浆 10ml/(kg·次)静脉滴注（低白蛋白血症时） IVIG 1g/(kg·d)，静脉滴注6～8小时，连用2天（同族免疫性溶血病时） 换血（prn）

【说明】

1. 以间接胆红素升高为主的黄疸是新生儿黄疸的常见类型，最严重的合并症为胆红素脑病，与血清胆红素水平、胎龄、日龄、出生体重和疾病状态（如溶血、酸中毒、低蛋白血症、低血糖、感染等）密切相关，应严密观察黄疸进展、神经系统异常（意识、原始反射、肌张力、抽搐、发热等），动态监测胆红素，了解血液酸碱状态和白蛋白水平，行同族免疫性溶血病、G6PD 缺乏症、红细胞形态异常、败血症、甲状腺功能等病因检查，必要时做肝胆超声。对反复难治性黄疸，应行遗传代谢病筛查。光疗和（或）换血是快速降低间接胆红素的有效方法，应以不同日龄的胆红素值进行干预，参照 2004 年美国儿科学推荐的参考标准（图 1、图 2 和附表）。

2. 光疗：可选用蓝光、绿光或白光，单面或双面光疗，连续或间断照射，总时程一般 48 ~ 72 小时。光疗可引起发热、腹泻、皮疹、青铜症、DNA 和视网膜损伤、核黄素分解等，光疗期间应增加液体量 10% ~ 20%，保护眼睛和生殖腺，光疗时和光疗后 3 天补充核黄素。

3. 换血疗法：参见"新生儿外周动、静脉同步换血"一节。

4. 苯巴比妥为最常用的肝酶诱导剂，能诱导肝细胞葡萄糖醛酸转移酶的生成而降低间接胆红素，常用 5 ~ 10mg/（kg·d），分 2 ~ 3 次，连服 4 ~ 5 天。也可加用尼可刹米 100 mg/（kg·d），分 2 ~ 3 次口服。

5. 酸中毒、低白蛋白时不利于间接胆红素与白蛋白的联接而增加胆红素脑病的发生，应予碳酸氢钠纠正酸中毒，输白蛋白 1g/（kg·次）或血浆 10 ~ 20ml/（kg·次）纠正低蛋白血症。

6. 同族免疫性溶血病者可用 IVIG 1g/（kg·d），连续 2 天，可阻断吞噬细胞破坏致敏红细胞。

7. 益生菌能改变肠道内环境，减少胆红素的肠肝循环而降低血胆红素，常用乳酸杆菌、双歧杆菌制剂。

8. 白蛋白 1g/（kg·次），加入 10 ~ 20 ml 5% 葡萄糖中静脉滴注 2 ~ 6 小时，可重复使用，最大剂量 6g/（kg·d）。

二、以直接胆红素升高为主

长期医嘱	临时医嘱
按新生儿常规一级护理	血常规
按需喂养	尿常规
葡醛内酯100mg/次，肌苷 100mg/次，加入 20～30ml 5% GS 中 ivdrip，qd～bid	便常规
	肝功能（包括总胆红素、直接胆红素、间接胆红素、胆汁酸、肝酶）
谷胱甘肽 1～2mg/（kg·次），加入 20～30ml 5% GS 中 ivdrip，qd～bid	血生化
	出凝血功能
联苯双酯 0.5 mg/（kg·次），bid～tid（prn）	血气分析
	肝炎相关病毒抗原抗体测定
熊去氧胆酸 10mg/（kg·d），分 1～2 次口服	血细菌培养+药敏
	TORCH 等宫内感染病原体抗原抗体测定
双歧杆菌 0.25g po bid	
VitK₁ 3～5mg im qw（prn）	血清蛋白电泳（prn）
VitD₃ 30 万 U im q4w（prn）	遗传代谢病筛查（prn）
VitE 50mg im q2w（prn）	血 TSH、T₃、T₄（prn）
更昔洛韦 5～10mg/（kg·d），加入 20～30ml 5% GS 中 ivdrip，每天 2 次（巨细胞病毒感染时）	肝胆和腹部 B 超
	肝胆 CT（prn）

【说明】

1. 以直接胆红素升高为主的黄疸在新生儿期不少见，其严重危害是直接胆红素升高、胆汁淤积引起的慢性肝功能不全，及由此导致的营养吸收障碍和生长迟缓，预后与血清胆红素和胆汁酸水平、病因、治疗早晚密切相关。需密切观察黄疸进展、大便颜色、营养及生长状况，动态监测胆红素、胆汁酸、肝功能、出凝血功能、营养和生长指标，行肝胆 B 超、甲状腺功能、巨细胞病毒检测，对反复难治性黄疸，应行遗传代谢病筛查。

2. 对症支持治疗是基础的治疗，包括保肝、降酶、利胆、退黄等。可选用葡醛内酯 50～100mg/次，口服，每天 3 次，或静脉滴注，每天 1～2 次；肌苷 100～200mg/次，口服，每天 3 次，或静脉滴注，每天 1 次；谷胱甘肽 1～2mg/（kg·次），肌内注射或静脉滴注，每天 1～2 次；联苯双酯 0.5 mg/（kg·次），口服，每天 2～3 次；熊去氧胆酸

10mg/（kg·d），口服，每日1~2次；中成药如茵栀黄等。

3. 因脂溶性维生素和脂肪酸的吸收不良，慢性患者应定期补充 VitA、VitD、VitE、VitK 和脂肪酸，肌注或静脉补充。

4. 巨细胞病毒感染者予更昔洛韦治疗，参见"先天性感染"一节。

5. 对确诊的胆道闭锁者，应尽快手术治疗。

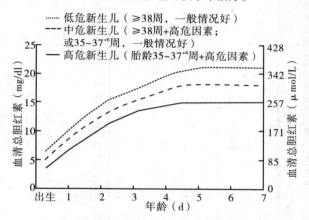

图 1　胎龄≥35 周的光疗参考曲线

注：高危因素包括：同族免疫性溶血，葡萄糖-6-磷酸脱氢酶缺乏，窒息、显著的嗜睡、体温不稳定、败血症、代谢性酸中毒、低白蛋白血症

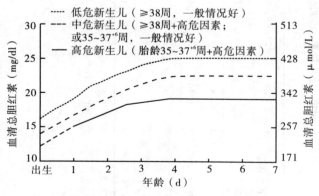

图2　胎龄 35 周以上早产儿及足月儿换血参考标准

附表　出生体重<2500g 的早产儿生后不同时间光疗和换血血清总胆红素参考标准

（mg/dl, 1mg/dl=17.1μmol/L）

出生体重(g)	<24 小时		24~48 小时		48~72 小时		72~96 小时		96~120 小时		≥120 小时	
	光疗	换血	光疗	换血	光疗	换血	光疗	换血	光疗	换血	光疗	换血
<1000	4	8	5	10	6	12	7	12	8	15	8	15
1000~1249	5	10	6	12	7	15	9	15	10	18	10	18
1250~1999	6	10	7	12	9	15	10	15	12	18	12	18
2000~2299	7	12	8	15	10	18	12	20	13	20	14	20
2300~2499	9	12	12	18	14	20	16	22	17	23	18	23

摘自:《中华儿科杂志》编辑委员会,中华医学会儿科学分会新生儿学组.新生儿高胆红素血症诊断和治疗专家共识.中华儿科杂志,2014,52(10):745-748.

（刘美娜）

第十一节 新生儿外周动、静脉同步换血

（以3kg足月儿，ABO溶血病为例）
一、换血前

长期医嘱	临时医嘱
按新生儿常规特级护理	书面病重通知
按需喂养	禁食1餐
吸氧（低氧血症时）	血常规＋血型 st！
心率、呼吸、血压、体温监测	备血：O型浓缩红细胞＋AB型血浆，总量150～180ml/kg，红细胞：血浆为2：1
经皮血氧饱和度监测	尿常规
葡醛内酯100mg/次，肌苷100mg/次，加入20～30ml 5% GS中 ivdrip qd～bid	便常规
	出凝血功能
	血气分析
VitK$_1$ 1～2mg加入3～5ml 5%GS中 ivdrip，qd	血生化（钠、钾、氯、钙、镁）
	致敏红细胞和血型抗体测定（Coombs试验、抗体释放试验、游离抗体试验）
苯巴比妥 5～10mg/（kg·d），分3次口服	G6PD活性＋高铁血红蛋白还原率
尼可刹米 100mg/（kg·d），分3次口服	输血前筛查（包括肝炎、HIV、梅毒）
	肝功能（包括胆红素、肝酶、白蛋白）
Vit B$_2$ 5mg tid	肾功能
双歧杆菌 0.25g po bid	测微量血糖 q3h
	光疗4～6小时
	5%碳酸氢钠（BE×0.6×体重）之半量，5%GS 1：2.5稀释，ivdrip，根据pH可重复
	白蛋白 1g/（kg·次），加入10～20 ml 5% GS中 ivdrip 2～6小时；或血浆10ml/（kg·次）ivdrip
	IVIG 1g/kg，静脉滴注6～8小时
	外周静脉穿刺接留置针（换血时输血用）
	桡动脉穿刺接三通管（接一延长管、放血用）

长期医嘱	临时医嘱
按新生儿常规特级护理 吸氧 心率、呼吸、血压、体温监测 经皮血氧饱和度监测 中心静脉压监测	血总胆红素 血常规 出凝血功能 换血开始时、 血气分析 中、结束时 血生化 测微量血糖（MBG）q1h 10% GS 100ml ivdrip（据 MBG 调整速度） O 型浓缩红细胞＋AB 型血浆 ivdrip 90~120 分钟 桡动脉放血（与 O 型浓缩红细胞+AB 型血浆静脉滴注同步、等速） 肝素钠 10mg/次，加入 100ml 生理盐水中，由桡动脉三通管口输入，延长管口排出，速度 20ml/h 至换血结束（防止放出的动脉血凝固堵管） 记录出入液体量、输血量、放血量 q5~10min 10%葡萄糖酸钙 1ml/次，加入 3~5ml 5%葡萄糖中 iv（慢注，每换出 100ml 血用 1 次）

三、换血后

长期医嘱	临时医嘱
按新生儿常规一级护理	禁食 6 小时
按需喂养	血常规
吸氧（低氧血症时）	血生化（钠、钾、氯、钙、镁）
心率、呼吸、血压、体温监测	血气分析
经皮血氧饱和度监测	肝功能
血常规 qd	肾功能
血胆红素 qd	血胆红素 q4~6h×1 天
记 24 小时出入量	致敏红细胞和血型抗体测定
氨苄西林 25 ~ 50mg/（kg · 次），加入 5 ~ 10ml NS 中 ivdrip，bid~tid，AST	（Coombs 试验、抗体释放试验、游离抗体试验）
	测微量血糖 q3h×1 天
葡醛内酯 100mg/次，肌苷 100mg/次，加入 20 ~ 30ml 5% GS 中 ivdrip，qd~bid	光疗
	10% GS 100ml ivdrip（据 MBG 调整速度）
苯巴比妥 5 ~ 10mg/（kg · d）分 3 次口服	5%碳酸氢钠（BE×0.6×体重）之半量，5% GS 1 : 2.5 稀释，ivdrip，根据 pH 可重复（prn）
尼可刹米 100mg/（kg · d），分 3 次口服	白蛋白 1g/（kg · 次），加入 10 ~ 20 ml 5%GS 中 ivdrip 2 ~ 6 小时；或血浆 10ml/（kg · 次）ivdrip（prn）
VitB$_2$ 5mg tid	
双歧杆菌 0.25g bid	IVIG 1g/kg，ivdrip 6 ~ 8 小时（prn）

【说明】

1. 换血指征：①出生胎龄 ≥35 周的晚期早产儿和足月儿可参照 2004 年美国儿科学推荐的换血参考标准（参见"新生儿病理性黄疸"一节中图 1、图 2 和附表）；②严重溶血，出生时脐血胆红素 >76μmol/L（4.5mg/dl），血红蛋白<110g/L，伴水肿、肝脾肿大和心力衰竭者；③已有急性胆红素脑病的临床表现者。

2. 血液选择：①Rh 溶血病时，采用 Rh 系统与母同型、

49

ABO 系统与患儿同型或 O 型血；②ABO 溶血病时，采用 AB 型血浆与 O 型红细胞的混合血，或与患儿同型血；③其他原因换血时，采用与患儿同型血或 O 型血；④选用新鲜血或储存时间<3 天的库血以防止发生高钾血症。

3. 换血量：通常为患儿血量的 2 倍，150~180ml/（kg·次），可换出 85%~90% 的致敏红细胞及降低循环中 60% 的胆红素和抗体。

4. 换血前库血应室温下预热保持在 27~37℃，并悬挂静置后采用下层含保养液少、红细胞多的血，以免换血后加重贫血。

5. 使用枸橼酸右旋葡萄糖（ACD）为保养液的库血，因枸橼酸及其盐类可影响电解质和酸碱平衡导致低钙血症及酸中毒，葡萄糖含量较高可刺激胰岛素的分泌而导致低血糖，通常每换 100ml 血液，予静脉缓慢注射 10% 葡萄糖酸钙 1ml，换血中、换血后还应注意酸中毒或低血糖的发生。

6. 换血中密切监测心率、呼吸、血压、中心静脉压、出入血量，可根据中心静脉压调整输血和放血速度：中心静脉压>0.7 kPa 时，宜放血速度>输血速度，以避免发生心力衰竭，中心静脉压<0.4 kPa 时说明血容量不足，宜输血速度>放血速度，一般控制换血全程时间为 1.5~2 小时。

7. 换血后继续光疗，禁食 6~8 小时，预防性使用抗生素 3 天，密切监测胆红素、血常规等，如达换血指征，可再次换血。

（刘美娜）

第十二节　新生儿缺氧缺血性脑病

长期医嘱	临时医嘱
按新生儿常规特级护理	书面病重通知
静卧	禁食（中、重度 HIE）
停留胃管鼻饲	血常规
吸氧（或机械通气）	尿常规
血压、心率、呼吸、体温监测	便常规
	测微量血糖 q3h
经皮血氧饱和度监测	动脉血气分析
测量头围、前囟大小　qd	血电解质（钠、钾、氯、钙）
记 24 小时出入量	磷酸肌酸激酶脑型同工酶（CK-BB）
三磷酸腺苷 10～20mg/次，辅酶 A 50～100 U/次，肌苷 100～200mg/次，加入 20～30ml 5%GS 中 ivdrip，qd～bid	神经元特异性烯醇化酶（NES）肝功能
	肾功能
	心肌酶谱
	出凝血功能
VitK$_1$2～3mg/d，加入 3～5ml 5%GS 中 ivdrip，qd	头颅影像学（B 超、CT 或 MRI）
	脑电图
亚低温治疗（中、重度 HIE 时）	胸片（prn）
	心电图（prn）
	10%GS 100ml ivdrip（据微量血糖调速）
	苯巴比妥钠负荷量 20mg/kg，最大量 30 mg/kg im，12～24 小时后改维持量 3～5mg（/kg·d），im/po，每日 1～2 次（prn）
	多巴胺 5～15μg/(kg·min)，多巴酚丁胺 2.5～10μg/(kg·min)，加入 5%GS 5～10ml iv drip（prn，据血压、心率调整速度）
	呋塞米 0.5～1mg/(kg·次)，加入 3～5ml NS 中 ivdrip，qd～bid（prn）
	甘露醇 0.25～0.5g/(kg·次)，ivdrip 20～30 分钟，bid～qid（prn）

【说明】

1. HIE 是新生儿期的严重疾病，除脑损伤外，可合并心、肺、肝、肾、胃肠道等重要器官的全身性缺氧性损伤，应行重症监护，严密监测生命体征、神经系统体征（意识、肌张力、原始反射、呼吸节律、瞳孔、抽搐、头围、前囟、颅缝等）、尿量、血氧、血糖、胃肠情况等，行全身各重要器官功能、电解质、血气分析、出凝血功能等检查，颅脑影像学、脑电图对病情评估和预后判断有重要作用。

2. 对症支持治疗，可阻断缺氧缺血原发事件、避免或减轻继发性脑损伤，是 HIE 的基础治疗。包括：

（1）维持 PaO_2、$PaCO_2$、pH 正常，酌情使用氧疗，参见"新生儿呼吸支持"一节。

（2）维持血压、心率正常，酌情使用多巴胺 5~15μg/（kg·min）和（或）多巴酚丁胺 2.5~10μg/（kg·min）。

（3）维持血糖在正常高值 4.2~5.6mmol/L。

（4）限制液体入量 60~80ml/（kg·d）防治脑水肿，可使用呋塞米、甘露醇治疗脑水肿、降低颅内压，但不建议预防性用药，甘露醇应在有一定尿量时才使用。不建议使用激素减轻脑水肿。

（5）控制惊厥，首选苯巴比妥，首剂 20mg/kg，1 小时后可追加 10mg/kg，12~24 小时后维持量 3~5mg/（kg·d），不建议预防性用药。如果惊厥控制不佳，可改用咪达唑仑，止惊效果较为理想，参见"呼吸支持"疗法一节。

3. 亚低温治疗，可降低脑代谢率、减少 ATP 的丢失、防治继发性能量衰竭而减少细胞毒素的大量聚集，是治疗 HIE 安全有效的措施，推荐用于胎龄≥35 周、出生体重≥1800g 的中度/重度 HIE，以头部降温联合轻度全身降温为优选，一般控制头部温度 33~34℃，体温 34~35℃，于缺氧后 6 小时内开始，持续治疗至少 48 小时以上。治疗中注意防治低血压、心动过缓、血液黏稠、肺功能恶化、感染等。

4. 神经保护药物如胞二磷胆碱、脑活素、神经节苷脂、神经生长因子、人神经干细胞移植、促红细胞生成素、维生素E、维生素C、高压氧等在HIE中的治疗缺乏多中心、大样本的RCT研究，疗效尚有争议。

5. 病情稳定后尽早行智能和体能的康复训练。

（刘美娜）

长期医嘱	临时医嘱
按新生儿常规一级护理	书面病重通知
静卧	禁食（prn）
头高位 30°	血常规
停留胃管鼻饲	尿常规
吸氧（或机械通气，prn）	便常规
心率、呼吸、血压、体温监测	动脉血气分析
	血生化
经皮血氧饱和度监测	出凝血功能
测量头围、前囟大小　qd	肝肾功能
血常规 qd	微量血糖 q3h
记 24 小时出入量	头颅影像学（B 超、CT 或 MRI）
VitK$_1$ 3～5mg/d，加入 3～5ml 5%葡萄糖中静脉滴注，每天 1 次	血凝酶 0.5U　iv
	10%GS 100ml ivdrip（据微量血糖调速）
酚磺乙胺 12.5mg/（kg·次），加入 5～10ml 5% GS 中 ivdrip，bid	新鲜冰冻血浆 10ml/kg ivdrip（prn）
	苯巴比妥钠 负荷量 20mg/kg，最大量 30 mg/kg im，12～24 小时后改维持量 3～5mg（/kg·d），im/po，每日 1～2 次（prn）
	多巴胺 5～15μg/（kg·min），多巴酚丁胺 2.5～10μg/（kg·min），加入 5%GS 5～10ml ivdrip（prn，据血压、心率调整速度）
	呋塞米 0.5～1mg/（kg·次），加入 3～5ml NS 中 ivdrip，qd~bid（prn）
	甘露醇 0.25～0.5g/（kg·次），ivdrip 20～30 分钟，bid～qid（prn）

【说明】

1. IVH 是新生儿期常见病，病情轻重及预后与病因、出血部位、出血量有关，轻者无症状，重者可因脑干受压于急性期死亡，少数遗留梗阻性脑积水、脑室扩大。应严密监测生命体征、神经系统体征（参见 HIE 一节）。

2. 减少操作和搬动、保持环境安静，避免输液过快过多和血液高渗状态，以防出血加重。

3. 维持正常血氧、血压、血糖，以及控制惊厥、降低颅内压，参见 HIE 一节。

4. 药物止血，常用维生素 K_1 3~5mg/d，连续 3 天；酚磺乙胺 12.5mg/(kg·次)，q12h；血凝酶 5U iv 等，必要时输注新鲜血浆 10ml/(kg·次) 以补充凝血因子。

5. 对危及生命的较大量出血，上述的对症支持止血治疗难以挽救生命，应紧急输血并外科手术治疗。

6. 出血后梗阻性脑积水患者，可予乙酰唑胺减少脑积液的产生，10~30 mg/(kg·d)，分 2~3 次口服，疗程不超过 2 周；如脑积水持续进展，可行连续腰椎穿刺、脑室外引流术、侧脑室-腹腔分流术等。

（刘美娜）

第十四节 新生儿惊厥（不明原因）

（以3kg足月儿为例）

长期医嘱	临时医嘱
按新生儿常规一级护理	书面病重通知
静卧（prn）	血常规+CRP
胃管喂养	尿常规
吸氧 prn	血电解质（钠、钾、氯、钙、磷、镁）
记录抽搐次数	血糖
心电监护（心率、呼吸、血压）	肝肾功能
经皮血氧饱和度监测	出凝血功能
20%甘露醇 7.5 ml ivdrip q6～8h（prn）	微量血糖监测 q4～6h
10%GS 5ml ⎫ ivdrip	血氨、血乳酸测定
VitK₁ 3mg ⎭ qd	血培养+药敏试验（prn）
10%GS 20ml ⎫ ivdrip	头颅 CT/MRI 或床边 B 超（prn）
头孢曲松钠 0.3g ⎭ qd（疑有感染时）	脑电图
	腰穿（prn）
	脑脊液（CSF）常规、生化、培养+药敏
	苯巴比妥钠 60 mg im st！12 小时后 7.5 mg im q12h（或口服或鼻饲）
	惊厥控制不佳者可用咪达唑仑（见"呼吸支持"一节）

【说明】

1. 对新生儿惊厥首先应查明原因。大部分新生儿惊厥为症状性或原因不明，少数为特发性，可能与遗传因素有关。新生儿惊厥的病因很多，有时几种因素可同时存在，需根据病史、体格检查、神经系统检查、实验室及影像学检查等作出诊断。一般以颅内疾病（围生期窒息缺氧、缺氧缺血性脑病、缺氧或产伤性颅内出血、早产儿脑室周围-脑室内出血、新生儿脑梗死或脑卒中、静脉窦血栓形成等）、产前或出生后感染（如细菌性脑膜炎、败血症、破伤风、病毒性脑炎、弓形虫、梅毒和风疹等宫内感染等）、先天性脑发育畸形（脑积水、脑发育不全、小头畸形等）、代谢紊乱（血糖和电解质紊乱）等多见，尽可能查明病因给予针对性治疗。病因诊断先应查脑脊液（患者条件允许时）和测定血糖，可明确那些最具危险性但又可治的疾病如颅内出血、缺氧缺血性脑病、细菌性脑膜炎和低血糖等。其次应查血钙、磷、镁、钾、钠、氯，以排除电解质紊乱。影像学检查对判定有无颅内出血、脑水肿、脑积水、脑萎缩和脑部畸形极为重要，目前提倡对新生儿尽量使用床边 B 超筛查，确诊则首选 MRI。颅骨 X 线摄片可发现骨折、畸形和先天性感染的钙化点。此外还要考虑一些少见原因如遗传性代谢缺陷病所致的急性代谢性脑病（如枫糖尿病、VitB$_6$ 缺乏和苯丙酮尿症等），可做血、尿常规，血气分析及血糖、血氨、血乳酸等筛查。新生儿撤药综合征、胆红素脑病（核黄疸）、色素失禁症也需注意。

2. 如不明原因或一时难以查明原因，可根据引起新生儿惊厥的常见原因采取急救措施。首先试用 10% GS 200 mg/kg（2ml/kg），按每分钟 1ml 静注，以后改为 6～8mg（kg·min）维持。有条件者可迅速采用纸片法测定微量血糖以筛查有无低血糖。如 15 分钟后无效则采用 10% 葡萄糖酸钙 1～2ml/（kg·次）加入 10% 葡萄糖 20ml 中静滴，速度不超过 1ml/min；如确诊为低血钙者，前述治疗每日重复 2～3 次，每 8～12 小时给药 1 次，每日最大剂量为 6ml/kg，症状控制后改为每日 1 次用药，连续 2～3 天。静脉输注 10% 葡萄糖酸钙时必需加等量 10% GS 稀释，同时监测心率，心率在 80 次/分以下停用。如无效，试用肌内注射 25% 硫酸镁 0.2～0.4ml/（kg·次），早产儿不宜作硫酸镁肌内注射，以免发生局部坏死，可将 25% 硫酸镁稀释至 2.5% 溶液以 2～4ml/kg iv，1ml/min。如确诊但症状未能控制，8～12 小时可重复 1 次。硫酸镁治疗过程中应用心电监护，尤其是在静脉给药时，注意有无出现肌张力低下、传导阻滞或呼吸抑制等血镁过高的表现，可予静脉注射 10% 葡萄糖酸钙 2ml/kg 拮抗。维生素 B_6 50~100mg 静注。

3. 如有窒息、产伤史，疑缺氧缺血性脑病和（或）颅内出血时，应予静卧，迅速控制惊厥，静脉给予负荷量苯巴比妥，效果不佳时用咪达唑仑；保证足够的通气和最佳的灌注，维持血压的稳定性，可予多巴胺或多巴酚丁胺，使收缩压在 6.6kPa（50mmHg）以上，避免血压剧烈波动。（详见有关章节）。

4. 如为败血症、中枢神经系统感染，宜选用可通过血脑屏障的广谱抗生素。

（李晓瑜）

第十五节　新生儿坏死性小肠结肠炎

长期医嘱	临时医嘱
按新生儿常规特级护理	书面病重通知
禁食	便常规（含潜血）st！
胃肠减压	腹部立卧位 X 线摄片（在发病初始
心率、呼吸、血压、体温监测	48~72 小时期间可每隔 6~8 小时复查 1 次）
经皮血氧饱和度监测	便细菌培养+药敏
记 24 小时出入量	血常规+血型
便常规（含潜血）qd	尿常规
记录腹围 qd	微量血糖 q3h
氨苄西林 25 ~ 50mg/（kg·次），加入 5 ~ 10ml NS 中 ivdrip，bid ~ tid，AST	C-反应蛋白
	血生化
	血细菌培养+药敏
甲硝唑 首剂 15 mg/kg，维持 7.5 mg/kg，ivdrip，q8~12h（Ⅱ期或Ⅲ期患者）	血降钙素原（prn）
	动脉血气分析（prn）
	肝肾功能（prn）
	心肌酶谱（prn）
机械通气（呼吸功能不全时）	出凝血功能（prn）
	X 线胸部摄片（prn）
	ECG（prn）
	液体和营养：液体 120~150ml/（kg·d）+胃肠丢失量；热量 90~110kcal/（kg·d）

【说明】

1. NEC 临床分Ⅰ期（疑诊）、Ⅱ期（确诊）、Ⅲ期（晚期）见附表。

2. NEC 是新生儿期的严重疾病，可合并腹膜炎、肠穿孔、全身炎症反应综合征（SIRS）等导致多器官功能不全、休克、DIC 而死亡。应行重症监护，严密观察胃肠情况（腹壁、腹围、肠鸣音、胃潴留、腹胀、呕吐、大便性状和次数等）、心、肺和血液循环功能（生命体征、体温、血氧、血糖、尿量、皮肤灌注情况等），动态检查便常规（含潜血）、便培养、腹部 X 线摄片、血培养、电解质等，进展病例行全身器官功能检查、DIC 筛查、胸片检查、心电图等。

3. 禁食：需绝对禁食，同时胃肠减压治疗，Ⅰ 期 3 天，Ⅱ 期 7~10 天，Ⅲ 期 14 天或更长。待病情好转、腹胀消失、肠鸣音恢复、便潜血转阴，腹部 X 线片异常征象消失后，逐渐恢复经口喂养（水→糖水→稀释奶→全奶）。

4. 抗感染：Ⅰ 期常用氨苄西林、哌拉西林或第三代头孢菌素，Ⅱ 期及Ⅲ 期应加抗厌氧菌治疗，如甲硝唑，当便或血培养阳性时，可参考其细菌药物敏感试验选择抗生素。抗生素疗程依病情轻重而异，一般Ⅰ 期 3 天，Ⅱ 期 7~10 天，Ⅲ 期 14 天或更长。

5. 液体和营养支持：维持水、电解质平衡及足量营养，禁食期间采用静脉营养，保证热量 90~110kcal/（kg·d），液体总量 120~150ml/（kg·d）+胃肠道丢失量，参见"营养支持"一节。

6. 机械通气：Ⅱ 期及Ⅲ 期 NEC 出现心血管功能不稳定伴呼吸暂停、低氧血症和（或）$PCO_2 > 50mmHg$ 时应机械通气治疗。

7. 伴 SIRS 的 NEC，应纠正多器官功能不全，包括抗休克、治疗 DIC 等。

8. 经内科治疗后病情仍然进展恶化、发生腹膜炎、肠穿孔时应及时外科手术治疗。

附表　新生儿 NEC 修正 Bell 分级标准

分期	全身症状	胃肠道症状	影像学检查
Ⅰ A 疑似NEC	体温不稳定、呼吸暂停、心动过缓和嗜睡	胃潴留，轻度腹胀，便隐血阳性	正常或肠管扩张，轻度肠梗阻
ⅠB 疑似 NEC	同Ⅰ A	同Ⅰ A，直肠内鲜血	同Ⅰ A
ⅡA 确诊 NEC（轻度）	同Ⅰ A	同Ⅰ A 和Ⅰ B，肠鸣音消失和（或）腹部触痛	肠管扩张、肠梗阻、肠壁积气征

分期	全身症状	胃肠道症状	影像学检查
ⅡB 确诊 NEC（中度）	同ⅡA，轻度代谢性酸中毒，轻度血小板减少	同ⅡA，肠鸣音消失，腹部触痛明显和（或）腹壁蜂窝织炎或右下腹包块	同ⅡA，门静脉积气和（或）腹水
ⅢA NEC 进展（重度，肠壁完整）	同ⅡB，低血压，心动过缓，严重呼吸暂停，混合性酸中毒，DIC，中性粒细胞减少，无尿	同ⅡB，弥漫性腹膜炎、腹胀和触痛明显，腹壁红肿	同ⅡB，腹水
ⅢB NEC 进展（重度，肠壁穿孔）	同ⅢA，病情突然恶化	同ⅢA，腹胀突然加重	同ⅡB，腹腔积气

摘自：邵肖梅，叶鸿瑁，丘小汕．实用新生儿学．第 4 版．北京：人民卫生出版社，2011.

（刘美娜）

第十六节 新生儿胃食管反流

（以体重 1.5kg 早产儿为例）

长期医嘱	短期医嘱
按新生儿常规一级护理	血常规、尿常规、便常规
床头抬高 30°，俯卧位或左侧卧位 或取 50° 仰卧位	血生化
	肝、肾功能
鼻十二指肠管喂养（严重患儿， prn）	X 线经食管上消化道碘油造 影（prn）
多潘立酮 0.45mg　q8h（喂奶前 30 分钟）	食管 24 小时 pH 值动态监测 （有条件者）
或红霉素 12.5mg　q8h	

【说明】

新生儿胃食管反流（GER）多见于早产儿，因其胃肠道结构与功能均未发育完善所致。目前无特效治疗，可根据病情严重程度采用以下方法。

1. 体位治疗：轻症患儿进食后 1 小时保持直立位。重症患儿需 24 小时持续体位治疗，可采用以下装置：将患儿放于 30° 倾斜的木板上，取俯卧位或左侧卧位，以背带固定。若取仰卧位则倾斜 50°。俯卧位可防止反流物的吸入，促进胃排空，但要注意观察患儿的呼吸情况，防止窒息。

2. 饮食疗法：小容量喂奶，增加喂奶次数，喂奶间隔时间可改为 1~2 小时。以稠厚乳汁（已有商业化增稠配方）喂养可改善症状，也可配用 3% 米粉奶。但有专家共识认为不宜使用稠厚配方，因其可能增加 NEC 和喂养不耐受的发生。重症患儿可采用输液泵持续输注法（每次奶量以 30~60 分钟输注），目前不建议使用鼻十二指肠管饲喂；热量和营养素严重不足者应加胃肠道外营养。

3. 药物治疗

（1）胃肠道动力药：能提高食管下括约肌（LES）的张力，增加食管和胃的蠕动，提高食管的廓清能力和促进胃的排空，从而减少反流和反流物在食管内滞留。临床使用的多潘立酮（吗丁啉）和莫沙必利等目前均被认为对新生儿 GER 无效；红霉素在 GER 的治疗作用在很多文献报道有效，但仍然没有统一的指南推荐意见。

（2）抗酸药：抑制胃酸分泌及中和胃酸。目前新的观点不主张对 GER 患儿常规使用制酸药，因其明显增加喂养不耐受和肠道感染的发生。如能证实胃酸分泌过多、胃内回抽物 pH 值低于 2，可考虑短时间小剂量使用。

（3）黏膜保护剂：谷氨酰胺制剂和蒙脱石散（思密达）、硫糖铝等，目前均无统一意见。

4. 外科疗法：保守治疗 6 周无效，有严重并发症（消化道出血、营养不良、生长迟缓）、严重食管炎或食管瘢痕缩窄形成；有反复呼吸道感染、吸入等并发症，可作为手术指征，多采用 Nissen 胃底折叠术。

（黄越芳）

第十七节　新生儿出血症

（维生素 K 缺乏性出血）

长期医嘱	短期医嘱
按新生儿常规特级护理	书面病重通知
静卧	血常规+血型
监测 T、R、HR、BP、TSaO$_2$（重症）	出凝血功能（含 CT、PT、APTT、FIB、D-二聚体）
消化道出血者禁食	血生化
Vit K$_1$ 3mg ╲ iv qd×3 天	便常规+潜血试验
5% GS 2ml ╱（慢注，<1mg/min）	Apt 试验（prn）
	尿常规
	肝、肾功能
	活性 II 因子/II 因子总量（有条件者）
	PIVKA-II 测定（有条件者）
	血清 Vit K 测定（有条件者）
	头颅 B 超或 MRI（prn）
	输新鲜全血或血浆 10~20ml/kg（重症）
	或输凝血酶原复合物 10U/kg

【说明】

新生儿出血症大多数与维生素 K 缺乏有关，发病可早可迟，母乳喂养者如乳母饮食缺少绿叶蔬菜等维生素 K 的来源，可导致新生儿晚发型颅内出血，预后不良，故强调对纯母乳喂养儿的乳母在生后每周口服补充维生素 K。所有新生儿均应在生后肌注维生素 K，足月儿 1 次、早产儿连用 3 天。

对已发生出血者，应立即肌内注射维生素 K$_1$2mg，一般用药数小时后出血减轻，24 小时内出血完全停止；出血严重者或紧急情况下，可用维生素 K$_1$（静脉制剂）3~5mg 静脉推注，可使未羧化的凝血因子很快羧化而发挥凝血活性，出血可迅速得到改善。静脉推注维生素 K$_1$ 有一定的危险性，偶可出现过敏性休克、心跳/呼吸骤停等反应，故应缓慢给药

（每分钟不超过 1mg）。出血较重（尤其有出血性休克表现如皮肤黏膜苍白、Hb<100g/L、收缩压<4kPa 和 pH<7.1）时，应立即输注新鲜全血或血浆 10~20ml/kg，以提高血中有活性的凝血因子的水平，并纠正低血压和贫血；同时应用凝血酶原复合物，用注射用水溶解后立即静脉注射，可达到迅速止血的目的。如有消化道出血，应暂时禁食，从胃肠道外补充营养；脐部渗血可局部应用止血消炎药粉，穿刺部位渗血可行压迫止血。在早产儿或肝病患儿，除维生素 K 缺乏外，其肝脏功能也不成熟，若发生出血，在给予维生素 K_1 的同时，最好输注新鲜冰冻血浆或全血。

（黄越芳）

长期医嘱	临时医嘱
按新生儿常规一级护理	血常规
母乳喂养	尿常规
心电、呼吸、血压、体	便常规
温、TSaO$_2$监护	血细胞比容
测体重 qd	全血黏滞度
记24小时出入量	血生化（含血糖、血钙、其他电解
氧疗（低氧血症、呼吸窘	质等）
迫时）	肝肾功能
肝素　6U/kg 皮下注射	血胆红素（总胆红素、直接胆红素、
q6~8h	间接胆红素）
	动脉血气分析
	出凝血功能（含D-二聚体）
	按计算换血量从外周动脉抽血
	同时静脉输入等量生理盐水

【说明】

1. 新生儿静脉血细胞比容≥0.65可诊断为新生儿红细胞增多症；静脉血细胞比容≥0.65（65%）、血黏度>18cps（切变率为11.5/秒）可诊断为红细胞增多症-高黏滞度综合征。

2. 新生儿真性红细胞增多症是宫内红细胞生成过多或胎儿输血使体内红细胞总量绝对增加造成。高血容量和高黏滞血症可减少毛细血管灌注，使机体多个脏器受累，发生低血糖症、低钙血症、呼吸窘迫综合征等。胃肠道供血受影响者可导致胃纳欠佳或拒食，应适当补液和鼻饲喂养。红细胞破坏增多可出现高胆红素血症，根据相应的日龄和危险因素决定光疗或部分换血；有血小板减少和弥散性血管内凝血倾向时可给予微剂量肝素皮下注射或持续静脉点滴。

3. 假性红细胞增多症大多数是由于脱水导致继发性血液浓缩、血细胞比容增高，患儿可出现尿量减少、皮肤干燥、体重下降，应根据日龄和血电解质、肝肾功能等情况适量补液，纠正脱水，每6小时测定静脉血细胞比容，如纠正脱水后Ht恢复正常，即可排除本症。

4. 静脉血细胞比容在0.65~0.70而无症状的患儿应密切观察，可增加液体量20~40 ml/(kg·d)；静脉血细胞比容>0.65，有症状者，给予部分换血；如静脉血细胞比容>0.75，即使未见临床症状，也应给予部分换血。

$$换血量(ml) = \frac{患儿血容量×(实测血细胞比容-预期血细胞比容)}{实测血细胞比容}$$

血容量足月儿为80~90ml/kg；早产儿为90~100ml/kg。预期静脉血细胞比容为0.55~0.60。通常一次换血量为20ml/kg；每2~3分钟换血量不超过5ml/kg。

除非已经证实循环血容量过多、CVP很高，换血时可以适当多抽血；否则抽血量需与输入的稀释液量相等，且应尽量同步进行，以使血容量保持正常水平。抽血部位可选用外周小动脉，输液部位可用脐静脉或周围静脉。输入的稀释液体首选生理盐水或林格液。生理盐水的疗效与白蛋白、血浆一致，且更为经济、安全。

（余慕雪）

第十九节 新生儿寒冷损伤综合征（硬肿症）

（以3kg足月儿为例）

长期医嘱	临时医嘱
按新生儿常规一级护理	书面病重通知（prn）
留置胃管，适量鼻饲喂养	血常规+CRP
置远红外线辐射式保暖床	尿常规
或暖箱	便常规+潜血
吸氧（prn）	血培养+药敏试验（prn）
脐部护理	脐部分泌物培养+药敏试验
监测体温、心率、呼吸、	动脉血气分析
血压	血生化（钠、钾、氯、钙、血糖）
经皮血氧饱和度监测	肝肾功能
记24小时出入量	胸部X线摄片
10% GS 20ml ⎤	心电图
哌拉西林　⎟ ivdrip	DIC筛查试验（血小板计数、PT、
0.15g　　⎦ q12h AST	APTT、凝血酶时间、纤维蛋白原）
10% GS 5ml ⎤ ivdrip	D-二聚体（有条件者）
Vit K₁ 3mg ⎦ qd	抗凝血酶Ⅲ、FDP或3P试验（有条
Vit E 5mg qd	件者）
肝素0.375mg ih或iv q6h	5%碳酸氢钠 8ml ⎤ ivdrip（酸中毒时）
（prn）	10% GS 20ml ⎦
	10% GS 50ml ⎤ ivdrip 5ml/h
	多巴胺　　9mg ⎦ 5μg/（kg·min）
	部分或完全静脉营养

胸部X线摄片、心电图 ⎱ prn

【说明】

1. 正确复温是治疗新生儿硬肿症低体温的重要措施，早产儿易发生硬肿，需特别注意保暖。对体温稍低者（34～35℃）可用预热的衣被包裹后置于25～26℃室温中，加用热水袋保暖、热炕、电热毯包裹或母怀取暖等方法，体温多能很快升至正常。对体温明显降低者（≤33℃），有条件者先置于远红外线辐射台快速复温，或暖箱复温，暖箱温度高于患儿皮肤温度1～2℃，随着患儿体温回升渐升高床温，每小时提高箱温1℃（箱温不超过34℃），在12~24小时内恢复正常体温。待体温升至正常后，箱温应设置在患儿所需的中性温度。复温时应监护患儿的生命体征，包括血压、心率、呼吸等。

目前复温时多采用肛温为体温平衡指标，腋-肛温差为棕色脂肪代偿产热指标。当肛温>30℃，产热良好（腋-肛温差为正值），用暖箱复温，患儿置于预热至中性温度的暖箱中，一般在6~12小时内恢复正常体温。当肛温<30℃或产热衰竭（腋-肛温差为负值），患儿置于箱温比肛温高1~2℃的暖箱中，每小时提高箱温0.5~1℃（箱温不超过34℃），在12~24小时内恢复正常体温。

2. 由于感染是硬肿症的诱因之一，寒冷损伤也较易发生感染，故应适当选用广谱抗生素，首选哌拉西林或阿莫西林及头孢菌素类等，也可根据血培养药敏结果选用抗生素，尿量减少时应慎用对新生儿肾脏有毒副作用的药物。

3. 提供足够的热量有助于体温的恢复和维持，在消化功能未恢复之前，可选用部分或完全静脉营养，静脉滴注葡萄糖速度6~8mg/（kg·min）。吸吮能力差者尤其是早产儿，可鼻饲喂养，热量从基础热量50 kcal/（kg·d）开始逐渐增至100~120 kcal/（kg·d），注意监测血糖。

4. 低体温时多伴有代谢性酸中毒，最好根据血气分析计算碳酸氢钠剂量，若无条件可先按2~3ml/kg给予。低体温时心肾功能减退，液体量一般控制在60~80 ml/（kg·d），复温后液体量逐渐增加，按1ml/kcal计算。

5. 中、重度硬肿症的患儿多伴有DIC，如能改善微循环，可维持机体内环境稳定。DIC早期高凝状态，可用微量肝素疗法，每日0.25~0.5mg/kg，分次皮下注射或静脉注射（每6小时1次）；如实验室检查确定为DIC及高凝状态，肝素首剂0.5~1mg/kg静注，6小时后按0.25~0.5mg/kg给予，若病情好转，改为8小时1次，随病情好转逐渐延长间隔时间及减少用量至停用。应用时应监测试管法凝血时间（微量肝素法可不需监测），凝血时间控制在20~30分钟之间，若凝血时间短于20分钟，可加大肝素剂量，若凝血时间超过30分钟，出血加重，可能是肝素量过大（也可能是纤溶亢进），如确定为肝素量过大，应立即停用肝素，必要时静脉注射鱼精蛋白中和之（1mg 鱼精蛋白中和 1mg 肝素）。两剂肝素后应输注新鲜血浆等补充凝血因子。

6. 小剂量多巴胺 [<5μg/(kg·min)]可增加心肌收缩力和改善肾血流量，故对低血压、心率慢于 80 次/分和（或）尿少者，可予多巴胺（或加多巴酚丁胺）以维持正常的心肾功能。

7. 急性肾功能衰竭：尿少或无尿可给呋塞米，每次 1~2mg/kg，并严格限制液量，加用多巴胺静脉滴注。急性肾衰竭的治疗见有关章节。

8. 肺出血：一经确诊，尽早给予气管内插管，行正压机械通气治疗（详见肺出血的治疗）；同时积极治疗引起肺出血的病因，如 DIC、肺水肿、急性心、肾功能衰竭等。

（李晓瑜）

第二十节　新生儿败血症

（以 3kg 足月儿为例）

长期医嘱	短期医嘱
按新生儿常规一级护理	书面病重通知
置暖箱（prn）	血常规+CRP
禁食或胃管喂养	尿常规
吸氧（prn）	便常规
脐部护理*	血清降钙素（PCT）
记 24 小时出入量	白介素-6（IL-6）（有条件者）
心率、呼吸、血压监测	外周血涂片（白细胞计数+分类）
经皮血氧饱和度监测（有条件者）	血生化+肝肾功能
	微量血糖监测
呼吸机机械通气（气管插管患儿）	胸部 X 线摄片
	血培养+药敏
5%GS　30 ml ⎤ ivdrip q12h	尿培养+药敏（prn）
哌拉西林 150 mg ⎦ AST	脐部分泌物培养+药敏（prn）
5%GS　30ml ⎤ ivdrip	皮肤拭子培养+药敏（prn）
头孢噻肟钠 ⎱ q8~12h	肺泡灌洗液培养+药敏（气管插管患儿，prn）
0.15g ⎦ AST	
0.5%甲硝唑　4.5ml　ivdrip bid	DIC 筛查（血小板计数、凝血酶原时间、部分凝血活酶时间、凝血酶时间、纤维蛋白原）
IVIG　1.5g　ivdrip　qd	血 D-二聚体（有条件者）
	抗凝血酶Ⅲ、FDP（有条件者）
	腰椎穿刺 ⎤
	脑脊液常规、生化 ⎱ prn
	脑脊液培养+药敏 ⎦

【说明】

1. 抗生素治疗：①宜早用药，对于临床上怀疑败血症的新生儿，不必等待血培养结果即应用抗生素。②静脉、联合用药：病原菌未明确前可结合当地菌种流行病学的特点和耐药菌株情况选择两种抗生素联合使用，如哌拉西林或氨苄西林加第三代头孢菌素，对重症患儿尤其是医院出生或院内感染者宜用耐酶青霉素代替哌拉西林或氨苄西林；病原菌明确后可根据药敏试验选择用药；药敏不敏感但临床有效者可暂不换药。抗生素的选择应按本地、本院的药敏试验及经验，最好是杀菌性、易通过血脑屏障的抗生素。氨基糖苷类及喹诺酮类抗生素在我国目前不主张或禁止在新生儿期使用。③疗程足：血培养阴性，经抗生素治疗后病情好转时应继续治疗 5~7 天；血培养阳性，疗程至少需 10~14 天，有并发症者应治疗 3 周以上。

注意：第三代头孢菌素头孢曲松钠（如罗氏芬）不得用于高胆红素血症的新生儿和早产儿的治疗，因可取代胆红素与白蛋白结合，有发生胆红素脑病的风险。如果新生儿（≤28 天）需要（或预期需要）使用含钙的静脉输液包括静脉输注营养液治疗，则禁止使用头孢曲松钠，因为有产生头孢曲松-钙沉淀物的风险。

2. 用药时注意药物毒副作用：1 周以内的新生儿，尤其是早产儿肝肾功能不成熟，给药次数宜减少，每 12~24 小时给药 1 次，1 周后每 8~12 小时给药 1 次。

3. *脐部有感染者，需特别注意脐部局部的消毒处理，可予 3% 过氧化氢、2% 碘酒及 75% 酒精清洗。

4. 如出现激惹、易惊、尖叫、嗜睡、凝视或前囟紧张、饱满、骨缝增宽等提示颅内感染的表现，应立即做腰椎穿刺，送脑脊液检查。

5. 尿常规异常者，应行尿培养及药敏检查。皮肤有感染灶者应行皮肤感染部位拭子培养及药敏。

6. 并发感染性休克的处理：临床表现有面色苍灰、皮肤花纹、血压下降、尿少或无尿以及硬肿症等，除应用抗生素外，需①液体复苏：常用生理盐水（0.9% 氯化钠），如扩容首剂 20ml/kg，10~20 分钟静脉推注；若循环无明显改善，可再予第 2 剂、第 3 剂，每次均为 10~20ml/kg，总量可达 40~60ml/kg。也可视具体情况选用低分子右旋糖酐、新鲜冰冻血浆及 2∶1 等张液，每次 10~20ml/kg 补充血容量。②纠正酸中毒：确定或考虑有代谢性酸中毒，可予 5% 碳酸氢钠 3ml/kg 加等量 5% 葡萄糖溶液静脉滴注。③血管活性药物多巴胺或多巴酚丁胺：有循环不良者可加用多巴胺 5~20μg/（kg·min），小剂量［<5μg/（kg·min）］扩张周围小血管，降低小血管阻力，尤其是肾血管作用最明显；中剂量［5~10μg/（kg·min）］轻微影响血管肌肉的收缩，增加心输出量；大剂量［10~20μg/（kg·min）］使血管收缩，有升压作用。使用时应从小剂量开始，根据病情逐渐增加剂量，最大不超过 20μg/（kg·min）。多巴酚丁胺是多巴胺的衍生物，能增强心肌的收缩力，增加心输出量，但不增快心率，不影响周围血管的扩张和收缩。血管扩张药应在充分扩容的基础上进行。④肾上腺皮质激素：只用于有感染性休克者，能停早停。

7. 免疫、支持疗法：注意保暖，供给足够的热量，维持血糖、电解质在正常水平。同时应用免疫治疗：①静注免疫球蛋白，200~600mg/（kg·d），可连用 3~5 天；②重症者可行部分换血，换血量 100~150ml/kg。

8. 如有出血倾向，可作血小板计数、凝血酶原时间、纤维蛋白原检查，有条件者查血 D-二聚体、抗凝血酶Ⅲ、FDP及 3P 试验以确诊 DIC。合并 DIC 时，可予微量肝素0.25~0.5mg/（kg·d），分 4~6 次给药，并及时补充凝血因子，输注血浆、冷沉淀等；血小板≤$30×10^9$/L 者有发生颅内出血的危险，应尽快输血小板；或血小板在（70~80）×10^9/L、但有出血倾向者，也应输注血小板。

（李晓瑜）

第二十一节 新生儿破伤风

（以 3kg 足月儿为例）

长期医嘱	临时医嘱
按新生儿常规一级护理	书面病重通知
静卧（安静避光环境）	血常规+CRP
吸氧	血培养+药敏试验
吸痰（prn）	脐部分泌物培养+药敏
机械通气（prn）	脐残端处理（3%过氧化氢或
暂禁食或胃管喂养	1：4000 高锰酸钾溶液清
记 24 小时出入量	洗，再涂以碘酒、酒精）
监测心率、呼吸、血压	TAT 3000 U 脐周注射（AST）
经皮血氧饱和度监测	5% GS 50ml ⎫ ivdrip st!
脐部消毒 bid	TAT 2 万 U ⎭ AST
5% GS 20ml ⎫ ivdrip q12h	破伤风免疫球蛋白 TIG 500 U
青霉素 30 万 U ⎭ AST	im（有条件者）
5% GS 20ml ⎫ ivdrip q12h	苯巴比妥钠 60 mg（负荷量）
甲硝唑 22.5mg ⎭（首剂加倍）	iv（慢）st!
苯巴比妥钠 5 mg iv q8h（慢注）	地西泮 1mg iv 慢（prn）
（予负荷剂量 12 小时后）	10% 水合氯醛 0.5ml/（kg·
地西泮 1mg iv q8h（慢注）	次），胃管内注入或灌肠，
上述两药交替应用	与上药交替使用（prn）
	20%甘露醇 7.5ml ivdrip q12h
	（prn）

【说明】

1. 破伤风抗毒素（TAT）只能中和尚未与神经组织结合的毒素，对已与神经节苷脂结合的毒素无效，故越早用越好，剂量不必过大，1 万~2 万 U 肌注或静脉滴注，1 次即可。破伤风免疫球蛋白肌注，血浓度高，半衰期长达 30 天，且不会发生过敏反应，但药物来源有限。青霉素能杀灭破伤风梭状杆菌，10 万~20 万 U/（kg·d），每日 2 次，疗程 7~10 天。甲硝唑是抗厌氧菌的首选药物，首剂 15mg/kg，以后 7.5 mg/kg，每 12 小时 1 次，静脉滴注，7~10 天。

2. 止痉是治疗本病成功的关键，首选地西泮（安定），因其松弛肌肉及抗惊厥作用均强而迅速，副作用少，剂量可偏大，但必须个体化，视疗效反应随时调整，以免蓄积中毒，每次可按 0.3~0.5mg/kg，缓慢静脉注射，若效果不佳，可逐渐增量；5 分钟可达有效浓度，但其半衰期仅 30 分钟，不适合作维持治疗，故可静脉点滴。给药时间一般每 4~6 小时一次，重症给药间隔可缩短至 3 小时，好转后再延长间隔时间。早期宜静脉缓慢推注后静脉点滴维持，痉挛减轻后再由胃管给药，可每次 0.5~1mg/kg，必要时还可加大剂量，口服地西泮的半衰期可长达 10 余小时至 3 天，可作为较长时间维持用药的首选途径；肌注途径最好不用，因不易吸收，疗效不如口服或直肠给药。苯巴比妥的半衰期长，可用于维持给药，先予负荷量 15~20mg/kg，肌注，随后用维持量，3~5mg/(kg·d)，肌注或鼻饲。最好与地西泮交替使用，即全日量分 4~6 次鼻饲，但在本病控制惊厥的效果不如地西泮。10% 水合氯醛每次 0.5ml/kg 灌肠或鼻饲，多为临时辅助用药。上述各药可交替使用，当剂量过大、次数过多时，应注意呼吸抑制发生；用药过程应严密观察病情，及时调整用药剂量及间隔时间。

3. 脐部护理：消除局部细菌，减少外毒素产生和侵入神经系统。开始用 3% 双氧水（过氧化氢）或 1：4000 高锰酸钾溶液反复清洁脐部，以后可用 2% 碘酒和 75% 酒精每日消毒 2~3 次，随创面干燥、脐带脱落而逐渐减少次数。

4. 营养：病初应暂禁食，从静脉供给营养及药物，待痉挛减轻后再予胃管喂养，每次喂奶前均应先抽残余奶，如残奶过多，应暂停喂奶一次，以免发生呕吐和窒息。

5. 护理：室内应保持安静、光暗，尽可能集中护理及操作（最好在用镇静剂后），禁止一切不必要的刺激，及时清除呼吸道分泌物。密切观察抽搐发作，严防窒息发生。

6. 对发绀、缺氧者应供氧，必要时气管插管使用人工呼吸机。机械通气时可同时应用肌松剂如泮库溴铵。

7. 病程中若并发肺炎、败血症则酌情调整加强抗生素治疗，伴脑水肿、颅内高压时可适当应用甘露醇，一般每次 0.25~0.5g/kg。

（李晓瑜）

第二十二节 先天性感染

一、先天性梅毒
(以3kg足月儿为例)

长期医嘱	临时医嘱
按新生儿常规一级护理	血常规
按需喂养或管饲喂养	尿常规
单间隔离	便常规
记24小时尿量（prn）	血生化+肝肾功能
10% GS 30ml ╲ ivdrip q12h	TPPA（梅毒螺旋体颗粒凝集
青霉素 15万U ╱ AST	试验）
或 红霉素 25mg tid	RPR（快速血浆反应素环状
VitBco 1/2粒 bid	卡片试验）
VitC 50mg bid	X线长骨摄片
VitE 5mg qd	腰椎穿刺（prn）
	CSF常规、生化、梅毒血清学
	试验（prn）
	皮肤科会诊（prn）
	眼科会诊（prn）

【说明】

1. 先天性梅毒又称胎传梅毒，由胎儿时期通过胎盘从母体受染所致。根据卫生部于2000年1月发布的《性病诊疗规范和性病治疗推荐方案》、2009年发布的卫生行业标准《梅毒诊断标准》（WS 268-2007）及中国疾病预防控制中心性病控制中心、中华医学会皮肤性病学分会性病学组、中国医师协会皮肤科医师分会性病亚专业委员会关于《梅毒、淋病、生殖器疱疹、生殖道沙眼衣原体感染诊疗指南（2014）》，诊断标准为：

（1）流行病学史：生母为梅毒患者。

（2）临床表现：①早期胎传梅毒：一般在2岁以内发病，类似于获得性二期梅毒，发育不良，皮损常为水疱、大疱、红斑、丘疹、扁平湿疣；梅毒性鼻炎及喉炎；骨髓炎、骨软骨炎及骨膜炎；可有全身淋巴结肿大、肝脾肿大、贫血等。②晚期胎传梅毒：一般在2岁以后发病，类似于获得性三期梅毒。出现炎症性损害（间质性角膜炎、神经性耳聋、鼻或腭树胶肿、克勒顿关节、胫骨骨膜炎等）或标志性损害（前额圆凸、马鞍鼻、佩刀胫、胸锁关节骨质肥厚、赫秦生齿、口腔周围皮肤放射状裂纹等）。③胎传隐性梅毒：即胎传梅毒未经治疗，无临床症状，梅毒血清学试验阳性，脑脊液检查正常，年龄小于2岁者为早期胎传隐性梅毒，大于2岁者为晚期胎传隐性梅毒。

（3）实验室检查：①暗视野显微镜检查，在早期胎传梅毒的皮肤和黏膜损害或胎盘中可查到梅毒螺旋体；②非梅毒螺旋体抗原血清学试验阳性，其滴度≥母亲4倍，或随访3个月滴度呈上升趋势有确诊意义；③梅毒螺旋体抗原血清学试验阳性，其IgM抗体阳性有确诊意义，但阴性不能排除胎传梅毒。

同时符合（1）~（2）及（3）中②者为疑似病例，同时符合疑似病例的要求和（3）中①、③任何一项为确诊病例。

新生儿时期有时症状不典型，早期诊断较困难，对有黄疸、水肿、肝脾肿大、贫血、有核红细胞增加及血小板减少的患儿应要注意或排除有无先天性梅毒的可能，诊查患儿父母是否有梅毒及梅毒的血清学检查可协助诊断。

2. 血清学检查梅毒的方法可分为两类：

（1）非螺旋体抗原试验：用心磷脂或合成的卵磷脂、胆固醇作为抗原试剂检查非特异性反应素抗体的方法：包括VDRL玻片试验、USR玻片试验、TRUST试验及凝集反应即快速血浆反应素环状卡片试验（RPR）等均属于此类试验。临床上常用RPR试验，主要用于梅毒的筛查、诊断和疗效观察，还可用于疗效观察、判愈、判定复发或再感染。缺点是存在假阳性。

（2）特异性血清学试验：目前常用的是荧光螺旋体抗体吸收试验（FTA-ABS）及梅毒螺旋体血凝试验（TPHA）或梅毒螺旋体颗粒凝集试验（TPPA），可作为确诊试验。但不能用于疗效观察、判定复发及再感染。

3. FTA-ABS 及 TPPA 等检测方法均是检测螺旋体 IgG 抗体。IgG 抗体能够通过胎盘，故要考虑患母梅毒血清 IgG 抗体传给胎儿的可能。由于胎儿在宫内感染梅毒螺旋体后，胚胎晚期已能合成 IgM 抗体，而 IgM 抗体不能通过胎盘，故目前检测方法中，只有患儿血清 19S-IgM-FTA-ABS 试验阳性才是先天性梅毒诊断的有力证据。但我国许多医院尚未开展此项检验，为避免小儿梅毒血清假阳性反应，可以梅毒螺旋体 IgG 抗体（+）及一个或一个以上可提示梅毒感染的临床症状作为本病的诊断依据。

4. 青霉素是治疗本病的首选药物，敏感，一般无耐药性。

脑脊液异常者，水剂青霉素 G 10~15 万 U/(kg·d)，<7 天内，5 万 U/kg，每 12 小时 1 次，以后每 8 小时 1 次，直至总疗程 10~14 天。或普鲁卡因青霉素 G，5 万 U/(kg·d)，肌内注射，每日 1 次，10~14 天。

脑脊液正常者，苄星青霉素 5 万 U/(kg·d)，1 次分 2 侧臀部肌内注射。无条件检查脑脊液者，按脑脊液异常者治疗。

5. 青霉素过敏者，可予红霉素口服，剂量 20~30mg/(kg·d)。

6. 疗程完后须在 2 个月、4 个月、6 个月、9 个月、12 个月追踪观察血清学试验，神经梅毒 6 个月再复查脑脊液，根据临床复发现象可重复治疗。

7. 在青霉素治疗梅毒时可有症状加剧现象，称为赫氏反应（Herxheimer reaction），或治疗矛盾，此反应一般发生于青霉素开始治疗后 6~8 小时，于 12~24 小时消失，表现为发热、心跳加快、皮疹加重及急性溶血性贫血等；同时可有病变加重现象，甚至危及生命。此反应可能为青霉素大量杀死梅毒螺旋体而释放出异体蛋白所致不良反应，只要对症处理就可以，不妨碍青霉素的继续治疗使用。与地塞米松同用可减少反应。此外青霉素剂量可从 1 万 U/(kg·d) 逐渐增加至 5 万 U/(kg·d)，亦可减少反应。

8. 梅毒孕妇所生婴儿：如果阳性且滴度未超过母亲的滴度，应每月复查 1 次，直到 8 个月时，如呈阴性、无临床症状，可停止观察；如果阴性，应于 1 个月、2 个月、3 个月及 6 个月复查，如果仍然阴性、无临床症状，可排除梅毒；如发现滴度升高或有症状发生，应立即进行治疗。

（李晓瑜）

二、新生儿巨细胞病毒（CMV）感染
（以 3kg 足月儿为例）

长期医嘱	临时医嘱
按新生儿常规一级护理	血常规
按需喂养或管饲喂养	尿常规
10% GS 30ml ╲ ivdrip	便常规
更昔洛韦 18mg ╱ q12h（prn）	血生化+肝肾功能
10% GS 50ml ╲ ivdrip qd	巨细胞病毒抗体（IgG、IgM、
葡醛内酯 0.1g ╱ （有肝损时）	IgA）
Vit Bco 1/2 粒 bid	血和（或）尿、唾液 CMV-PCR-DNA（定量）
Vit C 50mg bid	血 CMV-Ag（有条件者）
	CMV-mRNA（有条件者）
	晨尿沉渣涂片找巨细胞包涵体（可多次）
	母血 CMV-IgG 和 CMV-IgM
	母唾液和（或）乳汁 CMV-PCR-DNA（定量）

【说明】

1. 更昔洛韦（丙氧鸟苷）是治疗症状性巨细胞病毒感染的首选药物。报道的剂量为每日 12mg/kg，分 2 次给药，静脉滴注，疗程 6 周。该药仅能抑制病毒的复制，不能杀灭病毒，长期应用可引起耐药性及远期毒副作用，主要有粒细胞和血小板减少，肝肾功能损害、胃肠道及神经系统并发症等，故应严格掌握应用指征：①有中枢神经系统累及的先天性 CMV 感染；②有明显活动期症状的 CMV 感染，如肺炎、肝炎、脑炎或视网膜脉络炎等。目前已有新一代药物缬更昔洛韦（valganciclovir, Valcyte）用于临床。

用药期间注意监测血常规、肝肾功能。如黄疸明显加重、肝功能恶化或血小板下降至≤25×10^9/L、粒细胞下降至≤0.5×10^9/L或减少至用药前水平的50%，应立即停药。

CMV高效价免疫球蛋白对CMV感染的治疗有一定的帮助。

2. 无症状性CMV感染或轻症，尤其是生后感染，可先不治疗，但必须临床密切观察。

3. 母亲CMV感染所生育的子女在生后3周内证实CMV感染，考虑为先天性感染；而出生时或生后CMV感染潜伏期为4～12周。

4. 实验室检查中尿、唾液或组织CMV病毒分离，是最可靠、特异性最强的诊断方法，但我国临床上较少开展此项检查，多通过血清学抗体检查和CMV标志物检测诊断。

（李晓瑜）

三、新生儿单纯疱疹病毒（HSV）感染
（以3kg足月儿为例）

长期医嘱	临时医嘱
按新生儿常规一级护理	血常规
按需喂养或管饲喂养	尿常规
局部皮肤护理（有疱疹时）	便常规
单间隔离	血生化+肝肾功能
10% GS 20ml／ivdrip	胸片
阿昔洛韦 60mg／q8h（prn）	疱疹或口腔溃疡刮片染色检查
抗生素（有细菌感染时）	找核内包涵体或巨噬细胞
	单纯疱疹病毒抗体（IgG、IgM）
	血和（或）脑脊液HSV-PCR-DNA（定量）
	腰穿（prn）
	CSF常规、生化（prn）
	脑电图
	头颅B超和（或）头颅CT

【说明】

1. 新生儿可在产前、产时及产后被感染 HSV，孕早期感染可致自然流产，或引起发育障碍、先天畸形；中期感染可致死产；产时感染为胎儿经产道时，头皮、眼、皮肤、脐带和呼吸道直接接触而被感染；生后感染为接触病毒携带者所致，常为 HSV Ⅰ 型感染。

2. 临床表现：宫内感染 HSV 可在出生时即有皮肤疱疹、结痂。也可表现小眼球、角膜结膜炎、视网膜脉络膜炎、小头畸形、脑积水、颅内钙化及肝、脾肿大等表现。母亲胎膜早破时间较长者，可因其 HSV Ⅱ 型生殖器感染，病毒上行使胎儿发生宫内感染，一般中枢神经不受累，仅有皮肤或眼病变，预后良好。

多数新生儿均为产时或产后不久被感染，出生时无异常，常在生后 5～10 天发病，临床可表现为全身播散（累及肝、肾上腺、肺和脑等重要器官）及局部病变（局限于皮肤、眼和口腔黏膜，或中枢神经系统感染，或肺炎）两类。

3. 新生儿单纯疱疹病毒感染的诊断

（1）有母亲感染的证据。

（2）有皮肤黏膜的皮疹和上述临床表现。

（3）血常规可发现中性粒细胞呈核左移，血小板可减少，常有免疫球蛋白 IgG 降低。

（4）神经系统受累者，脑脊液可有蛋白增多，淋巴细胞数增多或无改变。

（5）确诊 HSV 感染需特异性抗原或抗体检查。

4. 阿昔洛韦是目前推荐治疗新生儿 HSV 感染的主要药物。60mg/（kg·d），分 3 次静脉滴注（20mg/kg，每 8 小时 1 次），皮肤、黏膜、口腔损害者 14 天，全身播散及中枢神经系统损害者疗程 21 天。如有肝肾功能障碍者，根据肌酐清除率相应调整。例如：血肌酐水平为 0.8～1.1mg/dl（71～97μmol/L）时，阿昔洛韦的剂量减少至每次 20mg/kg，每 12 小时 1 次；血肌酐水平 1.2～1.5mg/dl（106～133μmol/L），减少至每次 20mg/kg，每 24 小时 1 次；血肌酐水平 > 1.5mg/dl（133μmol/L）或尿量 < 1ml/（kg·h）时，剂量应降至每次 10mg/kg，每 24 小时 1 次。所有中枢神经系统累及

的患儿都应在疗程结束后再行腰穿复查 CSF，如 PCR 法测定脑脊液 HSV-DNA 仍然呈阳性，应继续治疗至 PCR 检测达到阴性。

5. 治疗期间注意随访中性粒细胞绝对计数。

6. 如母亲有生殖器活动性疱疹病变时，主张剖宫产（因阴道分娩新生儿感染的危险性极大）。分娩后 24 小时内尽快进行鼻咽部病毒分离（有条件者），以明确有无感染。鉴于 HSV 感染的高死亡率和严重后遗症，可考虑予阿昔洛韦预防性治疗（排除诊断后可停药）。

（李晓瑜）

第二十三节　新生儿肺炎

（以 3kg 新生儿为例）

长期医嘱	临时医嘱
按新生儿常规一级护理	血常规
母乳喂养	尿常规
停留胃管（prn）	便常规
心电、呼吸、血压、体温监护	动脉血气分析
经皮血氧饱和度监测	C-反应蛋白测定
记 24 小时出入量	血清降钙素原测定
保暖	血细菌培养+药物敏感试验
氧疗（低氧血症、呼吸窘迫时）	血生化
吸痰（prn）	肝肾功能
氨苄西林 150mg　ivdrip　q8h 5%GS 2～3 ml　　AST	胸部 X 线摄片 下呼吸道分泌物行病原体抗
生理盐水 1ml　超声雾化吸入 α-糜蛋白酶 0.5mg　bid～tid	原抗体检测
生理盐水 1ml 沙丁胺醇 1.25 mg　雾化吸入 异丙托溴铵 0.125mg　bid～tid	下呼吸道分泌物细菌培养+药 物敏感试验 输血前四项（乙肝表面抗原、
丙种球蛋白 1.2g　ivdrip qd	HCV 抗体、HIV 抗体、梅 毒抗体）

【说明】

1. 新生儿肺炎可发生在宫内、分娩过程中或出生后，可由细菌、病毒或支原体、衣原体等感染引起。

2. 患儿置于适中温度。供给足够营养，喂奶以少量多次为宜，对不能经口喂养者可采用管饲、肠外营养，保持液体和电解质平衡。输液勿过多过快，以防心力衰竭、肺水肿。

3. 加强呼吸管理，必要时给予雾化吸入，有推荐使用黏液溶解剂和支气管舒张剂雾化吸入以治疗伴有黏痰、喘息的肺炎，疗效须进一步验证。α-糜蛋白酶为多肽酶，需超声雾化使用。

4. 有低氧血症、呼吸窘迫时给予氧疗。供氧使血气

PaO$_2$维持在 6.65~10.7kPa（50~80mmHg）。肺炎伴Ⅰ型呼吸衰竭时可用持续正压辅助呼吸（CPAP），Ⅱ型呼吸衰竭或严重情况下行气管插管和机械通气。

5. 病原体治疗，细菌性肺炎以早期、足量应用抗生素为宜，重症肺炎选用静脉途径给药。原则上根据病原体选用敏感药物，但肺炎的致病菌一时不易确定，因此临床多按照经验先采用青霉素和头孢菌素。病毒性感染可采用α-干扰素、阿昔洛韦、更昔洛韦等治疗。衣原体、支原体感染用大环内酯类抗生素如红霉素、阿奇霉素等治疗。

6. 严重感染者给予静脉注射丙种球蛋白。

（余慕雪）

长期医嘱	临时医嘱
按新生儿常规一级护理	血常规
脱脂奶/中链三酰甘油（MCT）	尿常规
配方奶喂养	便常规
胸腔或腹腔引流	肝肾功能（含电解质、血白蛋白、
生长抑素 3.5μg/（kg·h），渐	球蛋白、前白蛋白）
增至 12μg/（kg·h）ivdrip	动脉血气分析
或奥曲肽 0.3μg/（kg·h）	胸/腹腔超声检查
ivdrip	胸/腹部立卧位 X 线摄片
	胸/腹腔 B 超定位下穿刺
	胸/腹水常规、生化检查
	胸/腹水细菌培养+药物敏感试验
	胸/腹部 CT 或 MRI（prn）

【说明】

1. 任何原因（包括疾病和损伤）引起胸导管或胸腔内大淋巴管破裂阻塞时，都可造成乳糜胸。当胸导管或肠干淋巴管因先天畸形、淋巴管囊肿破裂时，乳糜从淋巴管溢出到腹腔而成乳糜腹。

2. 经多次胸腔/腹腔穿刺放液，但乳糜仍增长迅速者，可行闭式胸/腹腔引流术。

3. 部分重症乳糜胸伴有呼吸窘迫者需行机械辅助通气治疗。

4. 对于重症乳糜胸/腹患儿建议严格禁食，采用全胃肠道外营养。轻症病例采用脱脂奶或中链三酰甘油配方奶（一般此类配方中 MCT 占总脂肪 40%~50%）喂养到乳糜分泌停止。中链三酰甘油可绕过胸导管直接进入门静脉，减少乳糜液的产生。

5. 生长抑素或奥曲肽（人工合成生长抑素）治疗乳糜胸/腹的机制可能是减少胃液、肠液和胰液的分泌，降低门脉压力、减少内脏血流而减少淋巴循环，从而减少乳糜分泌。

6. 疑为经中心静脉置管导致的乳糜胸/腹，视病情考虑行静脉造影检查鉴定，必要时拔除中心静脉置管。

7. 保守疗法无效，在病儿营养状况尚好时考虑行手术修补瘘管。

8. 如有合并细菌感染，可根据药敏试验选用抗生素治疗。

（余慕雪）

第二十五节 新生儿脐炎

（以 3kg 新生儿为例）

长期医嘱	临时医嘱
按新生儿常规一级护理	血常规
母乳喂养	尿常规
脐部护理	便常规
氨苄西林 150mg ／ ivdrip q12h	C-反应蛋白测定
5% GS 3 ml ／ AST	血降钙素原测定（prn）
	脐部分泌物涂片找细菌
	脐部分泌物细菌培养+药物敏感试验
	血细菌培养+药物敏感试验

【说明】

1. 轻者，局部用 2% 碘酒及 75% 酒精清洗，每日 2～3 次。

2. 重者，脐部有明显脓液、脐周有扩散或有全身症状者，除局部消毒处理外，可根据脐部分泌物涂片或细菌培养结果选用适当抗生素治疗，结合临床疗效及药敏试验再决定后续用药。

3. 慢性脐炎可形成肉芽肿，可用硝酸银棒或 10% 硝酸银溶液涂擦，大肉芽肿可用电灼、激光治疗或手术切除。

4. 卵黄管的回肠端已闭合、但脐端未闭所致脐瘘，使脐部常有黏液分泌，容易继发感染，需请儿外科进一步诊治。

（余慕雪）

长期医嘱	临时医嘱
按新生儿常规二级护理 母乳喂养 每次大便后温水清洗臀部、外阴及 　周围皮肤 炉甘石洗剂　外用　tid 或3%硼酸溶液　湿敷　tid　每次 　15~30分钟 或25%~40%氧化锌油　外用　tid 或苯西卤铵乳膏　外用　tid	皮肤鳞屑真菌学检查（prn） 皮损渗出物细菌学检查（prn）

【说明】

1. 尿布皮炎应注意及时更换尿布，保持外阴部、臀部干燥，少用肥皂和普通清洁液，以免加重刺激。有过敏体质者最好选用棉布、纱布材质的尿布。

2. 皮肤红肿明显时可外用炉甘石洗剂。

3. 渗出多时可采用3%硼酸溶液湿敷，3%硼酸溶液不要用于大面积的糜烂面上，且勿长期使用，以免过度吸收而产生不良反应。

4. 少量渗出时外用25%~40%氧化锌油。

5. 苯西卤铵乳膏，含0.01%苯扎氯铵和0.2%西曲溴铵，苯扎氯铵和西曲溴铵均为具有典型阳离子表面活性剂特点的季铵类消毒剂，可抑制特定环境下产氨微生物的生长，有利于治疗和预防尿布皮炎，可与婴儿清洁护理剂同时使用。

6. 如发生细菌感染可外用抗生素；有真菌感染者则外用抗真菌药物。

（余慕雪）

第二章　新生儿疾病

第二十七节 婴儿湿疹

（以 3 个月，6kg 婴儿为例）

长期医嘱	临时医嘱
按儿科常规二级护理	血常规
婴儿饮食	尿常规
炉甘石洗剂　外用　tid	便常规
或 3% 硼酸溶液　湿敷　tid　每次	外周血嗜酸性粒细胞计数
15~30 分钟	血 IgE 检测
或糠酸莫米松乳膏 外用　qd	血清过敏原特异性 IgE
口服维生素制剂如 Vit Bco、Vit C 等	检测
	分泌物嗜酸性粒细胞检测
	食物回避试验

【说明】

1. 婴儿湿疹首先应避免诱发或加重因素，通过详细采集病史、体检，查找各种可疑病因及诱发或加重因素，以达到去除病因、合理治疗的目的。

2. 母乳喂养可以防止牛奶蛋白过敏所致的湿疹。怀疑食物过敏导致的湿疹应回避过敏食物（主要是牛奶和鸡蛋），可选择的主要配方有氨基酸配方和深度水解蛋白配方。

3. 根据皮疹性质，选择合理药物剂型。急性期无渗出时外用炉甘石洗剂、糖皮质激素乳膏；如有糜烂、渗液时，则用 3% 硼酸溶液湿敷。急性期过后，可外用糖皮质激素软膏。

4. 婴儿皮肤薄，代谢及排泄功能差，大面积长期外用糖皮质激素软膏容易全身吸收而产生不良反应，一般选择弱效或软性激素如糠酸莫米松，或用润肤剂适当稀释激素乳膏。严重湿疹患儿可短期使用全身糖皮质激素。

5. 脂溢性湿疹的痂皮可外用植物油涂抹软化后去除。

6. 外用某些经过验证的婴儿润肤剂有助于恢复皮肤屏障功能。

7. 抗组胺药有止痒抗炎作用，但婴儿如使用应谨慎咨询医生并短期口服。

8. 益生菌或益生元可能有助于改善婴儿湿疹的临床症状，但尚无统一的推荐菌株和制剂。

（余慕雪）

第二十八节 新生儿剥脱性皮炎

（以 3kg 足月儿为例）

长期医嘱	临时医嘱
按新生儿常规一级护理	血常规
母乳喂养	尿常规
氯唑西林 75 mg ┐ ivdrip q8h	便常规
5%GS 5 ml ┘ AST	破损创面渗液细菌培养+药敏
2%莫匹罗星软膏 外用 bid	血细菌培养+药敏
25%~40%氧化锌油 外用 tid	C-反应蛋白测定
或植物油 外用 tid	血生化（电解质、血糖等）
	肝肾功能（prn）
	疱底印片
	皮肤组织病理检查（prn）
	丙种球蛋白 1.2g ivdrip
	输血前四项（乙肝表面抗原、HCV 抗体、HIV 抗体、梅毒抗体）

【说明】

1. 新生儿剥脱性皮炎，又名葡萄球菌性中毒性表皮坏死松解症，又称葡萄球菌皮肤烫伤综合征或 Ritter 病。其主要特征为全身泛发性暗红色红斑，其上表皮起皱，伴大片表皮剥脱。黏膜常受累，并伴有发热等全身症状。主要由凝固酶阳性嗜菌体第 II 组和 55 型金黄色葡萄球菌感染所致。

2. 加强护理和营养支持治疗，注意液体和电解质平衡。

3. 本症应及时应用抗生素，宜用耐青霉素酶的药物如氯唑西林等，可根据药物敏感试验调整抗生素。

4. 外用药物以抗菌、保护为原则；可用氧化锌油、植物油外用减轻症状；局部渗出可用 3%硼酸溶液湿敷。

5. 部分重症患儿可使用糖皮质激素。

6. 严重感染患儿可给予静脉丙种球蛋白。

（余慕雪）

第二十九节 新生儿糖代谢紊乱

一、新生儿反复或持续性低血糖
（以3kg足月儿为例）

长期医嘱	临时医嘱
按新生儿常规一级护理	书面病重通知
胃管喂养 q3h	血常规
监测微量血糖 q1～3h	尿常规（注意有无酮体）
①10% GS 200ml ivdrip 9ml/h 糖浓度约12%	便常规
50% GS 10ml 输糖速度约 6mg/（kg·min）	血气分析
	血糖测定
②10% GS 10ml ivdrip q12h	血生化（钠、钾、氯、钙、磷、镁、阴离子间隙）
氢化可的松 7.5mg	肝肾功能
或 泼尼松 2.5mg bid（prn）	血氨、血乳酸
③胰高血糖素 0.3mg im（prn）	血酮体
	血胰岛素
	血皮质醇
	血 ACTH
	生长激素
	T_3、T_4、TSH
	血、尿氨基酸测定 prn
	尿有机酸分析

【说明】

1. 目前新生儿低血糖的诊断界限为 2.2mmol/L，不论胎龄和日龄。但从防止低血糖导致脑损伤的角度出发，血糖低于 2.6mmol/L 为临床需要处理的界限值。血糖监测和早期预防及治疗低血糖对防止神经系统损伤有重要作用。

2. 对可能发生低血糖者如早产儿、小于胎龄儿、糖尿病母亲婴儿要早期喂养，生后 1 小时即开始喂奶（或鼻饲），并监测血糖直至血糖稳定，注意在进奶前测血糖。血糖低于需要临床处理的界限值 2.6mmol/L，无症状者，予静脉输注葡萄糖 6～8mg/（kg·min），每小时监测微量血糖，直至血糖正常后逐渐减少至停止输注葡萄糖。血糖低于界限值，有症状者，应立即静脉推注 10% GS 2ml/kg，速度为 1ml/min；随后持续输注 10% GS 6~8mg/(kg·min)。经上述处理低血糖不缓解，则逐渐增加输注葡萄糖量至 10~12mg/(kg·min)。外周静脉输注葡萄糖最大浓度为 12.5%，如需要超过此浓度，应放置中心静脉导管。治疗期间每 2~4 小时监测血糖 1 次，正常后 12~24 小时渐减慢输糖速度，48~72 小时停药。同时及时喂奶，生后 24~48 小时后溶液中应给生理需要量的氯化钠和氯化钾。

3. 如血糖仍持续低于正常，可将葡萄糖输注速度提高至 12~16mg/(kg·min)，若仍无效可加用氢化可的松 5mg/(kg·d)，分 2~3 次静脉滴注，每次维持 4~6 小时。也可口服泼尼松 1~2mg/(kg·d)，共 3~5 天或至血糖正常 24~48 小时后停药。还可肌注胰高血糖素 0.1~0.3mg/kg，必要时 6 小时后可重复应用，但胰高血糖素仅可作为短期权宜性治疗，或未能建立静脉通道时应用，因其半衰期短。

4. 对反复发生或持续性低血糖症要积极查找病因，作出病因诊断。主要病因有：高胰岛素血症；先天性代谢性疾病，包括糖代谢障碍、氨基酸代谢障碍、脂肪代谢紊乱等；内分泌疾病等。其中以暂时性或持续性高胰岛素血症多见，需测血胰岛素水平及血糖明确诊断，同时需测血气分析、血氨、血乳酸、血酮体、皮质醇及 ACTH 等排除或鉴别代谢性疾病及内分泌疾病。如存在血氨升高、血乳酸增高或阴离子间隙增高的代谢性酸中毒，均需注意有无代谢性疾病，必要时测血尿氨基酸或尿有机酸分析以协助诊断。

5. 在应用激素或胰高血糖素前，需抽血查胰岛素、皮质醇及 ACTH 等，否则用药后将影响上述检查的结果。测血胰岛素水平时应同时测定血糖水平，以计算血胰岛素/血糖 (mg/dl) 的比值，有助于高胰岛素血症的诊断（比值>0.3）。

6. 对顽固性或难治性低血糖症，应进一步检查有无高胰岛素血症或遗传代谢性疾病，若为代谢性疾病应给予特殊饮食疗法，如半乳糖血症应完全停止进食乳类食品，而予不含乳糖食品；亮氨酸过敏症患儿应限制蛋白质摄入；糖原累积症患儿应增加喂奶次数，尤其是夜间；先天性果糖不耐受症应限制蔗糖及水果汁。若为高胰岛素血症，可予二氮嗪（Di-azoxide）10~25mg/（kg·d）分3次口服；若为胰岛细胞增殖或胰岛细胞瘤则须作胰腺次全切除或腺瘤切除术。

二、新生儿高血糖
（以1.5kg早产儿为例）

长期医嘱	短期医嘱
按新生儿常规一级护理	血常规+CRP
置暖箱保暖	尿常规（注意尿糖情况）
心率、呼吸、血压监测	便常规
经皮血氧饱和度监测	血清降钙素（PCT）
有感染者考虑应用抗生素	血生化组合+肝肾功能
	微量血糖监测 q1~2h
	血糖稳定后 q4~6h 酌情
	减慢补液速度或降低输液葡
	萄糖浓度
	普通胰岛素 　　　　＼ ivdrip
	（RI）　0.18U 　　 ／ 0.5ml/h
	10% GS　6ml（prn）
	监测血糖 q30min

【说明】

1. 新生儿高血糖的诊断标准为全血血糖>6.9mmol/L（125mg/dl），或血清葡萄糖水平>8.3mmol/L（150mg/dl）。

2. 新生儿高血糖常见的原因为早产极低出生体重儿、应激性（窒息、寒冷损伤、严重感染、创伤等危重状态时）、医源性（输注葡萄糖或脂肪乳，尤其是输注速率过快时）；应用某些药物如肾上腺素、糖皮质激素、氨茶碱或咖啡因等也可引起高血糖。此外罕见的原因要考虑新生儿糖尿病。

3. 轻症或短暂（24~48小时）高血糖可通过减慢葡萄糖输注速率纠正；同时治疗原发疾病，纠正脱水和电解质紊乱。

4. 当高血糖不易控制且空腹血糖>14mmol/L 时予胰岛

素，开始每小时 0.01U/kg，逐渐增至 0.05~0.1U/kg 输注，但应每 30 分钟监测血糖 1 次，以防继发性低血糖。胰岛素液配置时，需特别注意剂量和浓度的准确性（新生儿用量少，为保证抽吸剂量的准确性，一般原液需稀释 100 倍以上来配置）。

5. 对早产儿尤其是极低出生体重儿早期应用 5% 葡萄糖，输糖速度≤4~5mg/（kg·min），并监测血糖。

6. 如早产儿住院期间突然出现血糖不稳定、高血糖时，要注意感染（败血症、真菌感染等）可能，及时行相关检查和对症治疗。

（李晓瑜）

第三章　呼吸系统疾病

第一节　急性上呼吸道感染（含热性惊厥）

（以 1 岁，10kg 婴儿为例）

长期医嘱	临时医嘱
按儿科常规一级护理	书面病重通知
惊厥停止，清醒后改二级护理	血常规+CRP
暂禁食至完全清醒	尿常规
肉粥 1 小碗 tid	便常规
5%GS 100ml ⎫ ivdrip qd	血钠、钾、氯、钙、磷、镁测定
利巴韦林 0.1g ⎭	肝功能
	肾功能
	咽拭子流感 A+B 病毒抗原检测
	咽拭子细菌培养
	吸氧 st！
	安乃近滴鼻，每鼻孔 1～2 滴 st！
	NS 2ml ⎫ iv（慢）st！
	咪达唑仑 1mg ⎭
	苯巴比妥钠 80 mg im（prn）
	冰敷（prn）
	神经科会诊（prn）
	眼科会诊（prn）
	记录抽搐次数

【说明】

1. 急性上呼吸道感染 90%以上为病毒感染，一般不主张常规应用抗生素，对症治疗（如止痉、退热等）即可。明确为细菌性上呼吸道感染或病毒性上呼吸道感染继发细菌感染时则需应用抗生素治疗，常选用青霉素类［如青霉素 5～10 万 U/kg ivdrip q6h～q12h，或阿莫西林 15～25 mg/(kg·次) ivdrip q8h，或阿莫西林+棒酸 25～50 mg/(kg·次) ivdrip q8h］、头孢菌素（如第一代头孢类抗生素头孢拉定或第二代头孢类抗生素头孢呋辛等）类或大环内酯类抗生素（如阿奇霉素）等。抗生素疗程一般 5～7 天，但链球菌感染或既往有风湿热、肾炎病史者，青霉素疗程应为 10～14 天。

合并结膜炎者，可用0.1%阿昔洛韦滴眼液滴眼。

2. 退热治疗：高热可予对乙酰氨基酚 [10～15mg/(kg·次)]或布洛芬 [5～10mg/(kg·次)]，亦可采用物理降温，如冷敷或温水浴。

3. 热性惊厥治疗：可予镇静、止惊等处理：如苯巴比妥钠6～8 mg/(kg·次) im；或10%水合氯醛0.5ml/(kg·次)（最大不超过10ml/次）灌肠；也可用咪达唑仑0.1mg/(kg·次）静脉注射；如有需要可继续予50～150μg/(kg·h) 静滴维持。

4. 鼻塞、流涕者可予氯苯那敏0.1～0.2mg/(kg·次) tid，年长儿咽痛可予咽喉含片。

5. 刺激性咳嗽者可加右美沙芬。

6. 反复惊厥、高热不退者需注意中枢神经系统感染，应及时请神经科及眼科会诊并行腰椎穿刺检查。

7. 局部症状较轻，全身症状（如高热、头痛、四肢肌肉酸痛等）较重者须与流行性感冒鉴别，注意询问流行病学接触史，尤其是活禽及发热患者接触史，并及时行血白细胞计数、胸部X线摄片及流感病原相关检查以早期确诊流感尤其是禽流感，若为流感病毒感染，可用磷酸奥司他韦口服，1岁以上儿童推荐剂量如下：≤15kg患儿30mg/次；15～23kg患儿45mg/次；23～40kg患儿60mg/次；>40kg患儿75mg/次。均为每日2次，疗程5天。

（岳智慧）

第二节　急性感染性喉炎

（以急性感染性喉炎伴Ⅱ度喉梗阻的2岁，12kg幼儿为例）

长期医嘱	临时医嘱
按儿科常规一级护理	书面病重通知
半流质饮食	血常规+CRP st！
低流量鼻导管吸氧	尿常规
心电、呼吸、血压、血氧饱和度 　监护	便常规
	PCT st！
5%GS 50ml ⎤	血生化
利巴韦林 0.15g ⎦ ivdrip qd	肝功能
生理盐水 50ml ⎤ ivdrip	肾功能
阿莫西林/克拉维酸 0.4g ⎦ q8h AST	咽拭子流感 A+B 病毒抗原
生理盐水 2ml ⎤ 空气压缩泵入	检测
普米克令舒 1mg ⎦ tid	咽拭子细菌培养
5%GS 50ml ⎤ ivdrip bid	吸氧 st！
甲泼尼龙 12 mg ⎦	
氨溴索 15mg　tid	

【说明】

1. 急性感染性喉炎多由病毒或细菌感染引起，病毒感染者可予利巴韦林等抗病毒治疗。如考虑为细菌感染，及时给予青霉素、大环内酯类或头孢菌素类等抗菌药物治疗。如病情较轻无明显喉梗阻表现者可给予口服抗生素，而病原不明、病情较重者应及时静脉应用抗生素。抗生素疗程一般5~7天。

2. 解除喉梗阻，保持呼吸道通畅是治疗重点。糖皮质激素有抗炎和抑制变态反应等作用，能及时减轻喉头水肿，缓解喉梗阻。病情较轻者可口服泼尼松，1mg/（kg·d），呼吸困难缓解后即可停药。Ⅱ度以上喉梗阻患儿应给予静脉滴注糖皮质激素2~3天，如地塞米松 0.3~0.5mg/（kg·d）、氢化可的松 5~10mg/（kg·d）或甲泼尼龙 1~2mg/（kg·d）。吸入型糖皮质激素如布地奈德混悬液雾化吸入可促进黏膜水肿的消退。

3. 对症治疗：烦躁不安者要及时镇静，可用异丙嗪、苯巴比妥钠及地西泮；痰多者可选用祛痰剂；不宜使用氯丙嗪和吗啡。

4. 气管切开：经上述处理仍有严重缺氧征象或有Ⅲ度以上喉梗阻者，应及时行气管切开。

（岳智慧）

第三节　急性支气管炎

（以 3 岁半，15kg 儿童为例）

长期医嘱	临时医嘱
按儿科常规二级护理	血常规+CRP
半流质饮食	尿常规
5%GS 100ml ⎫ ivdrip	便常规
哌拉西林 0.75g ⎭ q12h AST	PCT
氯苯那敏 2mg tid	X 线胸部摄片
氨溴索 15mg tid	血肺炎支原体 IgM
	下呼吸道分泌物细菌培养+药敏试验
	下呼吸道分泌物病毒抗原抗体测定
	血生化
	肝功能
	肾功能

【说明】

1. 病毒性支气管炎：病程<7 天者，如血白细胞总数不高，分类以淋巴细胞为主；同时 CRP 及 PCT 均不高者病毒感染可能性大，可不用抗生素。

2. 细菌性支气管炎：首选 β 内酰胺类抗生素，头孢类抗生素亦可。病原如系百日咳杆菌、肺炎支原体或衣原体感染，则应予以大环内酯类抗菌药物。肺部啰音多者予静脉滴注抗生素，病情好转、肺部啰音消失、咳嗽多痰者改口服抗生素。抗生素疗程一般 7~10 天。肺炎支原体或衣原体感染抗生素需应用 2~3 周。

3. 对症治疗：目的使痰易于咳出，不用镇咳剂。①祛痰药：如 N-乙酰半胱氨酸、氨溴索、愈创甘油醚等。②平喘：对喘憋严重者，可雾化吸入沙丁胺醇、特布他林等 β_2 受体激动剂。喘息严重者可短期使用糖皮质激素，如口服泼尼松 $1mg/(kg \cdot d)$ 共 3~5 天。③抗过敏：有过敏体质者可酌情选用抗过敏药物如氯苯那敏、氯雷他定、酮替芬等。

（岳智慧）

第四节　毛细支气管炎

（以 6 个月，8kg 婴儿为例）

长期医嘱	临时医嘱
按儿科常规一级护理	书面病重通知
按需喂养	血常规+CRP
低流量鼻导管吸氧（2L/min）	尿常规
心电、呼吸、血氧饱和度监护	便常规
NS 2ml ┐雾化吸入	PCT
利巴韦林 100mg ┘bid	动脉血气分析
5%GS 30ml ┐ivdrip bid	血肺炎支原体 IgM
甲泼尼龙 10 mg ┘	下呼吸道分泌物细菌培养+药敏
生理盐水 2ml ┐	试验
普米克令舒 1mg ┤空气压缩	下呼吸道分泌物病毒抗原抗体
0.5%万托林 0.2ml ┤泵入 tid	测定
0.025%爱全乐 0.4ml ┘	血生化
丙卡特罗 7.5μg　q12h	肝功能
氨溴索 10 mg tid	肾功能
	X 线胸部摄片（正侧位）
	IVIG 3.2g ivdrip（应用此药需
	征得家属书面同意并行肝炎
	病毒、梅毒、艾滋病毒等检
	测后方可使用）

【说明】

1. 毛细支气管炎多见于 6 个月内的小婴儿，以喘息、三凹征和气促为主要临床特点，亦称为喘憋性肺炎。多由呼吸道合胞病毒（RSV）感染所致，一般为自限性，以对症治疗为主，总程程为 7~14 天，阵发性严重喘憋常持续 3~5 天。

2. 氧疗：有缺氧表现如喘憋明显、呼吸困难、烦躁、发绀或动脉血氧分压小于 60mmHg 者，给予鼻前庭导管、面罩或氧帐等方式供氧。

3. 控制喘息：重症患儿可试用支气管扩张剂雾化吸入：如沙丁胺醇、溴化异丙托品或特布他林雾化吸入溶液等。亦可选用口服制剂口服。严重的喘息发作可用糖皮质激素：甲泼尼龙 1~2mg/（kg·d）或琥珀酸氢化可的松 5~10mg/（kg·d）静脉滴入。也可采用雾化吸入型糖皮质激素（如布地奈德混悬液等）。

4. 抗病毒治疗：如为 RSV 感染，在合并先天性心脏病或慢性肺病的婴儿可试用利巴韦林 10~15mg/（kg·d）雾化吸入、口服、肌注或静脉滴注。对重症患儿，静脉注射丙种球蛋白（IVIG）冲击治疗：400mg/（kg·d），连续 3~5 天，疗效较好。抗 RSV 单克隆抗体对高危婴儿如早产儿、支气管肺发育不良、先天性心脏病、免疫缺陷病和毛细支气管炎后反复喘息发作者的预防效果确切，能减少 R5V 感染的发病率和住院率。

5. 抗生素：非常规应用，仅在继发细菌感染时应用适当的抗菌药物。如系肺炎支原体或衣原体感染，则应予以大环内酯类抗菌药物治疗 2~3 周。

6. 注意保持呼吸道通畅，保证液体摄入量、纠正酸中毒，并及时发现和处理呼吸衰竭及其他生命体征危象。

（岳智慧）

第五节 肺 炎

一、社区获得性肺炎（CAP）
（以 1 岁半，11kg 幼儿为例）

长期医嘱	临时医嘱
按儿科常规一级护理	血常规+CRP
半流质饮食	尿常规
低流量鼻导管吸氧（1L/min）	便常规
心电、呼吸、血氧饱和度监护	PCT
NS 50ml	动脉血气分析
阿莫西林/克拉 ⎱ ivdrip	血肺炎支原体 IgM
维酸 0.35g ⎰ q8h AST	下呼吸道分泌物细菌培养+药敏试验
丙卡特罗 12.5μg q12h	下呼吸道分泌物病毒抗原抗体测定
氨溴索 10 mg tid	血生化
氯苯那敏 1.33mg tid	肝功能
	肾功能
	X 线胸部摄片（正侧位）
	对乙酰氨基酚 150mg po prn（高热时用）

【说明】

1. 社区获得性肺炎（CAP）是指原本健康的儿童在医院外获得或住院 48 小时内发生的肺炎（感染性肺炎）。CAP 常见病原包括细菌、病毒、支原体、衣原体，亦有部分为混合感染。

病原学检查：准确的病原学检查可有效地指导治疗。入院 24 小时内、首次抗生素使用前行血、痰、胸腔积液（或脓液）细菌培养及涂片检查，如 72 小时无好转则需复查，必要时行纤支镜肺泡灌洗液检查；其他还有肺炎支原体、病毒抗原及抗体等检查。细菌性肺炎患儿外周血中白细胞升高，中性粒细胞增多，并有核左移现象，胞质可有中毒颗粒，血清 CRP、PCT 值多上升。病毒感染者白细胞计数大多正常或偏低，时有淋巴细胞增高或出现变异型淋巴细胞。

2. 抗生素治疗：细菌感染或病毒感染继发细菌感染者应用抗生素治疗；病毒感染者应用抗病毒治疗。

（1）起始经验抗生素治疗规范：①非重症 CAP：起始抗生素可选择：阿莫西林/克拉维酸或氨苄西林/舒巴坦、第二代头孢菌素、克林霉素、大环内酯类抗生素；②重症 CAP：初始经验治疗选择胃肠道外抗生素疗法，多选择静脉途径给药：阿莫西林/克拉维酸（2:1）或氨苄西林/舒巴坦（2:1）、头孢呋辛或头孢曲松或头孢噻肟、苯唑西林或氯唑西林，万古霉素不作首选；考虑合并有 MP 或 CP 肺炎，可以联合使用大环内酯类+头孢曲松/头孢噻肟。

（2）明确病原后，根据不同病原选择敏感抗生素：①肺炎链球菌：青霉素敏感者首选青霉素或阿莫西林；青霉素低度耐药者仍可首选青霉素，但剂量要加大；青霉素过敏者选用大环内酯类抗生素如红霉素等。②金黄色葡萄球菌：甲氧西林敏感者首选苯唑西林或氯唑西林钠，备选第一代、第二代头孢菌素；耐药者（MRSA、MRCNS）首选用万古霉素或联用利福平。③流感嗜血杆菌：首选阿莫西林加克拉维酸（或加舒巴坦）。④大肠杆菌和肺炎杆菌：首选头孢曲松或头孢噻肟。⑤铜绿假单胞菌首选替卡西林加克拉维酸。⑥卡他莫拉菌：首选阿莫西林加克拉维酸。⑦厌氧菌：首选青霉素联用克林霉素或甲硝唑，或阿莫西林、氨苄西林。⑧单核细胞增多性李司特菌：首选阿莫西林、氨苄西林。⑨嗜肺军团菌：首选大环内酯类，可联用利福平。⑩百日咳杆菌、肺炎支原体、衣原体：首选大环内酯类，8 岁以上可选择多西环素。

（3）抗生素疗效评估：初始治疗 72 小时有效则继续原治疗；症状无改善或一度改善又恶化均应视为无效，应重复病原学检查，包括血、痰、支气管灌洗液培养。

（4）抗生素疗程：抗生素一般用至热退且平稳、全身症状明显改善、呼吸道症状部分改善后 3~5 天。一般肺炎链球菌（SP）肺炎疗程 7~10 天，流感嗜血杆菌（HI）肺炎、MSSA 肺炎 14 天左右，而 MRSA 肺炎疗程宜延长至 21~28 天，革兰阴性肠杆菌肺炎疗程 14~21 天，铜绿假单胞菌肺炎需 21~28 天，MP 肺炎、CP 肺炎疗程平均 14~21 天，个别需更长，嗜肺军团菌肺炎 21~28 天。应根据个体差异而确定其疗程。

（5）根据《抗菌药物临床应用指导原则》，氨基糖苷类抗生素有明显耳、肾毒性，CAP 者应尽量避免使用。喹诺酮类抗菌药物对骨骼发育可能产生不良影响，应避免用于 18 岁以下的未成年人。四环素类抗生素引起牙齿黄染及牙釉质发育不良，不可用于 8 岁以下患儿。阿奇霉素对胃肠道的不良反应以及可能引起的严重过敏反应，其静脉制剂在小儿 CAP 的使用应该严格控制。

3. 抗病毒治疗：根据不同病毒感染选择不同药物。

（1）流感病毒：儿童口服奥司他韦 2 mg/(kg·次)，每天 2 次，连服 5 天。强调在发病后 36~48 小时内用药以达到最佳疗效。儿童口服奥司他韦耐受性好，最常见的副反应是轻度恶心和呕吐，要警惕可能引起的精神障碍等不良反应。

（2）呼吸道合胞病毒（RSV）：三氮唑核苷（ribavirin，利巴韦林）治疗重症 RSV 感染的有效给药途径是雾化吸入，国外推荐 20 mg/ml 浓度作氧驱动或空气驱动喷射雾化吸入，每天持续给药至少 12 小时，疗程 3~7 天，可以缓解喘憋，降低病毒排泄量。目前尚无足够循证资料表明该药鼻腔滴入或肌内注射或静脉滴注是有效的。高 RSV 中和抗体滴度的静脉用免疫球蛋白（RSV-IVIG）治疗 RSV 肺炎 1.5~2.0 g/kg，1 次静脉滴注；也有推荐用 RSV-IVIG 吸入疗法，0.05 g/(kg·次)，吸 20 分钟，间歇 30~60 分钟再吸入 1 次。一般仅用于感染 RSV 的高危婴幼儿。RSV 单克隆抗体对高危婴幼儿可给予预防治疗，剂量为 15 mg/(kg·次)，每月 1 次肌注，连用 5 个月，多始于每年 11 月份或 12 月份。

（3）巨细胞病毒（CMV）：更昔洛韦（ganciclovir，GCV）即丙氧鸟苷，是一种 CMV 抑制剂，为儿童 CMV 感染的一线用药。CMV 肺炎可先作诱导治疗，5mg/(kg·次)，每 12 小时 1 次，静脉滴注，持续 2 周后再维持治疗：10 mg/(kg·次)，每周 3 次，持续 3 个月或 5 mg/(kg·次)，每日 1 次，根据病情持续治疗 10 天以上。

（4）腺病毒：目前尚无特异性治疗。可以试用 α 干扰素（100 万 U/次，每日 1 次，肌内注射，连用 3~5 天）、人血丙种球蛋白和聚肌胞等。聚肌胞根据不同年龄选择剂量：≤3 个月 0.075~0.1mg/次，3~6 个月 0.1~0.3 mg/次，6 个月~3 岁 0.2~0.6 mg/次，3~8 岁 0.25~0.80 mg/次，≥9 岁 0.5~1.5 mg/次，隔日 1 次，肌内注射。重症则可考虑应用人血丙种球蛋白 400 mg/(kg·d)，连用 3~5 天。

4. 氧疗：CAP 患儿出现烦躁不安提示很可能缺氧，而缺氧者可以无发绀。吸氧指征：海平面、呼吸空气条件下，$SaO_2 \leqslant 0.92$，$PaO_2 \leqslant 60$ mmHg。如以中心性发绀作为吸氧的提示，应结合胸壁吸气性凹陷、烦躁不安、呼吸呻吟、拒食和 RR>70 次/分等征象，并应注意有无严重贫血、有无变性血红蛋白血症以及外周循环等情况。

5. 液体疗法：对不能进食者需予液体疗法，总液量为基础代谢正常需要量的 80%，同时维持血清电解质平衡。补液一般用 1/5~1/4 张液体，速度应该是 24 小时匀速给予，控制在 5 ml/(kg·h) 以下。

6. 糖皮质激素：CAP 患儿无需常规应用糖皮质激素，仅在下列情况时可以短疗程（3~5 天）使用：喘憋明显伴呼吸道分泌物增多者、中毒症状明显的重症肺炎，例如合并中毒性脑病、休克、脓毒血症者（注：须在有效抗菌药物使用前提下加用糖皮质激素）、有急性肺损伤或全身炎性反应综合征者、胸腔短期有较大量渗出者、肺炎高热持续不退伴过强炎性反应者。剂量：泼尼松/泼尼松龙/甲泼尼龙 1~2mg/(kg·d) 或琥珀酸氢化可的松 5~10 mg/(kg·d) 或地塞米松 0.2~0.4 mg/(kg·d)。

（岳智慧）

二、医院获得性肺炎（HAP）
（以 2 岁，12kg 幼儿为例）

长期医嘱	临时医嘱
按儿科常规一级护理	书面病重通知
半流质饮食	血常规+CRP
低流量鼻导管吸氧（2L/min）	尿常规
心电、呼吸、血氧饱和度监护	便常规
NS 50ml ⎫ ivdrip	PCT
哌拉西林/他唑巴坦 0.6g ⎭ q8h AST	动脉血气分析
丙卡特罗 12.5μg q12h	血肺炎支原体 IgM
氨溴索 15 mg tid	GM 试验
氯苯那敏 1.33mg tid	G 试验
	下呼吸道分泌物细菌培养+药敏试验
	下呼吸道分泌病毒抗原抗体 或 DNA 测定（如 CMV-DNA、EBV-DNA）
	血细菌培养+药物敏感试验
	血生化
	肝功能
	肾功能
	X 线胸部摄片（正侧位）
	对乙酰氨基酚 150mg po prn（高热时用）

【说明】

1. HAP 是指患儿入院时不存在、也不处于潜伏期而在入院≥48 小时发生的感染性肺炎，包括在医院内感染而于出院 48 小时内发生的肺炎。广义的 HAP 包括呼吸机相关肺炎（VAP）。VAP 是指气管内插管 48 小时以上发生的肺炎。HAP 常见病原菌有革兰阴性杆菌，包括肺炎克雷伯菌、大肠埃希菌、铜绿假单胞菌、不动杆菌属细菌尤其是鲍曼不动杆菌；革兰阳性球菌，如葡萄球菌属的金黄色葡萄球菌、凝固酶阴性葡萄球菌、肠球菌属的粪肠球菌和屎肠球菌以及肺炎链球菌等。真菌感染在 HAP 和 VAP 中占有一定比例。病毒和非典型微生物多是混合感染的病原体之一。

2. VAP 的发生与以下因素有关：气管插管后呼吸道局部防御功能受损；胃肠道细菌的移位；口咽部细菌的误吸；呼吸机管道的污染；存在基础疾病；医源性感染。

3. 一般治疗和对症治疗包括：①营养支持治疗危重病患者急性应激期营养支持总热量 20～25 kcal/(kg·d)，代谢状态稳定后能量供给量适当增加至 50～60 kcal/(kg·d)。②大剂量静脉注射丙种球蛋白（IVIG）治疗有抗感染功能，HAP/VAP 的危重患儿可短期应用。③糖皮质激素治疗仅限于中毒症状明显、伴发中毒性脑病、休克、脓毒症、急性肺损伤或严重全身炎症反应综合征等患儿短期使用。剂量：泼尼松/泼尼松龙/甲泼尼松龙 1～2 mg/(kg·d) 或琥珀酸氢化可的松 5～10mg/(kg·d)，疗程 3～5 天。④其他包括年长儿心理支持、微生态疗法、重要脏器功能支持等。特别要关注 HAP 危重病例与严重全身炎症反应。可根据病情使用 IVIG、静脉糖皮质激素及抗炎症因子单克隆抗体或拮抗剂等。

4. 抗微生物治疗

（1）初始经验治疗的抗菌药物选择：①早发性 HAP：病原与 CAP 相似，MDR 病原菌的风险低。常见病原菌有肺炎链球菌、流感嗜血杆菌、甲氧西林敏感的金黄色葡萄球菌（MSSA）和非耐药的革兰阴性杆菌（主要有大肠埃希菌、肺炎克雷伯菌、其他肠杆菌属细菌、变形杆菌属、沙雷菌属）等。对未接受过抗菌药物治疗且无其他危险因素者，可选用阿莫西林或阿莫西林/克拉维酸或氨苄西林/舒巴坦或头孢呋辛；对于应用过抗菌药物和（或）有其他危险因素的早发型 HAP，可选用头孢曲松或头孢噻肟或哌拉西林/三唑巴坦或厄他培南或头孢曲松/头孢噻肟联合大环内酯类。②早发性 VAP：选用头孢他啶或碳青霉烯类或哌拉西林/他唑巴坦±氟喹诺酮或氨基糖苷类，±糖肽类或利奈唑胺。备选：头孢哌酮/舒巴坦±氟喹诺酮或氨基糖苷类，±糖肽类或利奈唑胺。氨基糖苷类与头孢菌素类联用后患者的存活率提高，而限制氟喹诺酮的使用可保持其敏感性，因此在联合用药时，常将氨基糖苷类而非氟喹诺酮类与头孢菌素联用；氨基糖苷类则首选阿米卡星或奈替米星。③晚发性 HAP：MDR 病原菌的风险高，除早发性 HAP 病原菌外，还可能有铜绿假单胞菌、不动杆菌属细菌以及耐甲氧西林金黄色葡萄球菌（MRSA）等。推荐联合治疗：头孢他啶或头孢吡肟或碳青霉烯类或哌拉西林/三唑巴坦或头孢哌酮/舒巴坦，必要时联合氟喹诺酮或氨基糖苷类，±糖肽类或利奈唑胺。④晚发性 VAP：晚发性 VAP 病死率极高、致病菌多重耐药，联合治疗应该是晚发性 VAP 的标准治疗。选择碳青霉烯类或哌拉西林/三唑巴坦，或头孢哌酮/舒巴坦，或氨苄西林/舒巴坦，必要时联合氟喹诺酮或氨基糖苷类，±糖肽类或利奈唑胺。也可以选用氟喹诺酮联合氨基糖苷类再联合糖肽类或利奈唑胺。

（2）对细菌性 HAP 的治疗：尤其早发性 HAP 者尽量应用单药治疗；对早发性 HAP/VAP 或考虑 MDR 细菌性肺炎或考虑混合感染者，初始可以联合治疗，随病情好转或继之标本培养未发现 MDR 细菌，应降阶梯改为单药治疗。对铜绿假单胞菌性 HAP/VAP 强烈推荐联合治疗。

（3）疗程：初始经验治疗时间为 7~14 天；如果证实存在 MDR 病原体，治疗时间可延长至 ≥14 天；铜绿假单胞菌抗菌药物疗程为 14~21 天。治疗期间，需要经常评估患者的治疗反应。而 CRP、PCT 的连续监测也有助于决定抗菌药物的疗程。由金黄色葡萄球菌尤其 MRSA 引起的 HAP/VAP，或由不发酵糖细菌（如铜绿假单胞菌、鲍曼不动菌属等）引起的肺炎、免疫缺陷病的患者、原始治疗方案未覆盖致病菌、难治性肺炎，以及对初始经验选用抗菌药物治疗反应差的患者，疗程往往需要延长。HAP/VAP 患者的抗菌药物治疗何时能从静脉转换为口服，强调因人而异。

本节中抗微生物治疗的内容是综合国外指南建议、我国 CHINET 耐药监测资料所作出的推荐，供临床医师参考，仅在评估治疗正作用大于副作用的前提下应用。氨基糖苷类和喹诺酮类药物使用前应充分评估并取得家长（监护人）知情同意。

（岳智慧）

第六节　支气管哮喘

一、轻度发作
（以 8 岁，25kg 儿童为例）

门诊医嘱		门诊检验
普米克令舒 1mg	空气压缩泵入	血常规+CRP
特布他林　5mg	bid	血气分析
氨溴索 30 mg tid		肺通气功能测定
氯雷他定（开瑞坦）5mg qd		X 线全胸正侧位摄片
孟鲁司特（顺尔宁）5mg qn		过敏原检测
泼尼松 10mg tid		

【说明】

1. 轻度发作：患儿走路时气促，可平卧，说话能成句，呼吸、脉搏稍快，双肺闻及散在哮鸣音，多在呼气末期出现，PEF>正常预计值 80%，可在门诊治疗。

2. 吸入治疗：是最好的方法，治疗强调个体化。急性发作在医院门诊可予空气压缩机泵入或 ≥6 L/min 的氧气为动力的射流装置吸入雾化溶液。可将速效 β_2 受体激动剂、抗胆碱能药物及吸入糖皮质激素三者联用。①吸入速效 β_2 受体激动剂：第 1 小时可每 20 分钟 1 次，以后根据病情每 1~4 小时重复吸入治疗。药物剂量：每次吸入沙丁胺醇 2.5~5 mg 或特布他林（Terbutalin）2.5~5 mg。②抗胆碱药：对 β_2 受体激动剂治疗反应不佳的重症者应尽早联合使用以增强支气管舒张作用。药物剂量：异丙托溴铵每次 250~500μg，加入 β_2 受体激动剂溶液作雾化吸入，间隔时间同吸入 β_2 受体激动剂。③大剂量 ICS 对儿童哮喘发作的治疗有一定帮助，选用雾化吸入布地奈德悬液 1 mg/次，每 6~8 小时用 1 次。

3. 气雾剂或干粉剂：如无雾化吸入器，可使用压力型定量气雾剂（PMDI）经储雾罐吸药，应先吸入 β_2 受体激动剂，随后吸入 ICS。常用的速效 β_2 受体激动剂气雾剂有沙丁胺醇（如万托林 100μg/喷）或特布他林（喘康速 250μg/喷），每次单剂喷药，连用 4~10 喷，用药间隔与雾化吸入方

113

法相同。常用 ICS 有布地奈德如普米克都保干粉剂 100~400μg/d，氟替卡松如辅舒酮气雾剂 100~250μg/d。

4. 全身应用 β_2 受体激动剂：喘息夜间症状明显者，可短期口服：包括沙丁胺醇控释片、特布他林控释片、盐酸丙卡特罗、班布特罗等。应用时需注意其潜在的心血管、神经肌肉系统等不良反应。盐酸丙卡特罗：口服 15~30 分钟起效，维持 8~10 小时，还具有一定抗过敏作用。≤6 岁：1.25μg/kg，每日 1~2 次；>6 岁：25μg 或 5 ml，每 12 小时用 1 次。班布特罗是特布他林的前体药物，口服吸收后经血浆胆碱酯酶水解、氧化，逐步代谢为活性物质特布他林，口服作用持久，半衰期约 13 小时，有片剂及糖浆，适用于 2 岁以上儿童。2~5 岁：5 mg 或 5 ml；>5 岁：10 mg 或 10 ml，每日 1 次，睡前服用。

5. 全身应用糖皮质激素：是治疗儿童重症哮喘发作的一线药物，早期使用可减轻疾病的严重度，给药后 3~4 小时即可显示明显的疗效。药物剂量：口服泼尼松 1~2 mg/(kg·d)。重症患儿可静脉注射琥珀酸氢化可的松 5~10mg/(kg·次)，或甲泼尼龙 1~2 mg/(kg·次)，根据病情可间隔 4~8 小时重复使用。但病情严重时不能以吸入治疗替代全身糖皮质激素治疗，以免延误病情。

6. 抗过敏药物：非常规使用，但在伴变应性鼻炎或湿疹等明显特应性体质患儿中对过敏症状的控制，有助于哮喘的控制。口服抗组胺药物有西替利嗪、氯雷他定、酮替芬等。

7. 白三烯调节剂：白三烯调节剂可分为 LTRA（孟鲁司特、扎鲁司特）和白三烯合成酶（5-脂氧化酶）抑制剂。可单独应用于轻度持续哮喘的治疗，尤其适用于无法应用或不愿使用 ICS、或伴过敏性鼻炎的患儿。亦可部分预防运动诱发性支气管痉挛；减少 2~5 岁间歇性哮喘患儿的病毒诱发性喘息发作。但单独应用的疗效不如 ICS。与 ICS 联合治疗中重度持续哮喘患儿，可以减少糖皮质激素的剂量，并提高 ICS 的疗效。目前临床常用的制剂为孟鲁司特片：≥15 岁，10mg，每晚 1 次；6~14 岁，5 mg，每晚 1 次；2~5 岁，4 mg，每日 1 次。孟鲁司特颗粒剂（4mg）可用于 1 岁以上儿童。

8. 长期控制药物，预防急性发作：哮喘属气道慢性炎症性疾患，急性发作缓解后需长期预防治疗。继续吸入最低有效维持剂量的 ICS，也可联用长效 β_2 受体激动剂如舒利迭、信必可。或加服白三烯受体调节剂。每 1~3 个月审核 1 次治疗方案，根据病情控制情况适当调整治疗方案。如哮喘控制，并维持至少 3 个月，治疗方案可考虑非药物干预降级，直至确定维持哮喘控制的最小剂量。如部分控制，应急药物可考虑升级治疗以达到控制。但升级治疗之前首先要控制药物检查、患儿吸药技术、遵循用药方案的情况、变应原回避和其他触发因素等情况。如未控制，升级或越级治疗直至达到控制。使用最低剂量 ICS 患儿的哮喘能维持控制，并且 1 年内无症状反复，可考虑停药。

药物治疗效果欠佳的患者可试用变应原特异性免疫治疗（SIT）（5 岁以上患儿）或抗 IgE 抗体（12 岁以上患儿）等治疗。

9. 其他治疗：因呼吸道感染诱发哮喘者可加抗生素或抗病毒药；反复呼吸道感染者可酌情应用免疫调节剂如脾氨肽等。

（岳智慧）

二、中度发作

（以 8 岁，25kg 儿童为例）

长期医嘱	临时医嘱
按儿科常规二级护理	书面病重通知
半流质饮食	血常规+CRP
低流量鼻导管吸氧（0.5L/min）	尿常规
心电、呼吸、血氧饱和度监护	便常规
5%GS 100ml｜iv drip	血气分析
甲泼尼龙 40mg｜qd/bid	血 IgE 测定
普米克令舒 1mg｜空气压缩泵入	血生化
特布他林　5mg｜bid	肝功能
丙卡特罗 12.5μg q12h	肾功能
氨溴索 30 mg tid	血肺炎支原体 IgM 测定
氯雷他定（开瑞坦）5mg qd	下呼吸道分泌物细菌培养+药
孟鲁司特（顺尔宁）5mg qn	敏试验
NS 100ml｜ivdrip（合并	下呼吸道分泌物病毒抗原抗
哌拉西林 1.5g｜细菌感染）	体测定
｜q12h　AST	肺通气功能测定
NS 2ml｜雾化吸入（合并	X 线全胸正侧位摄片
利巴韦林 0.1g｜病毒感染）	过敏原检测
｜tid	

【说明】

1. 中度发作：稍活动即气促，喜坐位，说话时成短句，呼吸、脉搏增加，时有焦虑、烦躁，可有三凹征，双肺哮鸣音响亮、弥漫，PEF 占正常预计值或本人最佳值的 60%~80%。

2. 全身应用糖皮质激素：是治疗儿童重症哮喘发作的一线药物，早期使用可以减轻疾病的严重度，给药后 3~4 小时即可显示明显的疗效。患儿可静脉注射琥珀酸氢化可的松 5~10 mg/(kg·次)，或甲泼尼龙 1~2 mg/(kg·次)，根据病情可间隔 4~8 小时重复使用。好转后可转为口服泼尼松 1~2 mg/(kg·d)。全身应用糖皮质激素时间通常 1~7 天，如超过 1 周需渐减量，不宜骤停。对糖皮质激素依赖型哮喘，可采用隔日清晨顿服以降低药物副作用。

3. 急性发作时，可吸入速效 β_2 受体激动剂及抗胆碱能药物：使用氧驱动（氧气流量≥6L/min）或空气压缩泵雾化吸入，第 1 小时可每 20 分钟 1 次，以后根据病情每 1～4 小时重复吸入治疗。

4. 无条件使用吸入型速效 β_2 受体激动剂者，可使用肾上腺素皮下注射，每次皮下注射 1：1000 肾上腺素 0.01 ml/kg，最大剂量不超过 0.3ml。必要时可每 20 分钟 1 次，不可超过 3 次。应注意观察以防心血管等不良反应的发生。

（岳智慧）

三、重度发作

（以 8 岁，25kg 儿童为例）

长期医嘱	临时医嘱
按儿科常规一级护理	书面病重通知
半流质饮食	血常规+CRP
半坐卧位	尿常规
中流量面罩吸氧（5L/min）	便常规
心电、呼吸、血氧饱和度监护	血气分析
5%GS 100ml ⎫ ivdrip	血 IgE 测定
甲泼尼龙 50mg ⎭ bid	血生化（包括电解质、CO_2、
普米克令舒 1mg ⎫ 空气压缩泵入	HCO_3^-）测定
特布他林 5mg ⎭ q4h	肝功能
氨溴索 30 mg tid	肾功能
氯雷他定（开瑞坦）5mg qd	血肺炎支原体 IgM 测定
孟鲁司特（顺尔宁）5mg qn	肺通气功能测定
NS 100ml ⎫ ivdrip（合并	X 线全胸正侧位摄片
哌拉西林 1.5g ⎭ 细菌感染）	过敏原检测
q12h AST	小抢救 1 次
NS 2ml ⎫ 雾化吸入（合	下呼吸道分泌物细菌培养+药敏
利巴韦林 0.1g ⎭ 并病毒感染）	试验
tid	下呼吸道分泌物病毒抗原抗体
	测定
	呼吸机通气 prn
	5%GS 100ml ⎫ ivdrip
	氨茶碱 100mg ⎭
	5%GS 20ml ⎫ ivdrip bid
	硫酸镁 0.5g ⎭ PI>20min

【说明】

1. 重度发作：休息时伴气促，呈前弓位，说单字，烦躁、焦虑，呼吸、脉搏明显增加，有三凹征，双肺哮鸣音响亮、弥漫，极重者消失，发绀明显，PEF 小于正常预计值或本人最佳值的 60%。

2. 氧疗：所有危重哮喘患儿均存在低氧血症，需用密闭面罩或双腔导管提供湿化氧气，初始吸氧浓度以 40% 为宜，流量为 4~5L/min。

3. 雾化吸入及全身应用糖皮质激素措施同中度发作。

4. 茶碱：静脉滴注氨茶碱可作为儿童危重哮喘附加治疗的选择。药物剂量：负荷量 4~6 mg/kg（≤250 mg），缓慢静脉滴注 20~30 分钟，继之根据年龄持续滴注维持剂量 0.7~1 mg/(kg·h)，如已用口服氨茶碱者，直接使用维持剂量持续静脉滴注。亦可采用间歇给药方法，每 6~8 小时缓慢静脉滴注 4~6 mg/kg。

5. 硫酸镁：有助于危重哮喘症状的缓解，药物剂量：25~40mg/(kg·d)（最大 2g/d），分 1~2 次，加入 10% 葡萄糖液稀释成 2.5% 浓度的液体静脉滴注 20 分钟以上，酌情用 1~3 天。注意滴注太快可出现血压下降、呼吸抑制、抽搐等不良反应，可用 10% 葡萄糖酸钙 10~20ml 或 10% 氯化钙 5~10ml 静脉滴注，同时监护心率、呼吸、膝反射及血镁浓度。

6. 辅助机械通气指征：①持续严重的呼吸困难；②呼吸音减低或几乎听不到哮鸣音及呼吸音；③因过度通气和呼吸肌疲劳而使胸廓运动受限；④意识障碍、烦躁或抑制，甚至昏迷；⑤吸氧状态下发绀进行性加重；⑥$PaCO_2 > 65mmHg$。

7. 注意维持水、电解质平衡，纠正酸碱紊乱。

（岳智慧）

第七节 特发性肺含铁血黄素沉着症（IPH）

（以6岁，20kg儿童为例）

长期医嘱	临时医嘱
按儿科常规二级护理	血常规+CRP
普食（暂停牛奶）	尿常规
心电、呼吸、血氧饱和度监护	便常规
5%GS 100ml ⎫ ivdrip	血气分析
氢化可的松 100mg ⎬ bid	血生化
或泼尼松 10mg tid	肝功能
	肾功能
	肺通气功能测定
	X线全胸正侧位摄片
	痰或胃液找含铁血黄素细胞测定（3次）
	低流量鼻导管吸氧（0.5L/min）（prn）
	胸部CT检查

【说明】

1. 特发性肺含铁血黄素沉着症：诊断主要依据应包括：①反复发作性咳嗽、咯血和（或）贫血症状；②X线胸片或CT显示弥散性肺浸润和肺间质的改变；③痰、肺泡灌洗液、胃液或肺组织中找到含铁血黄素巨噬细胞（HLMs）；④除外其他继发性肺含铁血黄素沉着症，如血管炎、风湿性疾病、免疫缺陷病、血管球性肾炎、肺结核、支气管异物、血管畸形和反复支气管肺炎等。其中具备①②条可以作为疑似病例，按IPH治疗；具备①~④条则可确诊。

2. 急性发作期由于大量肺出血，患儿出现呼吸困难及血红蛋白急剧下降时应卧床休息，正压供氧，必要时可予机械通气。严重贫血者可少量多次输新鲜血。疑牛奶蛋白过敏者忌牛奶。

3. 肾上腺皮质激素：急性期首选肾上腺皮质激素治疗。可选用泼尼松2 mg/（kg·d）口服，症状缓解后2~3周逐渐减量，并维持治疗1~2年；或选用甲泼尼龙2~4mg/（kg·d），每6小时静脉滴注1次，后改口服泼尼松0.5~1mg/(kg·d)，隔日1次口服；或甲泼尼龙30 mg/(kg·d)。（最大剂量1 g)，每天静脉滴注1小时以上，连续3天，每月重复1次。处于急性肺出血期、贫血非常严重的患者，标准剂量的激素治疗可能无效，可以采用大剂量激素短程治疗，如甲泼尼龙30 mg/(kg·d)，连用3天，控制急性期出血，获得缓解后再逐渐减量。小剂量激素长期维持治疗可以降低复发的风险，改善预后。当口服激素能使病情缓解，但出现较重的不良反应时，可将激素逐步减量到一定维持剂量，并控制症状3个月左右加吸入激素治疗，通过局部用药，达到局部免疫抑制和抗炎作用，以降低肺损伤和减少急性发作，使症状缓解。布地奈德剂量：200~400μg/d。

4. 免疫抑制剂：对于激素治疗效果不佳、反复或顽固出血的IPH患者，可以选用免疫抑制剂，如环磷酰胺、6-巯基嘌呤（6-MP）及其前体咪唑嘌呤、羟氯喹（HCQ）等。激素和免疫抑制剂可单独应用，也可以联合应用。研究证实激素和环磷酰胺等免疫抑制剂联合应用可增加缓解率，得到较长时间的缓解；长期小剂量环磷酰胺维持治疗可以使IPH得到良好控制，但会造成血小板减少，因此在治疗过程中应定期监测血小板的数量。激素和6-巯基嘌呤的联合应用可以减少激素的用量，降低激素的不良反应。有报道对急性期患者采用泼尼松（每天2 mg/kg，4周）联合6-MP 60mg/(m²·d)治疗，待症状缓解后泼尼松逐渐减量至停药（3周以上），口服6-MP维持治疗3年，可减少激素的不良反应。对部分仍有反复肺出血的患者，在维持治疗阶段通过调整6-MP剂量可使IPH得到良好控制。治疗过程中应监测血象和肝功能。此外，还可采用氯喹或HCQ治疗，部分患者可以得到明显缓解，但因氯喹或HCQ具有耳毒性，长期接受HCQ治疗的患儿可出现单侧感音神经性耳聋，应予以高度重视。

5. 丙种球蛋白：丙种球蛋白可用于反复、顽固性肺出血患者及肾上腺皮质激素的辅助治疗。每月1次静脉注射丙种球蛋白2 g/(kg·d)，可以提高患者的生存率，待病情控制后转为常规治疗。

（岳智慧）

第八节　化脓性胸膜炎与脓气胸

（以 6 岁，20kg 儿童为例）

长期医嘱	临时医嘱
按儿科常规一级护理	书面病重通知
半流质饮食	血常规+CRP
吸氧（prn）	血型
心电、呼吸、血氧饱和度监护	尿常规
10%GS 200ml	便常规
阿莫西林╱克拉维酸　ivdrip　q8h AST	PCT
0.6g	动脉血气分析
氨溴索 10 mg tid	X 线胸部摄片（正侧位）
Vit C 0.1g tid	胸腔穿刺术
Vit Bco 1 片 tid	血肺炎支原体 IgM
	胸积液常规、生化、细菌培养+药物敏感试验
	血细菌培养+药物敏感试验
	痰细菌培养+药物敏感试验
	胸积液分泌物病毒抗原抗体测定
	血生化
	肝功能
	肾功能
	血白蛋白
	PPD 5U 皮试
	胸部 CT（prn）
	胸腔闭式引流（prn）
	IVIG 5g　ivdrip
	对乙酰氨基酚 240mg po prn（高热时用）

【说明】

1. 化脓性胸膜炎是胸膜腔积脓，故又称为脓胸，在婴幼儿最见见。可合并脓气胸、肺脓肿、肺大疱等，主要继发于肺内感染及败血症。病原菌以金黄色葡萄球菌为主，也有因肺炎球菌、革兰阴性杆菌感染所致。

2. 胸腔穿刺（胸穿）抽取脓液是诊断及治疗的重要措施。应在抗生素使用前 B 超引导下尽早行诊断性穿刺做胸积液细菌涂片、培养等检查以明确病原并指导临床抗生素选择。脓液黏稠可注入生理盐水冲洗。穿刺可每日 1 次或隔日 1 次至脓液消失。

3. 抗感染治疗选用强有力的抗生素足量、足疗程积极治疗是治愈的关键。在未有培养结果前，如考虑为金黄色葡萄球菌，可选用万古霉素 15~30mg/（kg·d）分 2~3 次静脉滴注，或阿莫西林/克拉维酸 30 mg/（kg·次），每 6~8 小时 1 次静脉滴注；也可选大剂量青霉素 20 万~50 万 U/（kg·d）或苯唑西林钠 100~200mg/（kg·d）分 2~3 次静脉滴注。有厌氧菌感染时可用甲硝唑 7.5~12.5mg/（kg·次），一天 2 次静滴。之后根据临床症状改善情况与药敏结果调整用药。至体温平稳正常，白细胞基本正常，精神食欲良好，局部无脓 1 周后停药。疗程至少 4~6 周。

4. 胸腔闭式引流：脓胸和脓气胸者应及时进行穿刺引流指征为：①中毒症状严重；②3 日内反复穿刺，分泌物增长快、多、稠，宜在 3~7 日内插管引流；③脓液形成包裹，不易穿刺抽尽；④伴有食管胸膜瘘或有支气管胸膜瘘者。

5. 一般治疗：治疗的全过程都应注意补充水分、维生素及营养。给予高热量、高蛋白饮食，以及必要时输血及丙种球蛋白等，才能保证其他治疗获得良好效果。高热时予退热等对症处理。气促者给氧。

6. 手术治疗：急性脓胸若未及时诊治或处理不当，使脓腔长期不愈，脏、壁层胸膜纤维性增厚，即转为慢性脓胸。为使受压的肺复张，恢复肺功能，可请胸外科医师行手术治疗。

（岳智慧）

第九节　反复呼吸道感染

（以 1 岁，10kg 幼儿为例）

门诊医嘱	门诊检验
脾氨肽 2mg qd	血常规
小施尔康滴剂	血微量元素（钙、磷、铁、镁、锌）
1ml qd	血生化
	肝功能
	肾功能
	血 CD3、CD4、CD8（疑免疫缺陷时）
	血 IgG、IgM、IgG 亚型、SIgA（疑免疫缺陷时）
	血肺炎支原体 IgM
	血衣原体 IgM
	过敏原测定（疑过敏性疾病时）
	血 IgE 或特异性 IgE（疑过敏性疾病时）
	PPD 5U 皮试
	X 线胸部摄片（正侧位）
	胸部 CT 和气道、血管重建显影（疑支气管扩张、气道狭窄、气道发育畸形、肺发育异常、血管压迫时）
	耳鼻喉科会诊（疑鼻咽及鼻窦异常者）
	鼻窦卡瓦氏位摄片或 CT（疑鼻窦炎时）
	肺通气功能检查（>5 岁）
	支气管激发或舒张试验（疑支气管哮喘或 CVA 时）
	支气管镜检查（疑气道畸形、异物及需要进行防污染的病原微生物检查时用）
	诱导痰或支气管肺泡灌洗液细胞学检查及病原学检查（明确或提示呼吸道感染病原，诊断 EB 时用）
	24 小时食管 pH 值监测（疑 GERD）
	食管腔内阻抗检测（疑 GERD）
	呼吸道（鼻、支气管）黏膜活检（疑患有原发性纤毛运动障碍时）
	汗液氯化钠测定和 CFRT 基因检查（疑有囊性纤维性变时）

【说明】

1. 反复呼吸道感染指 1 年以内发生上、下呼吸道感染的次数频繁，超出正常范围。按 2007 年中华医学会儿科学分会呼吸学组修订标准见下表，其中 2 次感染间隔时间为 7 天以上。若上呼吸道感染次数不够，可以将上、下呼吸道感染次数相加，反之则不能。但若反复感染是以下呼吸道为主，则应定义为反复下呼吸道感染。确定次数须连续观察 1 年。反复肺炎指 1 年内反复患肺炎超过 2 次，且肺炎须由肺部体征和影像学证实，2 次肺炎诊断的间隔期间肺炎体征和影像学改变应完全消失。

表　反复呼吸道感染判断条件

年龄（岁）	反复上呼吸道感染（次/年）	反复下呼吸道感染（次/年）	
		反复气管支气管炎	反复肺炎
0~2	7	3	2
~5	6	2	2
~14	5	2	2

2. 常见病因包括：①以反复上呼吸道感染为主的婴幼儿和学龄前期儿童，其反复感染多与护理不当、入托幼机构起始阶段、缺乏锻炼、迁移住地、被动吸入烟雾、环境污染、微量元素缺乏或其他营养成分搭配不合理等因素有关；部分与鼻咽部慢性病灶有关。②反复气管支气管炎多由于反复上呼吸道感染治疗不当，使病情向下蔓延所致。大多也是致病微生物引起，少数与原发性免疫功能缺陷及气道畸形有关。有些患儿为慢性鼻窦炎-支气管炎综合征。③反复肺炎患者，除必须考虑何种致病微生物外，更重要的是认真寻找导致反复肺炎的基础病变如：原发性免疫缺陷病，先天性肺实质、肺血管发育异常，先天性气道发育异常，先天性心脏畸形，原发性纤毛运动障碍，囊性纤维性变，气道内阻塞或管外压迫，支气管扩张，吞咽功能障碍致反复吸入，同时需鉴别肺结核、特发性肺含铁血黄素沉着症、哮喘、闭塞性细支气管

炎并机化性肺炎，嗜酸细胞性肺炎、过敏性肺泡炎、特发性间质性肺炎等。

3. 治疗：寻找致病因素并给予相应处理为共同原则。①反复上呼吸道感染：可请耳鼻咽喉科协助诊治鼻咽部慢性病灶。由于大部分上呼吸道感染系病毒感染，故不应滥用抗菌药物；注意营养和饮食习惯以及增强体质方面的指导；护理恰当，注意患儿及时添加辅食，避免患儿缺乏蛋白质、钙、铁、锌、磷及Vit A；养成良好的卫生习惯、预防交叉感染；必要时给予针对性的免疫调节剂如泛福舒、万适宁、斯奇康等。②反复气管支气管炎：注意与支气管哮喘、喘息性支气管炎、复发性痉挛性喉炎等鉴别；需根据病原学检测结果和机体的免疫状态制定合理的抗生素应用方案；对症治疗同反复肺炎症。③反复肺炎患者，积极处理基础病：如清除异物、手术切除气管支气管肺畸形、选用针对的免疫调节剂治疗免疫缺陷病。基于循证基础上的经验性选择抗感染药物和针对病原体检查及药敏试验结果的目标性用药。高度疑似病毒感染者不滥用抗生素。对症处理：根据不同年龄和病情，正确地选择应用祛痰药物、平喘药物、雾化治疗、肺部体位引流和肺部物理治疗及合理进行疫苗接种等。

（岳智慧）

第十节　慢性咳嗽

（以 6 岁，20kg 儿童为例）

门诊医嘱	门诊检验
N-乙酰半胱氨酸 100mg bid 西替利嗪 5 mg qd	血常规 肝功能 肾功能 血 CD3、CD4、CD8（疑免疫缺陷时） 血 IgG、IgM、IgG 亚型、SIgA（疑免疫缺陷时） 血肺炎支原体 IgM 血衣原体 IgM 过敏原测定（疑过敏性疾病时） 血 IgE 或特异性 IgE（疑过敏性疾病时） PPD 5U 皮试 X 线胸部摄片（正侧位） 胸部 CT（prn） 鼻窦卡瓦氏位摄片或 CT（疑鼻窦炎时） 肺通气功能检查（>5 岁） 支气管激发或舒张试验（疑支气管哮喘或 CVA 时） 支气管镜检查（疑气道畸形、异物及需要进行防污染的病原微生物检查时用） 诱导痰或支气管肺泡灌洗液细胞学检查及病原学检查（明确或提示呼吸道感染病原，诊断 EB 时用） 24 小时食管 pH 值监测（疑 GERD） 食管腔内阻抗检测（疑 GERD）

【说明】

1. 咳嗽症状持续>4 周称为慢性咳嗽。不同年龄儿童慢

第三章　呼吸系统疾病

性咳嗽的常见病因不同：①婴儿期：呼吸道感染和感染后咳嗽，先天性气管、肺发育异常，胃食管反流，肺结核，其他先天性心胸异常等。②幼儿期：呼吸道感染和感染后咳嗽，上气道咳嗽综合征（UACS），咳嗽变异性哮喘（CVA），气道异物，胃食管反流（GER），肺结核等。③学龄前期：病因同幼儿期，此外尚有支气管扩张等。④学龄期：上气道咳嗽综合征，咳嗽变异性哮喘，感染后咳嗽，肺结核，心因性咳嗽，气道异物，支气管扩张等。

2. 慢性咳嗽只是一个症状，临床上要尽可能明确引起慢性咳嗽的病因。诊断程序应从简单到复杂，从常见病到少见病。诊断性治疗有助于儿童慢性咳嗽诊断，其原则是在无明确病因提示时，按 UACS，CVA，GER 性咳嗽顺序进行诊断性治疗。诊断流程详见下页图。

3. 抗菌药物：在明确为细菌或肺炎支原体、衣原体病原感染的慢性咳嗽者可考虑使用抗菌药物。肺炎支原体或衣原体感染者可选择大环内酯类抗生素，包括红霉素、阿奇霉素、克拉霉素等。其他病原菌感染在初始经验治疗后，如需调整抗生素，应按药敏试验结果选用。

4. 平喘抗炎药物：主要用于 CVA、嗜酸性粒细胞性支气管炎（EB）、过敏性鼻炎等的针对性治疗，包括糖皮质激素、β_2 受体激动剂、M 受体阻断剂、白三烯受体拮抗剂、茶碱等药物。糖皮质激素治疗 2~4 周后要再评估。感染后咳嗽一般可自行缓解，对症状严重者可考虑短期使用吸入或口服糖皮质激素、白三烯受体拮抗剂或 M 受体阻断剂。

5. 镇咳药物：慢性咳嗽尤其在未明确病因前不主张使用镇咳药。可待因禁用于治疗各种类型的咳嗽。异丙嗪禁用于 2 岁以下儿童，禁止作为镇咳药物。而苯海拉明对百日咳的对症治疗亦无效。

6. 消化系统药物：主张使用 H_2 受体拮抗剂如西咪替丁和促胃动力药如多潘立酮等。儿童缺乏质子泵抑制剂的使用经验。

7. 注意去除或避免诱发、加重咳嗽的因素：避免接触过敏原、受凉、烟雾的环境。对鼻窦炎可进行鼻腔灌洗、选用减充血药。而体位变化，改变食物性状，少量多餐等对 GERD

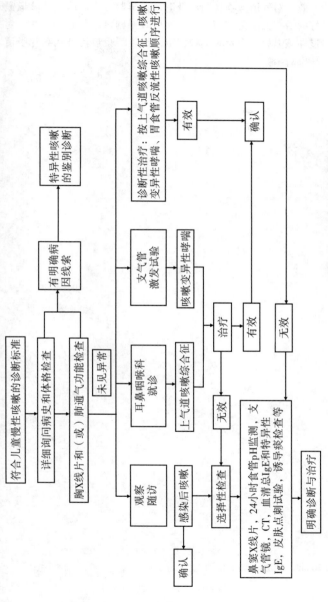

符合儿童慢性咳嗽的诊断标准 → 详细询问病史和体格检查 → 胸X线片和（或）肺通气功能检查

有明确病因线索 → 特异性咳嗽的鉴别诊断

未见异常：
- 观察随访 → 感染后咳嗽 → 确认
- 耳鼻咽喉科就诊 → 上气道咳嗽综合征
- 支气管激发试验 → 咳嗽变异性哮喘

治疗 → 有效 → 确认

无效 → 选择性检查：鼻窦X线片，24小时食管pH监测，CT，支气管镜，血清总IgE和特异性IgE，皮肤点刺试验，诱导痰检查等 → 明确诊断与治疗

诊断性治疗：按上气道咳嗽综合征，咳嗽变异性哮喘，胃食管反流性咳嗽顺序进行 → 有效 → 确认

无效

有效。对气道异物者则应及时取出异物。药物诱发性咳嗽最好的治疗方法是停药。对心因性咳嗽则可给予心理疗法。对慢性咳嗽患儿应及时接种疫苗，预防呼吸道传染病和呼吸道感染。

（岳智慧）

第十一节　急性呼吸衰竭

（以 1 岁，10kg 幼儿为例）

长期医嘱	临时医嘱
按儿科常规一级护理	书面病重通知
留置胃管	血常规+CRP
流质饮食	尿常规
翻身拍背 q2h	便常规
吸痰 prn	PCT
面罩吸氧（6L/min）	动脉血气分析 st
心电、呼吸、血氧饱和度、血压	血肺炎支原体 IgM
监护	下呼吸道分泌物细菌培养+药
NS 50ml ⎫ ivdrip	敏试验
阿莫西林/ ⎬ q8h AST	下呼吸道分泌物病毒抗原抗
克拉维酸 0.35g ⎭	体测定
丙卡特罗 10μg q12h	血生化
氨溴索 10 mg tid	肝功能
氯苯那敏 1.33mg tid	肾功能
	X 线胸部摄片（正侧位）
	胸部 CT（prn）
	对乙酰氨基酚 150mg po prn
	（高热时用）

【说明】

1. 呼吸衰竭（respiratory failure）指由各种原因导致的中枢和（或）外周性的呼吸生理功能障碍，使动脉血氧分压降低和（或）二氧化碳分压增加，患儿有呼吸困难（窘迫）的表现。儿童多为急性呼吸衰竭。

2. 血气分析：在海平面大气压下，静息条件呼吸室内空气，排除心内分流或心排出量降低因素后，$PaO_2 < 7.89kPa$（60mmHg）伴（或不伴）$PaCO_2 > 6.65kPa$（50mmHg）。

3. 临床分型：根据血气改变，将呼吸衰竭分为两型：Ⅰ型呼吸衰竭：又称低氧血症型，$PaO_2 < 7.89kPa$（60mmHg），$PaCO_2$ 正常或轻度下降；Ⅱ型呼吸衰竭：又称高碳酸血症

型，既有缺氧，又有二氧化碳潴留，$PaO_2 < 7.89kPa$（60mmHg），伴 $PaCO_2 > 6.65kPa$（50mmHg）。

4. 病因：根据年龄，常见的引起呼吸障碍的原发疾病有：①新生儿：新生儿呼吸窘迫综合征，吸入综合征如胎粪吸入综合征，湿肺，肺部感染，膈疝等。②2岁以下儿童：支气管肺炎，哮喘持续状态，喉炎，先天性心脏病，气道异物吸入，先天性气道畸形，较大腺样体或扁桃体所致的鼻咽梗阻。③2岁以上儿童：哮喘持续状态，多发性神经根炎，中毒，溺水，脑炎，损伤等。

5. 治疗：①一般治疗：舒适体位，翻身、拍背、吸痰等使气道保持通畅，营养支持、合理液体平衡。②原发疾病的治疗：针对原发疾病的治疗，如先天性心脏病心力衰竭肺水肿所致呼吸功能不全应采用强心药和利尿剂；对于哮喘持续状态，应用抗炎、解除气道痉挛等措施；对肺部感染选用合理的抗感染治疗等。③氧疗与呼吸支持：早期应鼻导管或面罩给氧。当出现以下机械通气指征之一时转 PICU 行辅助机械通气：当 $FiO_2 = 0.6$，$PaO_2 < 50mmHg$ 或 $TcSO_2 < 85\%$（发绀型先心病除外）；$PaCO_2 > 60mmHg$ 伴 $pH < 7.25$；严重或药物治疗无效的呼吸暂停。

（岳智慧）

第四章　消化系统疾病

第一节　胃炎和消化性溃疡

（以 6 岁，体重 20kg 儿童为例）

长期医嘱	临时医嘱
儿科常规二级护理	血常规
软食	尿常规
复合维生素 B　1 粒　tid	便常规
奥美拉唑 15mg　qd（作呼气试验后）	电子胃镜检查+尿素酶试验
	碳 13-尿素呼气试验
铝碳酸镁　0.167g　tid	上消化道钡餐造影（选用）
	胃电图（选用）

【说明】

1. 胃炎是由各种有害因子（物理性、化学性和生物性）所致的胃黏膜或胃壁炎性病变，症状多样，以不同特点的腹痛为核心症状。急慢性胃炎的原因众多，以幽门螺杆菌（Hp）的胃内感染为主要原因和复发相关因素，近年亦较关注 NSAID 类药物性、食物过敏、神经精神因素等所致胃炎。消化性溃疡的病因类似，尤应注意应激反应所致的急性胃黏膜损伤和溃疡。

2. 胃炎和消化性溃疡的检查手段首选胃镜检查。新生儿及较大儿童可不需麻醉下检查。无痛胃镜的开展有助于消除患儿的恐惧感，尤其对于可能需要复查胃镜者。上消化道钡餐造影存在漏诊可能，在临床评价时应予注意。幽门螺杆菌的检测手段较多，以碳 13-尿素呼气试验为金标准，但仅限于合作儿童的检查。幽门螺杆菌具有家庭聚集性的特点，故家庭共同生活者（包括儿童的非亲属看护者）有胃炎和消化性溃疡或幽门螺杆菌感染的病史有助于诊断。

3. 治疗主要措施为制酸、护胃和必要时的抗幽门螺杆菌治疗。制酸治疗常用：①H_2 受体拮抗剂：西咪替丁，10～15mg/(k·d)，分 4 次餐前口服。雷尼替丁，每次 3～5mg/kg，每日 1～2 次，最大量可每日 4 次。法莫替丁，每次 0.4mg/kg，每日 1～2 次。尼扎替丁，较大儿童及成人每次

300mg，每日 1~2 次。H$_2$ 受体拮抗剂疗程为 4~8 周，症状缓解不理想者可全剂量延长持续治疗。②质子泵抑制剂：奥美拉唑，每次 0.7mg/kg，成人 20mg，每日 1~2 次。兰索拉唑，每次 0.6mg/kg，成人 30mg，每日 1~2 次，疗程均为 2~4 周。此外，泮托拉唑，成人 40mg/d，每日 1 次；雷贝拉唑，成人 20mg/d，每日 1 次；依索拉唑，成人 40mg/d，每日 1 次，儿童尚无参考剂量。

4. 胃黏膜保护剂常用者有：硫糖铝 10~25mg/(kg·d)，分 4 次，枸橼酸铋钾（德诺、丽珠得乐）仅用于 8 岁以上者，剂量 6~8mg/(kg·d)，分 3 次，铝碳酸镁（达喜、安达）20~30mg/(kg·d)，分 3~4 次。蒙脱石粉剂，剂量参考腹泻治疗量或酌减。

5. 抗幽门螺杆菌治疗首选经典三联治疗（质子泵抑制剂+2 种敏感抗生素），治疗失败者可用序贯疗法（质子泵抑制剂+3 种抗生素依次使用）或四联疗法（质子泵抑制剂+铋剂+2 种敏感抗生素）。一旦有抗幽门螺杆菌治疗指征，建议家庭共同生活者检测幽门螺杆菌，阳性者可同步治疗，并注意家庭分餐制以防交叉再感染。幽门螺杆菌感染者拟长期使用 NSAID 类药物者可以预防性根除幽门螺杆菌。值得注意的是，抗幽门螺杆菌治疗有明确的用药指征，体检发现的幽门螺杆菌携带者而无相应损害的临床依据并非抗幽门螺杆菌治疗的指征，不可过度治疗。近年来由于内科治疗的进步，需要手术治疗的病例已大幅度减少。

（沈振宇）

第二节　消化道出血

（以 6 岁，体重 20kg 儿童为例）

长期医嘱	临时医嘱
按儿科常规一级护理	血常规
禁食	尿常规
记 24 小时出入量	便常规
心电血氧监测+测 BP q6h	肾功能
留置胃管	肝功能
周一、周四血常规	血生化
卧床休息	出凝血功能+D-二聚体
奥美拉唑 15mg　iv　q12h	电子胃镜检查
生长抑肽 20 μg　ivdrip　（PI=1h）	结肠镜或小肠镜检查（选用）
止血敏 0.25g　ivdrip qd	核素扫描（选用）
维生素 K_1　10 mg ivdrip	腹部 B 超（选用）
	静脉营养配置

【说明】

1. 留置胃管可随时观察上消化道出血情况、胃肠减压、抽出胃酸和胃内容物、胃灌洗和给药，是治疗上消化道出血的重要手段。可经胃管注入冰生理盐水 50~100 ml+去甲肾上腺素 4~8mg，保留半小时后抽出，视情况可多次使用。也可经胃管注入凝血酶 200U+生理盐水 10~20 ml。或注入云南白药适量。

2. 制酸：首选 PPI 类（质子泵抑制剂）：奥美拉唑每次 0.6~0.8mg/kg，每日 1~3 次。胃黏膜保护剂常用硫糖铝 10~25mg/（kg·d），分 4 次。病情稳定后视情况是否抗幽门螺杆菌治疗。

3. 减少内脏血流：垂体后叶素 0.002~0.01μg/（kg·min）ivdrip 维持 12~24 小时。生长抑素及其衍生物奥曲肽 1μg/kg 静脉推注后以 1μg/（kg·h）ivdrip 持续滴注。施他宁 5μg/kg 静脉推注后以 5μg/（kg·h）ivdrip 持续滴注直至出血停止。

4. 紧急内镜检查兼有明确出血部位、病因诊断和局部治疗的作用。内镜下可喷洒药物、注射、电灼等治疗。若有食管静脉曲张则可注射硬化剂或结扎。

5. 出血量较大时注意补充血容量、输血和纠正酸碱平衡失调。注意防治 DIC。若为全身性疾病或应激导致的消化道出血，应加强病因治疗。内科治疗无效时考虑介入治疗或外科手术治疗。

（沈振宇）

第三节　小儿腹泻病及液体疗法

（以 1 岁 3 个月，体重 10kg 儿童为例）

长期医嘱	临时医嘱
按儿科常规二级护理	血常规
软食和去乳糖或低乳糖配方奶	尿常规
记 24 小时出入量	便常规+轮状病毒抗原
心电血氧监测+测 BP q6h	便培养（选用）
蒙脱石散 1.0g（加水 17ml）tid	肝功能
葡萄糖酸锌 70mg bid	血生化
布拉氏酵母菌 1 包 bid	2∶1 等张含钠液 200ml ivdrip
低渗口服补液盐 2 包冲水 500ml 分	（PI＝30 分钟）
次饮用	2∶3∶1 液 750ml ivdrip
	（PI＝8 小时）

【说明】

1. 小儿腹泻病分为感染性和非感染性，前者以急性病毒性胃肠炎多见，尤以轮状病毒为首位病因。故小儿腹泻病除非有明确指征，否则无需使用抗生素。小儿腹泻病又可分为急性和迁延性及慢性，治疗上前者以对症和防治脱水为主，后两者以病因治疗和营养干预为主。

2. 小儿腹泻病不主张禁食，国内外指南均建议继续饮食。可给予易消化、少纤维食物。母乳喂养的婴儿提倡继续母乳喂养。配方奶喂养者改为去乳糖或低乳糖配方奶喂养。

3. 黏膜保护剂常用蒙脱石散（思密达），按每袋 3.0g 冲水 50ml 混匀后饮用。剂量：1 岁内 1.0g tid，1~2 岁 1.5~2.0g tid，2~3 岁 2.0~3.0g tid，3 岁以上 3.0g tid。小儿腹泻病不主张用强止泻剂如洛哌丁胺（易蒙停）、地芬诺酯（苯乙哌啶）等。

4. 急慢性腹泻均主张补锌剂。6 月以下婴儿每天补充元素锌 10mg，大于 6 月者每天补充元素锌 20mg。元素锌 20mg 相当于葡萄糖酸锌 140mg，硫酸锌 100mg。

5. 益生菌已被证实对治疗小儿急性腹泻有效，有多种国内外产品可供选择，其中循证医学证据较多者有鼠李糖乳杆菌、布拉氏酵母菌、罗伊乳杆菌、嗜热乳杆菌等。

6. 防治脱水是治疗小儿腹泻病的关键。预防脱水和纠正轻、中度脱水可用口服补液，包括鼻胃管补液。所用液体首选 WHO 所推荐的低渗口服补液盐，其配比适于小儿急性腹泻病所需。纠正轻、中度脱水用量为（50～75ml）×体重（kg），4 小时内服完。中、重度脱水可用静脉补液，补液原则：先浓后淡，先盐后糖，先快后慢，见尿补钾，见抽补钙。循环衰竭的重度脱水患者宜先用 2：1 等张含钠液或生理盐水 20m/kg ivdrip（快速，PI = 30～60 分钟）进行扩容。2 岁以下小儿若 3 次尝试外周静脉穿刺失败可应用胫骨骨穿输液。视病情需要扩容可不限于 1 次。此后按补液张力和总量依次补充累计损失量、继续丢失量、生理需要量，注意逐步评估，并根据病情和生化结果随时调整补液的量和性质。

（沈振宇）

第四节　婴儿肝炎综合征

（以 2 月，6kg 的婴儿为例）

长期医嘱	临时医嘱
儿科常规二级护理	血常规
母乳喂养（或配方奶喂养）	尿常规
5%GS　　50ml	便常规
肝泰乐　　0.1g	血 TORCH 抗体五项
肌苷　　0.2g ⎤ ivdrip qd	血 CMV-PP65
菌栀黄　1/2 包　bid	血乙肝两对半
消炎利胆片 1/2 片　bid	血 EBV 抗体二项
Vit E　50mg　qod	血肝炎病毒五项抗体
Vit AD　　1 片　qd	血肝功能（多次）
5%GS　5ml ⎤ iv qw	凝血功能
Vit K₁　5mg ⎦	血蛋白电泳
	血氨
	血乳酸
	肝胆核素扫描
	肝胆 B 超
	上腹部 CT（必要时）
	肝穿刺活检（必要时）

【说明】

1. 婴儿肝炎综合征（infantile hepatitis syndrome）又称婴儿肝病综合征，是婴儿期（包括新生儿期）起病的以黄疸、肝肿大、肝功能损伤为主要表现的一组病因尚未明确的临床综合征。本病的治疗在于明确病因给予针对性治疗，同时采用保肝、利胆和退黄措施。婴儿肝炎综合征的病因众多，可分为：①感染性肝炎：以巨细胞病毒（CMV）感染最常见，其次有肝炎病毒、单纯疱疹病毒、风疹病毒、弓形虫等，故应进行相关病原体的抗体或抗原检测以利进行针对性治疗。尤其是 CMV 感染者，应同时注意有无其他器官（眼、耳、脑等）的损害，并予更昔洛韦（每次 5mg/kg，每日 1～3 次，静脉滴注）治疗。②先天性代谢病：如氨基酸、脂类、碳水化合物、胆汁酸代谢异常等，包括家族性良性复发性胆汁淤积、Gilbert 综合征、Dubin-Johnson 综合征等。α_1-抗胰蛋白酶（α_1-AT）缺乏症较少见。可作血氨、血乳酸、蛋白电泳检查以作为筛查检查。若为顽固性（难治性）或进展迅猛的婴儿肝炎综合征，更应考虑本类病，可作血、尿氨基酸、有机酸分析等检查以求明确病因。③胆道梗阻性疾病：以先天性胆道闭锁、Caroli 病等为常见。可依据大便颜色（白陶土样）、阻塞性黄疸表现（直接胆红素升高）、肝胆 B 超、肝胆核素扫描或肝胆 CT 等明确诊断。上述检查应尽快进行以求早期诊断。因围生期病毒感染所致的炎症病变是导致胆道闭锁的重要因素，病变可具有进行性发展的特点，故临床上高度怀疑该类疾病而单次影像学检查不支持者应重复检查以防漏诊。若为该类疾病应力争在生后 60～80 天以前进行手术治疗，否则发生胆汁性肝硬化的机会增加，将丧失手术意义。④其他病因：如中毒性肝炎、肠外营养相关性胆汁淤积、原因不明肝病等。

2. 治疗上以护肝、退黄为主。常用的护肝药有：肝泰乐（葡醛内酯）每次 50～100mg tid 口服，或 100～200mg 静脉滴注，每日 1 次；肌苷 50～100mg tid；泰特（还原型谷胱甘肽）每日 300～600mg，静脉滴注。甘利欣（甘草酸二铵）每次 3mg/kg，tid，或每次 3mg/kg，静脉滴注，每日 1 次；甘草甜素每次 3mg/kg，bid。联苯双酯 1.5mg/(kg·d) 分 3 次口服，该药具有近期明显降肝酶作用，停药易反跳，同时具有防止肝门纤维块形成作用。退黄药常用茵栀黄（茵陈、栀子、黄芩苷等提取物），每日 2～10ml 口服。同时可用消炎利胆片。

3. 若考虑胆汁黏稠综合征，可用熊去氧胆酸（优思弗）每日 10～20mg/kg。也可试用泼尼松每日 2.5mg/kg，连用 3 周，每周减 1/3 量；苯巴比妥，5mg/(kg·d)，分 3 次口服，连用 2～3 周。考来烯胺（消胆胺）每日 2～3g，服 1 个月。

4. 应注意补充脂溶性维生素的供给，如 VitA、VitD、VitE、VitK，并定期监测凝血功能及肝功能。

5. 肝外胆道闭锁、先天性胆总管囊肿等应尽快诊断、及早作手术，生后 8 周前手术，成功率可达 90%。胆汁黏稠者可经手术行胆道冲洗治疗。

6. 各种遗传代谢病应即行针对性治疗。如半乳糖血症应使用去乳糖配方奶，α_1-AT 缺乏症应口服苯巴比妥、考来烯胺（消胆胺）等。

7. 急性肝炎可予门冬氨酸钾镁 0.2~0.4 ml/(kg·d)，加入 10% 葡萄糖中 ivdrip qd；并予能量合剂（ATP 20mg、辅酶 A 100U、肝泰乐 0.1g）、VitC、VitB 等。慢性 HBV 或 HCV 肝炎可用 α-干扰素（IFN-α）300 万~600 万 U/m^2 体表面积，皮下注射或静脉滴注，每周 3 次，连用 3~6 个月。

8. 已发生肝硬化患者应按肝硬化治疗，并注意防治各种并发症。具有肝移植指征时应由专科医生会诊，权衡利弊，慎重考虑。

9. 有以下情况时考虑行 B 超引导下肝穿刺活检：①梗阻性黄疸经 B 超及 CT 等检查鉴别仍有困难者；②婴儿肝炎综合征病因未明，且经上述内科治疗效果欠佳者。

下述情况应暂缓肝穿刺：①出、凝血时间和凝血酶原时间延长；②血小板 $<80\times10^9/L$ 未输注血小板，或血友病未输注相应凝血因子；③肝脏周围有明显化脓性感染；④右侧胸腔积液、肺气肿或右下肺炎症；⑤肝海绵状血管瘤；⑥贫血，血红蛋白 $<70g/L$，尚未纠正者。

（沈振宇）

第五节　胃食管反流

(以 6 岁，体重 20kg 为例)

长期医嘱	临时医嘱
儿科常规二级护理	血常规
普食	尿常规
伊托必利　25mg　tid	便常规
奥美拉唑　15mg　qd	电子胃镜检查
硫糖铝　0.1g　qid	食管测压
	食管 24 小时 pH 监测
	食管胆汁动态监测（必要时）

【说明】

1. 胃食管反流（gastroesophageal reflux，GER）是由于胃、十二指肠内容物反流至食管引起的胃灼热等反流症状及（或）造成食管黏膜组织损害。胃食管反流分生理性和病理性两种。生理性 GER 随着年龄增加多在生后 18 个月内逐渐好转。病理性反流是食管下端括约肌（lower esophageal sphincter，LES）的功能障碍和（或）与其功能有关的组织结构异常，从而出现 LES 压力低下所致，称为胃食管反流病（gastroesophageal reflux disease，GERD）。GERD 常发生于睡眠、仰卧位及空腹时。

2. 胃食管反流病的消化道外症状是近年的临床研究热点。GERD 与部分反复发作的哮喘、咳嗽、夜间睡眠呼吸暂停、非心源性胸痛及咽喉炎、鼻窦炎、中耳炎等疾病有关。60% GERD 患儿随着直立体位时间和固体饮食的增多，到 2 岁时不经治疗亦可症状缓解，而其他患儿症状可持续到 4 岁以后。但未经治疗的患儿在其 4 岁时有 10%会出现并发症如反复呼吸道感染、难治性哮喘、食管损伤（溃疡、狭窄、食管气管瘘）、营养不良等，远期更有可能出现 Barrett 食管（指在胃食管交界处 3cm 以上出现增生的柱状上皮取代鳞状上皮），是公认的食管癌的癌前病变。新生儿期（尤其是早产儿）GER 易致窒息或呼吸暂停、反复吸入性肺炎、肺不张、肺脓肿、肺间质纤维化、慢性咳嗽、支气管扩张、咯血甚至猝死，故应积极治疗，严密监测病情。

3. 内镜检查是判断食管黏膜损伤及并发症最有价值的方法，内镜下取活检能评判黏膜损伤程度，目前确诊 Barrett 食管唯一可靠的方法是内镜检查，必要时加上活检病理学检查。食管测压及食管 24 小时 pH 监测是临床上诊断 GERD 的"金标准"。钡餐检查能发现食管溃疡或狭窄等病变，但可能会漏诊一些浅表溃疡或糜烂；气钡双重造影的诊断特异性高，但敏感性较差，优点是方法简易，技术要求不高。食管胆汁动态监测可评价十二指肠胃食管反流（duodenogastroe-sophageal reflux，DGER）的频率和量，对判断胆汁反流（碱反流）及混合反流（酸+碱反流）有价值。其他检查如核素胃食管反流测定、奥美拉唑试验（Losec 试验）等可依据病情酌情选用。

4. 本病的治疗原则为：①减少胃食管反流；②降低反流液的酸度；③增强食管清除力；④保护食管黏膜。治疗目的是减轻或消除反流症状，预防和治疗并发症，防止复发。小婴儿及儿童的 GERD 治疗可按五期程序进行，高一期的治疗包括低一期的治疗方法：Ⅰ期：非药物治疗包括：ⅠA 安抚父母，ⅠB 饮食疗法。Ⅱ期：促胃肠动力药。Ⅲ期：体位疗法。Ⅳ期：抗酸剂和黏膜保护剂。Ⅴ期：外科手术。

5. 改变生活方式及饮食习惯是有效的基本治疗。包括下列措施：①安抚父母以缓解家长与孩子间的紧张情绪，可使反流的发生率降低。②饮食疗法：婴儿给予较稠厚的食物，如配方奶加米糊；年长儿予常规饮食，少量多餐，不宜过饱。避免餐后平卧，睡前勿进食。脂肪、巧克力、茶、咖啡等食物会刺激胃酸分泌，并降低 LES 压力，宜适当控制。③避免促反流药物，如抗胆碱能药物、钙离子通道阻滞剂、肌肉松弛剂（包括地西泮）、硝酸盐类药物、茶碱等。④青春期患者应注意戒烟及停止过量饮酒。因为烟草、乙醇可削弱食管酸廓清能力，降低 LES 压力，削弱食管上皮的保护功能。⑤超重者在控制体重后症状会有所缓解。

6. 促胃肠动力药：GERD 是消化道动力异常性疾病，故促胃肠动力药物为首先应用的药物。其可以改善动力，增加

LES压力，改善食管清除动能，增加胃排空。可选用：①伊托必利（商品名为力苏），疗效及安全性优于同类其他药物。婴儿和儿童每次1~2mg/kg，每日3次，餐前15~30分钟口服，疗程4~8周，症状顽固者可延长至6~12周。如加上H_2受体拮抗剂合用，效果优于两者单独应用。或用莫沙必利（mosapride），但应注意可能的心脏副作用。②多潘立酮（商品名吗丁啉），每次0.3~0.5mg/kg，每日3次，1岁内慎用。③甲氧氯普胺（商品名胃复安或灭吐灵）。剂量：每次0.2~0.3mg/kg，每日3次，饭前服；或0.2~0.3mg/kg肌注，每日1~3次。④红霉素：每次5~10mg/kg，每日1~3次静脉滴注。⑤卡巴胆碱（又称乌拉胆碱）剂量：每日8.7mg/m^{2}体表面积，分3次于餐前20分钟服下。新型的衍生物扎考必利（zacopride）、仑扎必利（renzapride），苯丙咪唑衍生生物BIMU1、BIMU2、LY353433、RS23597等，均尚无临床应用资料。⑥其他药物：阿托品、吗啡、氯谷胺、NO合成酶抑制剂，如NG-单甲基-L-精氨酸、GABAB受体激动剂如巴氯芬等均有降低短暂LES松弛（TLESR）的作用，已在临床上试用。

6. 体位疗法：抬高床头10~30cm，或睡眠时垫高上身，可缓解卧位反流。对年长儿立位反流者，应在餐后保持直立，避免用力提物、牵拉、上举或弯腰，勿穿紧身衣。

7. 抗酸治疗常用：①H_2受体拮抗剂如西咪替丁：10~15mg/(kg·d)，分4次口服。雷尼替丁：每次3~5mg/kg，每日1~2次，最大量可每日4次。法莫替丁：每次0.4mg/kg，每日1~2次。H_2受体拮抗剂疗程均为6~8周，症状缓解不理想者应全剂量持续12周。②质子泵抑制剂：奥美拉唑每次0.7mg/kg，每日1~2次。兰索拉唑每次0.6mg/kg，疗程均为6~8周。黏膜保护剂：硫糖铝10~25mg/(kg·d)，分4次，枸橼酸铋钾（德诺、丽珠得乐）6~8mg/(kg·d)，分3次，铝碳酸镁（达喜、安达）20~30mg/(kg·d)，分3~4次。

8. 维持治疗：奥美拉唑0.7mg/kg每日1次；伊托必利1~2mg/kg，每日1次，或二者合用，疗程6~12个月，能有效减少GERD复发率。

9. 外科治疗：长期内科治疗无效、顽固性碱性反流性食管炎、有严重呼吸道并发症或小婴儿有生命危险的 GERD、严重的食管狭窄或出血或 Barrett 食管、发现有食管裂孔疝者，应用外科抗反流手术。临床上常用术式为 Belsey、Nissen 及 Hill 胃底折叠术（以 Nissen 术式为最常用），腹腔镜下抗反流手术是简便有效的方法。

10. 并发症的治疗：①Barrett 食管：予大剂量的 PPI 和黏膜保护剂的治疗，3~6 个月后内镜随诊并活检。当发现中度以上异型增生时应行内镜下电凝、激光或局部食管切除术，以防癌变。②食管狭窄：a. 轻微狭窄：饮食限制及 PPI 等药物治疗。b. 短期单纯性狭窄：特氟隆（teflon）扩张器如 Hurst-Maloney 治疗。c. 成角狭窄或狭窄伴食管弯曲：预置引导钢丝（内镜下）后用 Savary 扩张器扩张。d. 狭窄进行性加重：每 4~6 个月扩张 1 次，或经口内镜下食管括约肌切开术（POEM），或置入支架，或外科手术。

11. 幽门螺杆菌感染与 GERD 的关系尚未定论，某些研究发现根除 Hp 后 GERD 的发生率增加，但也有相反的研究报道。GERD 并存 Hp 并非 Hp 根除治疗的指征。

（沈振宇）

第六节 克罗恩病

（以 6 岁，体重 20kg 儿童为例）

长期医嘱	临时医嘱
按儿科常规二级护理	血常规
要素饮食	尿常规
泼尼松 20mg bid	便常规
6-巯嘌呤 25mg qn	肾功能
血常规 qw	肝功能
CRP qw	血生化
英夫利西单抗（类克）100mg	免疫球蛋白+IgG 亚群
ivdrip（首剂）	ANCA 组合
	CRP
	ESR
	CMV-DNA
	T-SPOT
	PPD 5U 皮试
	胸片
	电子胃镜检查+胶囊内镜或
	结肠镜或小肠镜检查（选用）+
	病理活检
	小肠 CT 或 MRI

【说明】

1. 克罗恩病（crohn disease，CD）是一种原因不明的肠道炎症性疾病。本病和慢性非特异性溃疡性结肠炎统称为炎症性肠病（IBD）。本病从口至肛门的全胃肠道的任何部位均可受累，病变呈跳跃式或节段性分布。小肠和结肠同时受累最为常见，其次为限于小肠、主要是末端回肠病变。以腹痛、腹泻、肠梗阻为主要症状，且有发热、营养障碍等肠外表现。病程多迁延，常有反复，本病的复发率与病变范围、病症强弱、病程、年龄等因素有关，尚无根本的治愈方法，部分患者需手术治疗，术后仍可能复发。

2. 本病易导致营养缺乏。肠道的广泛病变可引起吸收面积减少，菌群失调，以致发生慢性腹泻，加以厌食、食物摄入量减少，出现不同程度的营养不良。营养不良的程度与病变的范围和部位有密切关系。表现为：贫血、低蛋白血症、维生素缺乏、电解质紊乱等。幼年及青春期前的患者可因营养不良而出现生长迟缓、成熟期延迟。积极的营养支持治疗有助于该病的控制和改善，尤其是肠内要素饮食可起到与激素类似的诱导缓解的疗效。

3. 肾上腺皮质激素为中、重度患者活动期首选药。可口服泼尼松，每天 1~2mg/kg，分 2~3 次服，症状好转即改为晨起顿服或隔天 1 次，共 6~8 周，并逐渐减量，维持 1~3 个月后，酌情停药，以利于病儿生长发育，也可改变病程。病变限于直、乙状结肠者，也可用琥珀酸氢化可的松 50~100mg 或泼尼松龙 5~10mg，溶于 50~100ml 生理盐水中保留灌肠或经肛门滴入，每天 1~2 次。布地奈德是新型皮质类固醇制剂，抗炎作用强而不良反应发生率低，成人用量为 6~9mg/d，但尚无小儿推荐剂量。

4. 氨基水杨酸类制剂：包括柳氮磺磺吡啶（sulfasalazine）、美沙拉秦（5-氨基水杨酸）等。水杨酸偶氮磺胺吡啶可用以治疗较轻的克罗恩病，分 2 次口服，开始为避免过敏反应，宜从 10mg/（kd·d）起始，在 1~2 周内渐加至足量。副作用包括头痛、皮疹、恶心、呕吐、溶血以及抑制骨髓，应慎用，尤以 2 岁以下忌用。由于本药妨碍叶酸的吸收和利用，应每日补给叶酸。

5. 免疫抑制剂常用的有硫唑嘌呤（azathioprine），剂量为每天 2mg/kg，及巯嘌呤（6-MP），开始每天用量 0.5mg/kg，必要时可增加剂量，最大不超过每天 2mg/kg。疗效常在用药后 2~3 个月才显示，用药后几乎均会抑制骨髓，需定期监测血象。

6. 类克（注射用英夫利西单抗）可用于瘘管性克罗恩病及接受传统治疗效果不佳的中重度活动性克罗恩病患者，能减轻症状和体征、达到并维持临床疗效、促进黏膜愈合、改善生活质量、使患者减少皮质激素用量或停止使用皮质激素。首次剂量 5mg/kg，然后在首次给药后的第 2 周和第 6 周及以后每隔 8 周各给予一次相同剂量。对于疗效不佳的患者，可考虑将剂量调整至 10mg/kg。6 岁以下儿童尚无统一推荐剂量。在使用前，应评估患者是否有感染结核病的危险因素（包括与活动性结核病患者密切接触），并应检查患者是否有潜伏性结核感染。应对有潜伏性结核病菌感染的患者进行治疗。对有潜伏性或活动性结核病既往病史且不能确定已接受足够治疗疗程的患者进行抗结核病治疗。其他二线用药包括沙利度胺，在成人疗效较好，但尚无儿童推荐剂量。

（沈振宇）

第七节 功能性胃肠病

（以 12 岁，体重 33kg 儿童为例）

长期医嘱	临时医嘱
按儿科常规二级护理	血常规
易消化高纤维餐	尿常规
奥美拉唑 20mg qd	便常规
维生素 Bco 1 粒 tid	肾功能
伊托必利 50mg tid	肝功能
米曲菌胰酶片 1 粒 tid	血生化
	甲状腺功能
	红细胞沉降率+CRP
	总 IgE
	血、便寄生虫全套
	PPD 5U 皮试
	碳 13 呼气试验
	24 小时食管 pH、压力监测
	胶囊内镜
	电子胃镜检查
	结肠镜或小肠镜检查（选用）
	腹部 B 超（选用）
	胃排空试验
	肛门括约肌压力测定

【说明】

1. 功能性胃肠病是消化系统最常见的疾病，又称胃肠道功能紊乱，是一组胃肠综合征的总称，多伴有精神因素的背景，以胃肠道运动功能紊乱为主，而经检查排除器质性病因。临床表现主要是胃肠道（包括咽、食管、胃、胆道、小肠、大肠、肛门）的有关症状，因症状特征而有不同命名。常具有胃肠道外症状如焦虑、抑郁、头昏、头痛等。功能性胃肠病的诊断原则是排除性诊断。根据临床表现，结合上述相关胃肠道部位的检查，在排除相关器质性疾病的前提下，依据罗马Ⅳ标准进行诊断。功能性胃肠病的临床表现应注意所谓的报警症状，如夜间痛醒、血便、生长发育受限、固定压痛点等。功能性胃肠病的检查目的是排除器质性疾病，患者往往需要做多项检查而常呈阴性结果，故该类患者应注意加强良性医患沟通，取得患者和家属的理解。随着儿科内镜技术的推广，胃肠镜逐渐成为主要的检查项目，有利于早期发现黏膜病变。

2. 功能性胃肠病的治疗关键是饮食调整、生活习惯改变、病因治疗、适当药物和心理调适。如便秘型的患者要改变不良生活习惯，多吃蔬菜、水果、粗粮等高纤维食物，适量多喝水，养成按时排便、定时蹲便的习惯，做腹部按摩、多运动、保持乐观情绪等均可改善病情。心因性者可适当予以心理辅导治疗。

3. 药物可选用：①制酸药如 PPI 类（质子泵抑制剂）：奥美拉唑每次 $0.6 \sim 0.8mg/kg$，每日 1 次。病情稳定后按随症用药的原则加减。②促胃肠动力药可选用：伊托必利（商品名为力苏），婴儿和儿童每次 $1 \sim 2mg/kg$，每日 3 次，餐前 $15 \sim 30$ 分钟口服。莫沙必利（商品名加斯清、新络纳），每次 $0.1 \sim 0.2mg/kg$，每日 3 次，餐前 $15 \sim 30$ 分钟口服。多潘立酮（商品名吗丁啉），每次 $0.3 \sim 0.5mg/kg$，每日 3 次。③消化酶类如米曲菌胰酶片（慷彼申）、复方胰酶（得每通、达吉、泌特）等。该类药物多用于成人，小儿用药剂量尚未确定，但较安全。④对于以便秘或腹泻为主要症状者，可加用益生菌。⑤适当的抗焦虑抑郁治疗。但相关药物如黛力新、阿普唑仑等常因安全性和剂量不明确而在儿科使用受到限制。⑥健脾消食类中药或中成药。

4. 幽门螺杆菌感染与功能性胃肠病的关系尚未定论。若以功能性消化不良为表现（腹胀、腹痛、易饱、食欲缺乏等）的幽门螺杆菌携带儿童，有进行 Hp 根除治疗的指征。

（沈振宇）

第五章　泌尿系统疾病

第一节 急性肾小球肾炎

长期医嘱	临时医嘱
按儿科常规二级护理	血常规
低盐饮食或低盐优质低蛋白饮食（伴氮质血症时）	尿常规
	便常规
记 24 小时尿量	肾功能
测 BP qd 或 bid	肝功能
周一、周四尿常规	血生化
卧床休息（急性期）	血补体（C3、C4、CH50）
青霉素（PG）5 万 U/(kg·d) 分 2 次肌注，AST	红细胞沉降率（ESR）
	抗链球菌溶血素 O 抗体（ASO）
双嘧达莫 3~5mg/(kg·d)，分 3 次口服	抗链球菌 DNA 酶 B 抗体（抗 DNAseB）
氢氯噻嗪 1~2mg/(kg·d)，分 2 次口服（水肿、尿少时）	血免疫球蛋白（IgG、IgM、IgA）
呋塞米（速尿）每次 1~2mg/kg，加入 50ml 生理盐水中静脉滴注 4~6 小时，每天 1~2 次（水肿明显或水肿且 GFR<30%时）	风湿系列（ANA、抗 dsDNA、抗 Sm 抗体等）（prn）
	抗中性粒细胞胞质抗体（ANCA）（prn）
	乙肝两对半+肝炎系列（prn）
	HIV+梅毒组合（prn）
	24 小时尿蛋白定量（prn）
	24 小时尿肌酐
	双肾、膀胱、输尿管 B 超
	咽拭子细菌培养+药敏（prn）
	皮肤脓性渗出物细菌培养+药敏（prn）
	肾小管功能（prn）
	肾活检病理检查（prn）

【说明】

1. 休息：急性期应卧床休息 1~2 周，待水肿消退、肉眼血尿消失、血压正常即可下床活动。ESR 正常、尿改变轻微时可上学。尿常规正常 3 个月后可恢复体力活动。

2. 饮食：尿少、水肿期应限制钠盐摄入，予低盐饮食，钠盐控制于 60mg/（kg·d）。氮质血症期应限制蛋白质于 0.5g/（kg·d）。水肿重且尿少者，应适当控制入液量。液体量以不显性失水加尿量计算。

3. 利尿：经控制水、钠摄入量仍水肿、少尿者可予氢氯噻嗪（HCT）1~2mg/（kg·d），分 2~3 次口服，或用呋塞米（速尿），每次 1~2mg/kg 口服，qd~bid；尿量显著减少伴氮质血症时可予肌注或静脉注射，每次 1~2mg/kg，q6~8h。注意避免应用渗透性利尿剂（如低分子右旋糖酐）和保钾利尿剂（如螺内酯、氨苯蝶啶）。

4. 降压：凡经休息、控制水盐、利尿而血压持续升高、舒张压>90mmHg 时均应予降压药。首选硝苯地平（心痛定），开始剂量为 0.25mg/（kg·d），最大剂量 1mg/（kg·d），分 3~4 次口服或舌下含服。

5. 高血压脑病的处理：若患儿血压急骤升高（常达 150~160mmHg/100~110mmHg），烦躁、头痛、呕吐，同时出现一过性失明、惊厥或昏迷三症状之一，即可诊断。处理包括：①迅速降压：首选硝普钠静滴。硝普钠（sodium nitroprusside）25mg 加入 5% 葡萄糖液 500ml 中，以每分钟 0.02ml/kg（每分钟 1μg/kg）速度静脉滴注，无效时可逐渐加大剂量，但最大不超过每分钟 0.16ml/kg（每分钟 8μg/kg）。此药应新鲜配制，放置 4 小时以上的药液应弃去。整个输液系统需用黑纸或铝箔包裹避光。也可选用二氮嗪（diazoxide），每次 3~5mg/kg，于 0.5~1 分钟内快速静脉推注，必要时 30 分钟后同量重复一次。②止惊：可用 10% 水合氯醛每次 0.4~0.5ml/kg 保留灌肠；地西泮（安定）每次 0.1~0.2mg/kg 缓慢静注。③脱水：呋塞米 2mg/kg 静脉推注。④吸氧：予鼻导管或面罩低流量吸氧。

6. 严重循环充血的处理：急性肾炎患儿出现呼吸急促、肺部湿性啰音时，应警惕出现循环充血，严重时可表现为烦躁、胸闷、腹痛、端坐呼吸、心率增快、奔马律、心脏扩大、肺底闻湿性啰音、肝大等。处理包括：①严格控制水、钠摄入量，呋塞米静注；伴有高血压时，静脉用硝普钠（用法、用量同前）。②当考虑有心力衰竭时，可选用毒毛花苷

K 或毛花苷丙，但剂量宜偏小，症状好转即停药，不予维持用药。③经上述保守治疗仍难控制症状时，须采用腹膜透析、血液滤过或血液透析治疗。

7. 急性肾衰竭：AGN 患儿在尿量减少的同时可出现短暂的氮质血症。严重病例可发生急性肾衰竭，表现为持续少尿（24 小时尿量<250ml/m^2）或无尿（24 小时尿量<30~50ml），血尿素氮（BUN）>21.4mmol/L，Ccr<30ml/（1.73m^2·min），电解质紊乱（高钾、低钠、高磷血症等）和代谢性酸中毒。处理参见急性肾衰竭节。

8. 肾活检指征：①肾功能进行性减退，需与急进性肾炎鉴别；②持续性肉眼血尿超过 3 周；③病程超过 8 周，仍有持续性低补体血症、高血压或肾功能减退者。

（蒋小云）

长期医嘱	临时医嘱
按儿科常规二级护理	血常规
低盐、低磷、优质低蛋白饮食	尿常规
测血压 qd 或 bid	便常规
记 24 小时尿量	尿渗透压
周一、周四尿常规	肾功能
双嘧达莫 3~5mg/(kg·d)，分三次口服	肝功能
	血生化
氢氯噻嗪（HCT）2~3mg/(kg·d)，分 2~3 次口服（水肿时）	血补体（C3、C4、CH50）
	乙肝两对半+肝炎系列
呋塞米（速尿）每次 1~2mg/kg，加入 50ml 生理盐水中静脉滴注 3~4 小时，每天 1~2 次（水肿严重且 GFR<30%时）	HIV+梅毒组合（prn）
	风湿系列（ANA、抗 dsDNA、抗 Sm 抗体等）（prn）
	抗中性粒细胞胞质抗体（AN-CA）（prn）
依那普利（Enalapril）每次 0.08~0.4mg/kg qd（肾功能下降显著时慎用）	抗心磷脂抗体（prn）
	肾小管功能
	24 小时尿蛋白定量
硝苯地平（Nifedipine）0.25~1mg/(kg·d)，分 3 次口服或舌下含服（高血压时）	24 小时尿肌酐
	双肾、膀胱、输尿管、肾静脉彩超
	肾活检病理检查（肾未萎缩时）

【说明】

1. 饮食：按肾功能减退程度调整，予低磷、低蛋白饮食，蛋白控制在 0.5~1g/(kg·d) 为宜，供给优质的动物蛋白。伴水肿、高血压者适度限制钠盐摄入。

2. 清除体内隐匿性病灶如龋齿、慢性扁桃体炎、慢性鼻窦炎等，积极防治感染性疾病，避免用肾毒性药物。各类经肾代谢或排出的药物，剂量应按内生肌酐清除率（Ccr）调整。不宜预防性长期使用抗生素。

3. 激素和免疫抑制剂：不主张常规应用。对原发或继发肾小球疾病有临床或病理活动表现时，可考虑使用，根据病理选择不同的治疗方法。

4. 抗凝和血小板解聚药：对有高凝状态或某些易有高凝倾向的病变如膜增生性肾炎、膜性肾病等可给予抗凝及血小板解聚药。参见肾病综合征节。

5. 积极控制高血压：除限制钠盐的摄入和应用利尿剂外，尚可用血管紧张素转换酶抑制（ACEI）、血管紧张素受体阻断剂（ARB）和钙离子通道阻滞剂。ACEI 和 ARB 能改善肾小球局部血流动力学、不仅能降低全身性高血压，还可降低肾小球内压、减少尿蛋白、延缓肾小球的硬化，显著延缓肌酐倍增时间及 ESRD 进展，具有肾脏保护作用。常用药物有：依那普利（依苏）：起始剂量 0.1mg/(kg·d)，最大剂量 0.75mg/(kg·d)，每天 1 次或 2 次；苯那普利（洛汀新）：起始剂量 0.1mg/(kg·d)，最大剂量 0.3mg/(kg·d)，每天 1 次或分 2 次服用；福辛普利（蒙诺）：起始剂量 0.3mg/(kg·d)，最大剂量 1.0mg/(kg·d)，每天 1 次；氯沙坦（科素亚）：起始剂量 1mg/(kg·d)，最大剂量 2mg/(kg·d)，每天 1 次；应用此类药物时要注意肾功能损伤和高血钾。为避免首剂低血压，应从小剂量起始，早期每 2 周检测 1 次肾功能和血钾。如 SCr 上升<30%，可继续使用；如 SCr 上升>50%，应停用；如 SCr 上升 30%～50%，应减量，并注意寻找排除诱因，如低血容量、低血压及同时使用利尿剂等。发生高钾血症时应停药，并按高钾血症处理。SCr>256 mmol/L 不建议使用。双侧肾动脉狭窄者禁用。钙通道拮抗剂能控制高血压、抗血小板聚集、改善肾小球局部血流动力学及减少氧耗，从而能减轻肾损害和稳定肾功能，常用硝苯地平（心痛定），0.25～1.0mg/(kg·d)，每隔 6～8 小时 1 次；长效制剂氨氯地平（络活喜），起始剂量 0.1mg/(kg·d)，最大剂量 0.3mg/(kg·d)，每天 1 次。

6. 肾功能不全的治疗，参见慢性肾衰竭节。

（蒋小云）

长期医嘱	临时医嘱
按儿科常规二级护理	血常规
低盐饮食或普食	尿常规
记 24 小时尿量	便常规
周一、周四尿常规	肾功能
测血压 qd 或 bid	血生化
泼尼松 每日 2mg/kg，分 2 ~ 3 次口服	血补体（C3、C4、CH50）
	肝功能
双嘧达莫 每日 3~5mg/kg，分 3 次口服	肝炎系列+乙肝两对半
	HIV+梅毒组合（prn）
小施尔康 1 粒 qd	血脂系列
枸橼酸钙（司特立） 0.5g qd	血总蛋白、白蛋白、球蛋白
	风湿系列（ANA、抗 dsDNA 抗体、抗 Sm 抗体等）（prn）
	血免疫球蛋白（IgA、IgG、IgM）
	出凝血功能
	CD3、CD4、CD8
	24 小时尿蛋白定量（>3 岁）
	24 小时尿肌酐（>3 岁）
	一次尿蛋白/尿肌酐（<3 岁）
	肾小管功能
	双肾、膀胱、输尿管 B 超
	PPD 5U 皮试
	X 线胸正侧位片
	肾活检病理检查（prn）

第五章 泌尿系统疾病

【说明】

1. 利尿：当水肿较重，尤其有腹水时，可予利尿剂治疗。可选用①氢氯噻嗪（HCT）和螺内酯：HCT 剂量为 2~5mg/（kg·d），分 2~3 次口服，当肾小球滤过率低于 30% 无效。患儿常有醛固酮分泌增多，故加用螺内酯可增强利尿效果，剂量为 2~5mg/（kg·d），分 2~3 次口服。因此药属保钾利尿剂，肾功能不全时忌用。②呋塞米（速尿）：每次 1~2mg/kg 口服。在口服无效可予静注，先用 1mg/kg 静脉推注，然后以 1mg/kg 持续静脉滴注，可起到良好利尿效果。③低分子右旋糖酐：每次 10~15ml/kg，加入呋塞米 2mg/kg，1 小时内静脉滴入，有显著利尿效果。由于强烈的利尿效果可使患儿血容量迅速降低，故婴幼儿和心血管功能不稳定的患儿慎用，年长儿应注意发生直立性低血压。④25% 人血白蛋白：每次 1g/kg 静脉滴入，输完加用呋塞米 1~2mg/kg 静注。白蛋白快速输入可迅速扩张血容量，产生高血压、心力衰竭和肺水肿的危险，一般应在 2~4 小时缓慢输入。有高血容量、高血压、心功能不全患儿禁用。输入白蛋白在 48~72 小时内由尿排出，并可增加尿蛋白排出量和损伤肾小球足突细胞。反复大量输注白蛋白会延缓 NS 缓解。上述利尿效果不佳要考虑患儿是否有严重增生性肾小球病变（如重度系膜增生性肾炎、膜增生性肾病 MPGN）或微小病变伴严重肾小球滤过系数（Kf）降低，此时不应片面强求利尿，应积极治疗肾小球病变。在顽固性水肿并有 GFR 降低可考虑采用血液滤过（如 CVVH、CAVH）治疗。

2. 抗凝治疗

（1）抗凝的指征：ALB < 15g/L、Chol > 15mmol/L、Hct>0.5、Plt>600×10^9/L、Fib>6g/L 或 AT-III<70%。病理为膜性肾病或膜增生性肾小球肾炎者常规抗凝。

（2）抗凝药物：①肝素钠：0.5~1mg/（kg·次），静滴，每天 2~3 次，目标使 APTT 延长一倍；②小分子肝素钠/低分子肝素钙：0.01ml（100U/1mg）/（kg·次），皮下注射，每天 1~2 次；③ 华法林：<1 岁 0.1~0.75mg/（kg·d），1~5 岁 0.05~0.6mg/（kg·d），>5 岁 0.04~0.2mg/（kg·d），需根据 PT 和 APTT 调整剂量；④ 肠溶阿司匹林：3~5mg/（kg·d），每天 1 次。

3. 控制高血脂：肾病患儿缓解后高脂血症可自然缓解，仅需低脂饮食、控制体重增长而不需降脂药物治疗。对于难治性肾病，尤其是 SRNS 患儿、肾病活动状态长期不缓解、持续血脂异常时，可考虑用他汀类降脂药。

4. 控制高血压：伴高血压的患儿，应积极控制高血压。儿童目标血压为随机血压小于相应年龄、性别和身高的第 90 百分位，使用 24 小时动态血压监测（ABPM）可发现夜间高血压和血压负荷过重。

5. 初发 NS 的治疗

可分诱导缓解和巩固维持两个阶段。

（1）诱导缓解阶段：足量泼尼松（泼尼松龙）60mg/（$m^2 \cdot d$）或 2mg/（$kg \cdot d$）（按身高的标准体重计算），最大剂量 60mg/d，先分次口服，尿蛋白转阴后改为每晨顿服，疗程 6 周。

（2）巩固维持阶段：隔日晨顿服 1.5 mg/kg 或 40mg/m^2（最大剂量 40 mg/d），共 6 周，然后逐渐减量，疗程 9~12 个月。

6. 非频复发 NS 的治疗

（1）积极寻找复发诱因，积极控制感染，尤其是隐匿性感染，如慢性扁桃腺炎、鼻窦炎、龋齿等。少数患儿控制感染后可缓解。

（2）激素治疗：①重新诱导缓解：泼尼松（泼尼松龙）每日 60mg/m^2 或 2mg/（$kg \cdot d$）（按身高的标准体重计算），最大剂量 60mg/d，分次或晨顿服，直至尿蛋白连续转阴 3 天后改 40mg/m^2 或 1.5 mg/（$kg \cdot d$）隔日晨顿服 4 周，然后逐渐减量。②在感染时增加激素维持量：患儿在巩固维持阶段患上呼吸道感染时改隔日口服激素治疗为同剂量每日口服。连用 7 日，然后视病情调节激素的剂量。

7. 频复发（FRNS）/激素依赖（SDNS）肾病综合征患儿的治疗

（1）激素的使用

1）拖尾疗法：同上诱导缓解后泼尼松每 4 周减量 0.25mg/kg，给予能维持缓解、且不产生激素主要不良反应的最小有效激素量（0.1~0.25mg/kg），隔日口服，连用 9~18 个月或更长时间维持。如 SDNS 患儿使用隔日泼尼松方案不能维持缓解，给予每日泼尼松治疗方案，以不产生激素主要不良反应的最小有效剂量长期维持。

2）在感染时增加激素维持量：患儿在隔日口服泼尼松

0.5 mg/kg 时出现上呼吸道感染时改隔日口服激素治疗为同剂量每日口服，连用 7 日以减少复发风险。

3）改善肾上腺皮质功能：因肾上腺皮质功能减退患儿复发率显著增高，对这部分患儿可用氢化可的松 7.5～15 mg/d 口服或促肾上腺皮质激素（ACTH）静滴来预防复发。对 SDNS 患儿可予 ACTH 0.4 U/(kg·d)（≥25 U）静滴 3~5 天，然后激素减量，再用 1 次 ACTH 以防复发。每次激素减量均按上述处理，直至停激素。

4）更换激素种类：如用泼尼松者可换为等剂量甲泼尼松。

（2）免疫抑制剂的使用：FRNS/SDNS 患儿及不能耐受长期激素治疗的患儿，需加用免疫抑制剂治疗。

1）环磷酰胺（CTX）

剂量：2～3mg/(kg·d) 分次口服 8 周，或 8~12mg/(kg·d) 静脉冲击疗法，每 2 周连用 2 天，总剂量 ≤ 168 mg/kg，或每月 1 次静注，500 mg/(m²·次)，共 6 次。

注意避免在青春期用药；注意药物近期毒副作用（如胃肠道反应、骨髓抑制、肝功能损害、出血性膀胱炎等），并严格掌握总累积量，以防远期对性腺的损伤；冲击时注意水化，嘱多饮水及适当补液（增加补液>20 ml/kg，用1/4～1/3 张液体），必要时可用美司钠（巯乙磺酸钠，mesna）预防出血性膀胱炎；每次冲击前复查血常规和肝肾功能。WBC<4 × 10^9/L 时，CTX 用量减半；WBC<3 × 10^9/L、转氨酶 3 倍以上升高时，暂停使用；近 2 周内有过严重感染或用过其他细胞毒药物者慎用。

2）环孢素（CsA）

诱导缓解阶段：初始剂量 4~6 mg/(kg·d)，每 12 小时 1 次，餐前 1 小时或餐后 2~3 小时服用。于服药后 1~2 周查 CsA 血药浓度，维持谷浓度 100～200μg/L。如血药浓度<100μg/L，肾病未缓解，可增加 CsA 剂量 1 mg/(kg·d)；如>200μg/L，则减少 CsA 剂量 0.5~1 mg/(kg·d)。连续使用 CsA 3 个月蛋白尿减少不足 50%，即考虑 CsA 耐药，应停用 CsA 改用其他治疗；有效则建议诱导 6 个月后逐渐减量维持。

巩固维持阶段：CsA应缓慢减量，每月减少0.5 mg/(kg·d)，减至1 mg/(kg·d)时维持，总疗程1~2年。

注意事项：用药期间需定期监测肝肾功能和血药浓度。诱导期建议每月监测肝肾功能和血药浓度，如血肌酐较基础值增高>30%（即便这种增加在正常范围内）或伴有肾小管功能异常时，CsA应减量25%~50%或停药；当肾功能迅速下降、血肌酐增加与尿蛋白减少相分离、CsA治疗2年以上时应考虑肾活检以及时发现肾毒性的组织学依据。除肾毒性外尚可致多毛、齿龈增生、肝功能异常、震颤、碱性磷酸酶增高、低血镁等。可以联合应用地尔硫草1.5~2mg/(kg·d)、酮康唑25~50mg/d，或五酯片1~2片/次，每天1~3次，口服，可以提高环孢素的血药浓度，减少环孢素的用量，可以减轻肾损害的发生率，降低治疗费用。

3）他克莫司（TAC）

剂量：0.10~0.15 mg/(kg·d)，每12小时1次，餐前1小时或餐后2~3小时服用，维持血药谷浓度5~10 μg/L。

连续使用TAC 3个月蛋白尿仍较基线值减少<50%，即考虑TAC耐药，应停用TAC改用其他治疗；有效则建议诱导6个月后逐渐减量维持，每3个月减25%，总疗程12~24个月。注意事项同CsA。

4）吗替麦考酚酯（MMF）

剂量：20~30 mg/(kg·d)或800~1200mg/m²，分两次口服（最大剂量1g，每天2次），疗程12~24个月。大部分患儿停药后会复发。连续使用MMF 4个月无效者可考虑MMF耐药。

注意事项：MMF毒副反应主要有胃肠道反应和感染；少数患者出现潜在的血液系统骨髓抑制，如贫血、白细胞减少。治疗初期有严重消化道症状者剂量可减半，待症状减轻后逐渐加至治疗剂量。治疗过程定期复查血常规，如白细胞<3×10⁹/L，剂量减半；如白细胞<2×10⁹/L，暂停使用MMF。并发感染如肺炎时，MMF减至半量或暂停，待感染完全控制后1周加至原剂量。

5）长春新碱（VCR）

剂量：1 mg/m²，每周1次，连用4周，然后1.5 mg/m²，每月1次，连用4个月。

能诱导 80% SDNS 缓解，对部分使用 CTX 后仍 FR 的患儿能减少复发次数。不良反应较轻，主要有骨髓抑制、肢端麻木、感觉异常、腱反射减弱、外周神经炎等。

6）利妥昔单抗（rituximab，RTX）

剂量：375 mg/（m^2·次），每周 1 次，用 1~4 次。

利妥昔单抗可用于泼尼松和免疫抑制剂联合治疗仍然频繁复发、或出现严重的与治疗有关副作用的 FRNS 或 SDNS 患儿，能有效地诱导完全缓解，减少复发次数。在 RTX 治疗后给予 MMF 维持治疗，可以巩固 RTX 的疗效，减少复发。用药期间注意感染、过敏等副作用。

7）咪唑立宾（Mizlibin，MZR）

剂量：4 mg/kg（3~5 mg/kg）qd，饭后 1 小时口服。

MZR 能减少 FRNS 患儿的尿蛋白、减少激素用量，但疗效与剂量和血药浓度相关，并与年龄相关，<10 岁患儿应用效果较好。

该药不良反应少，主要表现为尿酸升高和骨髓抑制，与剂量有关，用药头 3~6 个月最常见，减量或停药可恢复正常。对本品过敏、WBC<3.0×10^9/L 时禁用。

（3）免疫调节剂：左旋咪唑一般作为激素辅助治疗，适用于常伴感染的 FRNS 和 SDNS。剂量：2.5mg/kg，隔日服用，至少维持 12 个月。该药副作用轻微，可表现为胃肠不适、流感样症状、皮疹、中性粒细胞下降，停药即可恢复。

8. 激素耐药（SRNS）患儿的治疗

（1）治疗原则：①去除可能存在的病因如隐匿性感染、高凝状态、血栓形成等。②肾活检明确病理类型。③评估患儿的肾功能（GFR 或 eGFR）。④激素逐步改为隔日顿服，加用或换用免疫抑制剂。⑤对可致肾病缓慢进展的因素如蛋白尿、高血压、高血脂等进行治疗。

（2）激素和免疫抑制剂治疗：需结合患儿肾脏病理改变、药物治疗反应、药物毒副作用、患儿个体差异以及经济状况等多方面因素选择免疫抑制剂，严格掌握适应证，避免过度用药以及因药物治疗带来的毒副作用。

1）我国 2010 年 SRNS 诊治循证指南推荐

在缺乏肾脏病理检查时：可采用激素序贯疗法与 CTX 冲击治疗（即激素口服-冲击-CTX 冲击）。激素序贯疗法：泼尼松 2mg/(kg·d) 治疗 4 周后尿蛋白仍阳性时，可考虑以大剂量甲泼尼龙（MP）[15~30mg/(kg·d)]，隔天 1 次，连用 3 次为 1 疗程，最大剂量不超过 1g。冲击治疗 1 疗程后如果尿蛋白转阴，泼尼松按激素敏感方案减量；如尿蛋白仍阳性者，应加用免疫抑制剂，同时隔日晨顿服泼尼松 2mg/kg，随后每 2~4 周减 5~10mg，随后以一较小剂量长期隔日顿服维持，少数可停用。

注意事项：MP 冲击治疗时可引起高血压、电解质紊乱和心律失常，注意冲击前后血压监测和心电监护。下列情况慎用 MP 治疗：伴活动性感染、高血压、有胃肠道溃疡或活动性出血者。

SRNS 由于病理类型不同，对各种免疫抑制剂的治疗反应不同，其预后及自然病程有很大差别；因此，明确 SRNS 患儿的病理类型非常必要。一旦临床明确诊断 SRNS，有条件的单位尽早进行肾组织检查以明确病理类型。

在需要联合免疫抑制剂治疗时，应考虑不同的药物机制，采用多靶点用药理念，力求增加疗效和避免副作用。

2）2012 年 KDIGO 对 1~18 岁 SRNS 患儿的治疗推荐：推荐钙调蛋白磷酸酶抑制剂（CNI）作为初始治疗，建议 CNI 治疗至少 6 个月，如尿蛋白未缓解，则停用。如 CNI 治疗 6 个月，蛋白尿部分缓解，建议继续至少 12 个月。建议 CNI 联合低剂量激素治疗。推荐 ACEI/ARB 用于治疗 SRNS 患儿。对于 CNI 治疗未达到蛋白尿缓解的患儿，建议用 MMF（2D）、大剂量激素（2D）或二者联合使用；不建议 SRNS 患儿用 CTX。如患儿完全缓解后复发，建议用以下方案之一重新治疗：口服激素；重新用原有效的免疫抑制剂；换用累积毒性最小的另一免疫抑制剂。

（3）辅助治疗：①抗凝治疗：可用双嘧达莫、肝素、华法林等，适应证及用量见前所述。②降蛋白治疗：常用血管紧张素转换酶抑制剂（ACEI）或血管紧张素受体阻断剂（ARB），此类药物能改善肾小球局部血流动力学、减少尿蛋白、延缓肾小球的硬化，显著延缓肌酐倍增时间及 ESRD 进展，具有肾脏保护作用，尤其适用于伴有高血压的 NS 患儿。儿童患者常选用依那普利（依苏）、苯那普利（洛汀新）、福辛普利（蒙诺）、氯沙坦（科素亚）等。用药剂量和注意事项参照有关章节。③控制高血压：伴高血压的患儿，应积极控制高血压，见前所述。④降脂治疗：予低脂饮食，控制体重增加过快。对持续血脂异常者，可考虑用他汀类降脂药。

（蒋小云）

第四节　泌尿系感染

一、上尿路感染

长期医嘱	临时医嘱
按儿科常规二级护理	血常规
普食	尿常规
氨苄西林 100~200mg/（kg·d），分 3 次加入 10% 葡萄糖液 50~100ml 中 iv drip	便常规
	肾功能
	肝功能
头孢噻肟 100~200mg/（kg·d），分 3 次加入 10% 葡萄糖液 50~100ml 中 ivdrip	红细胞沉降率
	C-反应蛋白
	血培养+药敏（prn）
	肾小管功能
	尿液涂片找细菌
	中段尿细菌培养+药敏　qd×2
	双肾、膀胱、输尿管 B 超
	X 线腹部平片（prn）
	排尿性膀胱尿道造影（prn）
	静脉肾盂造影（IVP）（prn）
	肾核素扫描（prn）
	泌尿系水成像（prn）

【说明】

1. 新生儿和婴幼儿难以区分感染部位、有全身症状者，均按上尿路感染用药。反复发作者需排除尿路梗阻、畸形和膀胱输尿管反流，前者可做泌尿系水成像或静脉肾盂造影，后者可做排尿性膀胱尿道造影。

2. 抗菌药物的选择：在做尿培养后即经验性予两种抗菌药联合用药，宜选用肾毒性小，在肾组织、尿液和血液中浓度较高的广谱、强效抗菌药。培养出结果后根据药敏同时结合临床疗效选用抗生素。新生儿和婴儿用氨苄西林 75~100mg/（kg·d），分 2~4 次静滴，加头孢噻肟，50~100mg/（kg·d），分 3 次静滴，或头孢曲松钠，50~75mg/（kg·d），分 2 次静滴，疗程 10~14 天；1 岁后小儿用氨苄西林 100～200mg/（kg·d），分 3 次静滴，加头孢噻肟 100～200mg/（kg·d），分 3 次静滴或头孢曲松钠，50～75mg/（kg·d），分 2 次静滴。疗程共 10～14 天。开始治疗后应连续 3 天进行尿细菌培养，若 24 小时后尿培养转阴，表示所用药物有效，否则应按尿培养药敏试验的结果调整用药。停药一周后再做尿培养一次。

3. 复发的治疗：尿细菌培养后予以上述治疗一个疗程，待尿培养阴性后选择敏感抗生素治疗剂量的 1/3 睡前顿服。首选小剂量复方新诺明（SMZco）（剂量以 SMZ 计算，为 5～10mg/kg），或呋喃妥因（剂量为 1～2mg/kg）。若小婴儿服用呋喃妥因伴随消化道副反应剧烈者，可选择阿莫西林/克拉维酸钾或头孢克洛类药物口服，疗程为 4～6 个月。同时检查有无泌尿系异常和膀胱输尿管反流。如果患儿在接受预防性抗生素治疗期间出现了尿路感染，需换用其他抗生素而非增加原抗生素的剂量。

二、下尿路感染

长期医嘱	临时医嘱
按儿科常规二级护理	血常规
普食	尿常规
1/5000PP 液坐浴　bid	尿液涂片找细菌
碳酸氢钠 每日 0.125～1g，分 2～3 次口服	中段尿细菌培养＋药敏　qd×2
复方新诺明（SMZco）按 SMZ 50mg/（kg·d）、TMP 10mg/（kg·d）计算，分 2 次口服	双肾、膀胱、输尿管 B 超（prn）
或呋喃妥因　8～10mg/（kg·d），分 3～4 次口服	
普鲁苯辛　1～2mg/（kg·d），分 3 次口服（必要时）	

【说明】

1. 抗菌药 SMZco 和呋喃妥因是初次下尿路感染的首选

药，其他尚可选用氨苄西林、第三代头孢菌素口服，疗程7~10天。尿培养结果出来后按药敏试验选用抗菌药物。服用SMZco时应多饮水，加用碱性药物如碳酸氢钠以预防尿路结石。

2. 无症状菌尿的治疗：单纯无症状菌尿一般无需治疗。若合并尿路梗阻、膀胱输尿管反流或其他尿路畸形，则应积极选用上述抗菌药物治疗，疗程7~10天，继之予小剂量抗菌药物预防（见上尿路感染），直至尿路畸形矫正为止。

3. 膀胱刺激征明显者，可用普鲁苯辛、阿托品或苯巴比妥等。

（蒋小云）

第五节　IgA 肾病

长期医嘱	临时医嘱
按儿科常规二级护理	血常规
普通饮食	尿常规
记 24 小时尿量	便常规
周一、周四尿常规	尿红细胞位相镜检查
测血压 qd 或 bid	肾功能
双嘧达莫　3~5mg/(kg·d)， 　分 3 次口服	血生化
小施尔康　1 粒　qd	血补体（C3、C4、CH50）
	血免疫球蛋白（IgA、IgG、IgM）
	血脂系列
	血总蛋白、白蛋白、球蛋白
	肝功能
	肝炎系列+乙肝两对半（prn）
	HIV+梅毒组合（prn）
	风湿系列（ANA、抗 dsDNA 抗 　体、抗 Sm 抗体）（prn）
	ANCA
	抗心磷脂抗体（prn）
	出凝血功能
	肾小管功能
	24 小时尿蛋白定量
	24 小时尿肌酐
	双肾、膀胱、输尿管 B 超
	肾穿刺活检术

【说明】

1. IgA 肾病（IgAN）诊断标准：肾活检免疫荧光检查在肾小球系膜区和（或）毛细血管袢有以 IgA 为主的免疫球蛋白沉积，并排除过敏性紫癜、系统性红斑狼疮、慢性肝病等引起的继发性 IgA 肾病后可诊断本病。

2. 临床分型及标准：IgAN 临床表现多样，可分为以下几型。

（1）孤立性血尿型：仅有血尿，而无其他临床症状、化验改变及肾功能改变。可再分为①肉眼血尿型：尿常规镜检RBC+++~++++，尿蛋白不超过+，包括复发性肉眼血尿，发作间歇有镜下血尿和复发性肉眼血尿，发作间歇无镜下血尿两型；②镜下血尿型：尿常规镜检 RBC >3 个/HP，尿蛋白<+。

（2）孤立性蛋白尿型：仅有蛋白尿，而无其他临床症状、化验改变及肾功能改变，尿蛋白定性阳性，定量<0.05g（kg·24h），血 ALB >30g/L。

（3）血尿和蛋白尿型：仅有血尿和蛋白尿（标准同上），无其他临床症状、化验改变及肾功能改变。

（4）急性肾炎型：急性起病，以血尿（肉眼或镜下）为主，伴不同程度的蛋白尿（但未达到肾病综合征标准），可有水肿、高血压或肾功能不全。

（5）肾病综合征型：不同程度水肿，尿常规蛋白（+++~++++），24 小时尿蛋白定量 ≥0.05g/kg，血 ALB <30g/L。可分为单纯型和肾炎型。凡具有以下四项之一或多项者属于肾炎型：①2 周内 3 次离心尿检查 RBC≥10 个/HP，并证实为肾小球性血尿者；②反复或持续高血压（学龄前儿童≥120/80mmHg，学龄儿童≥130/90mmHg）并除外激素等原因所致；③肾功能不全，并排除由血容量不足等所致；④持续性低补体血症。

（6）急进性肾炎型：起病急，有少尿、无尿、血尿、蛋白尿、管型尿，高血压、水肿、肾功能于起病 3 个月内进行性恶化。

（7）慢性肾炎型：病程超过 1 年，伴有不同程度的肾功能不全和（或）持续性高血压。高血压诊断标准：学龄前儿童≥120/80mmHg，学龄儿童≥130/90mmHg。肾功能分级为：代偿期［Ccr 50~80 ml/(min·1.73m²)，BUN 和 Cr 正常］、失代偿期［Ccr 30~50 ml/(min·1.73m²)］、尿毒症期［Ccr 10~30 ml/(min·1.73m²)，出现临床症状］和终末期［Ccr<10 ml/(min·1.73m²)，须透析或肾移植］。

3. 病理分级标准：按 1982 年 Lee 病理分级标准。

Ⅰ级：轻微改变：光镜大多数肾小球正常，少数部位有轻度系膜增生伴（不伴）细胞增生，无小管和间质损害。

Ⅱ级：不严重的变化：少于50%的肾小球有系膜增生，罕有硬化、粘连和小新月体，无小管和间质损害。

Ⅲ级：局灶节段肾小球肾炎：局灶节段乃至弥漫肾小球系膜增宽伴细胞增生，偶有粘连和小新月体，偶有局灶间质水肿和轻度浸润。

Ⅳ级：弥漫性系膜增生性肾小球肾炎：全部肾小球示明显的弥漫性系膜增生和硬化，伴不规则分布的、不同程度的细胞增生，经常可见到荒废的肾小球。少于50%的肾小球有粘连和新月体，有明显的小管萎缩和间质炎症。

Ⅴ级：弥漫硬化性肾小球肾炎：与Ⅳ级相似但更严重，节段和（或）球性硬化、玻璃样变、球囊粘连，50%以上的肾小球有新月体，小管和间质的损害较Ⅳ级更严重。

4. IgA肾病的治疗：依临床表现和病理分级来选择不同的治疗方案。

临床表现	病理分级	新月体	硬化	治疗方案
单纯性血尿	Ⅰ、Ⅱ	−	−	找慢性病灶，随访
单纯性血尿	≥Ⅲ	+	±	甲泼尼龙（MP）间歇冲击
血尿+蛋白尿	≥Ⅲ	+/−	+/−	MP间歇冲击
肾病综合征	Ⅳ、Ⅴ	++	++	MP+环磷酰胺（CTX）冲击
肾病综合征	Ⅰ、Ⅱ	−	−	按肾病综合征处理
伴肾功能不全	Ⅳ、Ⅴ	+++	+++	四联疗法+ACEI

（1）MP间歇冲击

第1个月（首次），$\left. \begin{array}{l} MP，每次15\sim30mg/kg \\ 10\%GS \quad 100ml \end{array} \right|$ $\begin{array}{l} ivdrip \\ qod×6次 \end{array}$

第 3 个月，剂量同上，ivdrip qod×3 次

第 5 个月，剂量同上，ivdrip qod×3 次

冲击前后测血压，冲击间歇期隔日口服泼尼松 0.5mg/kg× 6 个月（不减量骤停）。

（2）MP+CTX 冲击：MP 用法同上，冲击间歇期口服泼尼松 1.5mg/（kg·d），参照肾病综合征治疗方案逐渐减量。

CTX 首次，$0.5g/m^2$ 分两日加入生理盐水 100 ml 中 ivdrip

第 2 个月，$0.75g/m^2$ 分两日加入生理盐水 100 ml 中 ivdrip

第 3~6 个月，每月 $1.0g/m^2$ 分两日加入生理盐水 100 ml 中 ivdrip

CTX 冲击期间注意水化疗法，予 1/4～1/3 张液体 20ml/kg 静滴。每次冲击前验血象、肝功能。血白细胞 （WBC）$<4.0 \times 10^9/L$ 时，CTX 减半量使用。血 WBC$<3.0 \times 10^9/L$ 时，CTX 暂停使用。肝功能谷丙转氨酶（ALT）超过正常值的 3 倍，CTX 暂缓使用，同时予护肝治疗。

（3）四联疗法：MP 冲击 3~6 次（剂量同上）后口服泼尼松 1.5~2mg/（kg·d），CTX 口服 2~3mg/（kg·d）或冲击（剂量同上），双嘧达莫 3~5mg/（kg·d），分 3 次口服，肝素（Heparin）1mg/（kg·d）加入 10% GS100ml 中 ivdrip qd×2 周，后改口服华法林（warfarin）0.05~0.4mg/（kg·d），分 q8h×24 周。

（4）血管紧张素转换酶抑制剂（ACEI）：可用依那普利，每次 0.08~0.4mg/kg，每天口服 1 次或分 2 次口服或福辛普利（洛丁新）5~10mg/d，1 次口服。服用这类药时的注意事项见相关章节。

（蒋小云）

第六节　狼疮性肾炎

（病理Ⅳ型儿童为例）

长期医嘱	临时医嘱
按儿科常规二级护理	血常规
优质蛋白饮食	尿常规
记 24 小时尿量	便常规
测血压 qd 或 bid	肾功能
周一、四尿常规	血生化
MP　15~30mg/kg ⎱ ivdrip qod 或 qd 10%GS　100ml ⎰（用前后测血压、心率）	血补体（C3、C4、CH50）
	血免疫球蛋白（IgA、IgG、IgM）
NS 100ml ⎱ ivdrip qd CTX 10~12mg/kg ⎰	血脂系列
或吗替麦考酚酯（MMF）20~30 mg/(kg·d)，分 2 次口服	血总蛋白、白蛋白、球蛋白
	肝功能
羟氯喹（HCQ）4~6mg/(kg·d)，分 2 次口服	肝炎系列+乙肝两对半（prn）
	HIV+梅毒组合（prn）
福辛普利（蒙诺）0.3 mg/(kg·d)，qd	风湿系列（ANA、抗 dsDNA 抗体、抗 Sm 抗体等）
双嘧达莫　3~5mg/(kg·d)，分 3 次口服	ANCA
	抗心磷脂抗体
枸橼酸钙片（司特立）1 片　qd	出凝血功能
小施尔康　1 粒　qd	肾小管功能
	24 小时尿蛋白定量
	24 小时尿肌酐
	双肾、膀胱、输尿管 B 超
	肾活检穿刺术

【说明】

1. 狼疮性肾炎（LN）的诊断：LN 不仅是儿童 SLE 最常见和最严重的危及生命的主要原因之一，也是影响远期生命质量的关键。儿童 LN 比成人多见且严重，发生率高达 70%~80%，90%在发病第一年内出现。SLE 患儿有下列任一项肾受累表现者即可诊断 LN：①尿蛋白定量 > 0.15g/24h

175

或>4mg/（kg·h）；②尿红细胞>5 个/HP（离心尿）；③肾功能异常，包括肾小球和（或）肾小管功能；④肾活检异常。

2. LN 的临床分型：可分为①孤立性血尿和（或）蛋白尿型；②急性肾炎型；③肾病综合征型；④急进性肾炎型；⑤慢性肾炎型；⑥小管间质损害型；⑦亚临床型。

3. LN 的病理分型：病理按 ISN/RPS 2003LN 病理分型标准分以下六型：

（1）Ⅰ型：轻微系膜性 LN：光镜下肾小球正常，但荧光和（或）电镜显示免疫复合物存在。

（2）Ⅱ型：系膜增生性 LN：光镜下可见单纯系膜细胞不同程度的增生或伴有系膜基质增宽及系膜区免疫复合物沉积；荧光和电镜下可有少量上皮下或内皮下免疫复合物沉积。

（3）Ⅲ型：局灶性 LN：分活动性或非活动性病变，呈局灶性（受累肾小球<50%）节段性或球性的肾小球毛细血管内增生、膜增生和中重度系膜增生或伴有新月体形成，典型的局灶性的内皮下免疫复合物沉积，伴或不伴有系膜病变。

A 活动性病变：局灶增生性 LN。

A/C 活动性和慢性病变：局灶增生和硬化性 LN。

C 慢性非活动性病变伴有肾小球硬化：局灶硬化性 LN。

应注明活动性和硬化性病变的肾小球的比例。

（4）Ⅳ型：弥漫性 LN：活动性或非活动性病变，呈弥漫性（受累肾小球≥50%）节段性或球性的肾小球毛细血管内增生、膜增生和中重度系膜增生，或呈新月体性肾小球肾炎，典型的弥漫性内皮下免疫复合物沉积，伴或不伴有系膜病变。又分两种亚型：（Ⅳ-S）LN：即超过 50%肾小球的节段性病变；（Ⅳ-G）LN：即超过 50%肾小球的球性病变。若出现弥漫性白金耳样病变时，即使轻度或无细胞增生的 LN，也归入Ⅳ型弥漫性 LN。

Ⅳ-S（A）：活动性病变：弥漫性节段性增生性 LN。

Ⅳ-G（A）：活动性病变：弥漫性球性增生性 LN。

Ⅳ-S（A-C）：活动性和慢性病变：弥漫性节段性增生和硬化性 LN。

Ⅳ-G（A-C）：活动性和慢性病变：弥漫性球性增生和硬化性 LN。

Ⅳ-S（C）：慢性非活动性病变伴有硬化：弥漫性节段性硬化性 LN。

Ⅳ-G（C）：慢性非活动性病变伴有硬化：弥漫性球性硬化性 LN。

应注明活动性和硬化性病变的肾小球比例。

（5） Ⅴ型：膜性 LN：肾小球基底膜弥漫增厚，可见弥漫性或节段性上皮下免疫复合物沉积，伴有或无系膜病变。Ⅴ型膜性 LN 可合并Ⅲ型或Ⅳ型病变，这时应做出复合性诊断。如Ⅴ+Ⅲ、Ⅴ+Ⅳ等，并可进展为Ⅵ型硬化型 LN。

（6） Ⅵ型：严重硬化型 LN：超过 90% 的肾小球呈现球性硬化，不再有活动性病变。

病理活动性病变包括：毛细血管内皮细胞增生伴有或无白细胞浸润导致毛细血管腔狭窄、核碎裂、纤维素样坏死、肾小球基底膜断裂、细胞性和细胞纤维性新月体形成、内皮下大量免疫复合物沉积导致白金耳样结构形成、肾小球内玻璃样血栓形成，这些病变对治疗反应较好。

慢性病变包括：节段性或球性肾小球硬化、纤维性粘连、纤维性新月体，这些病变对治疗反应不大。

4. LN 的治疗原则：①尽早行肾活检，依据不同肾活检病理制订治疗方案；②坚持长期、正规、合理的药物治疗，加强随访；③充分评价药物的效价与风险，力求治疗有效，尽可能减少毒副作用，强调治疗方法的个体化，忌以生命的代价去追求疾病的完全缓解。

5. LN 的辅助性治疗

（1） 羟氯喹（HCQ）：常用量为 $4 \sim 6mg/（kg \cdot d）$，最大剂量 $\leqslant 6.5mg/（kg \cdot d）$（每天 $\leqslant 400mg$），分 2 次服用。应用前和应用后每 3 个月应行眼科检查（包括视敏度、眼底及视野），以早期发现和避免视网膜损害。$Ccr < 30ml/（min \cdot 1.73m^2）$ 时要减少剂量；对该药过敏、心动过缓和传导阻滞患者禁用。

（2） 血管紧张素转换酶抑制剂（ACEI）和血管紧张素受体阻断剂（ARB）：在儿童常选用依那普利（依苏）、苯那普利（洛汀新）、福辛普利（蒙诺）、氯沙坦（科素亚），剂量和用药注意事项见前。双侧肾动脉狭窄者禁用。

6. LN 的免疫抑制治疗策略

LN 不同病理类型，免疫损伤性质不同，治疗方法不一，必须依据肾活检病理制订个体化治疗方案。

（1）Ⅰ型 LN：伴有肾外症状者，予 SLE 常规治疗。对于发热、口腔炎、关节炎及胸腔积液等可用 GC，泼尼松剂量为 $0.5 \sim 1$ mg/（kg·d），分 3 次口服；有蛋白尿患儿予泼尼松 $1.5 \sim 2$mg/（kg·d），分 3 次口服，并按临床活动程度调整剂量和疗程。

（2）Ⅱ型 LN：伴有肾外症状者，予 SLE 常规治疗，GC 用法同Ⅰ型 LN。伴蛋白尿且病理表现为轻微病变或局灶增生硬化者，如用泼尼松 [$1.5 \sim 2$mg/（kg·d）]，尿蛋白不缓解，可加用钙调神经磷酸酶抑制剂（CNI）如环孢素（CsA）或普乐可复（FK506）。①CsA：$3 \sim 5$ mg/（kg·d），分 2 次，间隔 12 小时在餐前 1 小时或餐后 $2 \sim 3$ 小时服用，连续使用 $3 \sim 6$ 个月，维持血谷浓度在 $100 \sim 150$ng/ml。之后按临床活动程度调整剂量，每 $2 \sim 4$ 周减量 25%，减至 $1 \sim 2.5$mg/（kg·d）时维持 $6 \sim 24$ 个月。用药期间每个月复查肝肾功能、每 3 个月复查肾小管功能。如 Scr 升高 25% 或明显的肾小管损害，则应减量或停药。②FK506：$0.10 \sim 0.15$mg/（kg·d），分 2 次，间隔 12 小时在餐前 1 小时或餐后 $2 \sim 3$ 小时服用，维持血谷浓度在 $5 \sim 15$ng/ml，连用 $3 \sim 6$ 个月，如病情缓解，FK506 减量为 0.05mg/（kg·d），维持 $6 \sim 24$ 个月。

（3）Ⅲ型和Ⅳ型 LN：予 GC 加免疫抑制剂联合治疗，分诱导缓解和维持治疗两阶段。初始诱导缓解疗程为 $3 \sim 6$ 个月，如病情稳定，达到部分缓解或完全缓解，则进入维持治疗阶段，维持治疗至少 3 年；如治疗无反应或恶化，选择其他初始诱导治疗的替代方案。

诱导缓解阶段：联合应用 GC 和环磷酰胺（CTX）或吗替麦考酚酯（MMF）。MMF 可作为 CTX 的替代药物，在不能耐受 CTX 治疗、病情反复或 CTX 治疗无效情况下如选用 CTX 诱导治疗 12 周无反应或恶化者，可考虑换用 MMF。对 CTX 或 MMF 过敏或不能耐受者，可选用硫唑嘌呤，但复发率风险较高。MMF 诱导治疗 6 个月未缓解者可考虑使用神经钙调蛋白酶抑制剂（CsA 或 FK506）或利妥昔单抗或多靶点（MMF+FK506+Pred）治疗。

诱导期常用药物的用法：

GC：MP 15～30（kg·d）（最大不超过 1000 mg/d）加入 5% 葡萄糖液 100～250ml 中静脉滴注，每天或隔天 1 次，3 次为 1 疗程，根据病情可间隔 3～5 天重复 1～3 疗程。MP 冲击后续口服泼尼松 1.5～2.0mg/(kg·d)，最大量 60mg/d，分 3 次口服，4～6 周后如临床症状缓解、实验室检查（如红细胞沉降率、白细胞、血小板、网织红细胞、补体、尿蛋白）基本正常，可缓慢减量，初期每 2～4 周可减 5～10mg/d，至 40mg/d 时，每 2～4 周减 2.5～5mg/d，减至≤10mg/d 时长期维持。MP 冲击治疗时可引起高血压、电解质紊乱和心律失常，注意冲击前后血压监测和心电监护。

CTX：有 2 种静脉冲击方法：①500～750 mg/(m²·次)，每月 1 次，共 6 次；②8～12 mg/(kg·d)，每 2 周连用 2 天，总剂量≤150 mg/kg。每次冲击前化验血象和肝功能，WBC<4×10⁹/L 时，CTX 的用量减半，WBC<3×10⁹/L、转氨酶 3 倍以上升高时暂停使用。冲击时充分水化（增加补液>20ml/kg，用 1/4～1/3 张液体）。近 2 周内有过严重感染者或用过其他细胞毒药物者慎用。由于 CTX 可导致性腺抑制，尤其是女性的卵巢功能衰竭，因此治疗前应考虑青春期发育问题。CTX 也可口服，剂量为 2～3 mg/(kg·d)，分 2～3 次口服，连用 3 个月，但副作用较 CTX 静脉冲击大。

MMF：20～30 mg/(kg·d)，分 2 次口服，疗程 6 个月。治疗初期有严重消化道症状者剂量可减半，待症状减轻后逐渐加至治疗剂量。治疗过程定期复查血象，如白细胞<3×10⁹/L，剂量减半；如白细胞<2×10⁹/L，暂停使用 MMF。并发感染如肺炎时，MMF 减至半量或暂停，激素同时减量，待感染完全控制后 1 周加至原剂量。

维持治疗阶段：在完成 6 个月的诱导治疗后如病情稳定且达到完全缓解或部分缓解，则进入维持治疗阶段，予小剂量糖皮质激素联合 CTX 或 MMF 或 AZA。MMF、AZA 不能耐

179

受时可考虑使用 CNI。

维持期常用药物：①GC：泼尼松（或其他等量 GC）逐渐减量至每日≤10 mg 口服，维持至少 3 年；②CTX：诱导阶段用 CTX 缓解者，可继续用，剂量为 500mg/kg，每 3 个月静脉滴注 1 次，共 8 次，之后每 6 个月静脉滴注 1 次，共 2 次；③MMF：诱导阶段用 CTX 或 MMF 缓解者可用，剂量为 10~20 mg/(kg·d)，分 2 次口服；④AZA：1.5~2mg/(kg·d)，1 次或分次服用。

（4）Ⅴ型 LN：①单纯Ⅴ型、非肾病综合征范围蛋白尿且肾功能正常者，予一般治疗和辅助治疗，并根据肾外狼疮的症状使用糖皮质激素和（或）免疫抑制剂；②持续存在肾病综合征范围蛋白尿的单纯Ⅴ型，予糖皮质激素及以下任一种免疫抑制剂，即 MMF、AZA、CTX 或 CNI；③Ⅴ+Ⅲ型和Ⅴ+Ⅳ型 LN：治疗方案同Ⅲ型和Ⅳ型 LN 患儿。

（5）Ⅵ型 LN：如有肾外狼疮活动性病变，仍需根据活动情况给予 GC 和免疫抑制剂。如无肾外狼疮活动，不用免疫抑制剂，予降压、降蛋白治疗以保护残存肾功能，尽可能延缓进入 ESRD。ESRD 患儿予肾替代治疗（透析或肾移植）。LN 患儿可采用所有的肾脏替代治疗方式，但免疫抑制剂治疗的患者腹膜透析感染的危险性增加，抗磷脂抗体阳性的患儿有血栓形成的危险。肾移植应在无狼疮活动或低活动至少 3~6 个月后进行，活体移植的效果好。

（6）其他：对一些严重 LN 如有大量新月体形成、合并栓塞性微血管病变、或高效价 ANCA、合并弥漫性肺泡出血者，可采用血浆置换或免疫吸附治疗。

7. LN 的复发和治疗

（1）复发的诊断：新出现临床表现如皮疹、关节痛等，实验室结果示活动性尿沉渣、红细胞沉降率增快、补体减低、dsDNA 升高等提示 LN 的复发。LN 复发的诊断及分度标准参照以下 2011 年 KDIGO-LN 指南推荐。

轻度复发	肾小球性血尿，尿 RBC 从 < 5 个/HP 增加至 > 15 个/HP，且棘红细胞数 ≥ 2 个/HP 和（或）出现 ≥ 1 个红细胞管型、白细胞管型（排除感染），或两者同时出现
中度复发	如基础血肌酐（Scr）水平 < 2.0mg/dl（< 177μmol/L），Scr 升高 0.20～1.0mg/dl（17.7～88.4 μmol/L），如基础 Scr ≥ 2.0mg/dl（≥ 177μmol/L），Scr 升高 0.40～1.5 mg/dl（35.4～132.6 μmol/L）和（或）基础尿蛋白/肌酐（Upcr）从 < 500 mg/g（< 50 mg/mmol），增加至 ≥ 1000mg/g（≥ 100 mg/mmol），基础 Upcr 从 500～1000mg/g（50～100mg/mmol），增加至 ≥ 2000mg/g（≥ 200 mg/mmol），但绝对增加量 < 5000 mg/g（< 500 mg/mmol）；基础 Upcr 从 > 1000 mg/g（> 100 mg/mmol），增加两倍，但绝对增加量 < 5000 mg/g（< 500 mg/mmol）
重度复发	如基础血肌酐水平 < 2mg/dl（< 177μmol/L），Scr 升高 > 1.0mg/dl（> 88.4 μmol/L）如基础 Scr ≥ 2.0mg/dl（≥ 177μmol/L），Scr 升高 > 1.5 mg/dl（> 132.6 μmol/L）和（或）Upcr 的绝对增加量 > 5000mg/g（> 500 mg/mmol）

（2）复发的治疗：对复发患者，使用原治疗方案诱导缓解治疗。若重复使用原治疗方案将导致 CTX 过量，推荐使用不含 CTX 的初始治疗方案。若怀疑患者的肾脏病理分型发生了变化或不能确定肾脏病变的程度，可考虑重复肾活检。

8. LN 重复肾活检的指征：①对免疫抑制剂或生物制剂无效或病情恶化〔尿蛋白减少 ≤ 50%，持续蛋白尿 1 年以上和（或）肾功能恶化〕；②经一个疗程的初始方案治疗后血肌酐和尿蛋白水平仍继续升高者，可考虑重复肾活检，以鉴别病因为活动性病变还是瘢痕等慢性病变；若为活动性 LN，换用其他初始治疗方案重新治疗；③LN 复发的患儿。

9. 难治性 LN 的治疗：难治性 LN 是指经多种常规治疗

方案（包括 CTX 方案和非 CTX 方案）治疗无效，而重复肾活检证实活动性病变是临床持续异常原因的 LN。对于这类 LN 的治疗，尚无统一的指导建议，可考虑静脉注射丙种球蛋白、CNI、利妥昔单抗。血浆置换、特异性免疫吸附和干细胞移植也可考虑使用。

（蒋小云）

第七节　紫癜性肾炎

（以肾病水平蛋白尿、肾病综合征或病理Ⅲb、Ⅳ级为例）

长期医嘱	临时医嘱
按儿科常规二级护理	血常规
优质蛋白饮食	尿常规
记 24 小时尿量	便常规
周一、四尿常规	肾功能
测血压 qd 或 bid	血生化
MP 15~30mg/kg ⎫ ivdrip qod 或 qd	血补体（C3、C4、CH50）
10%GS 100ml ⎭ （用前后测 血压、心率）	血免疫球蛋白（IgA、IgG、IgM）
NS 100ml ⎫ ivdrip qd	血脂系列
CTX 10~12mg/kg ⎭	血总蛋白、白蛋白、球蛋白
双嘧达莫　3~5mg/（kg·d），分 3 次口服	肝功能
枸橼酸钙片（司特立）1 片　qd	肝炎系列+乙肝两对半（prn）
小施尔康　1 粒　qd	HIV+梅毒组合（prn）
	风湿系列（ANA、抗 dsDNA 抗体、抗 Sm 抗体等）
	ANCA
	抗心磷脂抗体（prn）
	出凝血功能
	幽门螺杆菌抗体（有胃肠症状时）
	过敏原检测（Mast）（prn）
	肾小管功能（prn）
	尿微量蛋白测定
	24 小时尿蛋白定量
	24 小时尿肌酐
	大便寄生虫全套
	双肾、膀胱、输尿管 B 超
	肾活检病理检查

【说明】

1. 紫癜性肾炎（HSPN）的诊断：在过敏性紫癜病程6个月内，出现血尿和（或）蛋白尿。其中血尿和蛋白尿的诊断标准分别为：

（1）血尿：肉眼血尿或镜下血尿。

（2）蛋白尿：满足以下任一项者：①1周内3次尿常规蛋白阳性；②24小时尿蛋白定量>150mg；③1周内3次尿微量白蛋白高于正常值。

2. HSPN的临床分型：可分为以下七型：①孤立性血尿型；②孤立性蛋白尿型；③血尿和蛋白尿型；④急性肾炎型；⑤肾病综合征型；⑥急进性肾炎型；⑦慢性肾炎型。

3. HSPN病理分级标准：肾活检病理检查是判断肾脏损伤程度的金标准。目前常用的病理分级指标为1974年国际儿童肾脏病研究协作组（ISKDC）和2000年中华医学会儿科学分会肾脏病学组制定的标准。肾小球病理分级如下：

（1）Ⅰ级：肾小球轻微异常。

（2）Ⅱ级：单纯系膜增生，a. 局灶/节段；b. 弥漫性。

（3）Ⅲ级：系膜增生，伴有<50%肾小球新月体形成/节段性病变（硬化、粘连、血栓、坏死），a. 局灶/节段；b. 弥漫性。

（4）Ⅳ级：病变同Ⅲ级，50%~75%的肾小球伴有上述病变，a. 局灶/节段；b. 弥漫性。

（5）Ⅴ级：病变同Ⅲ级，>75%的肾小球伴有上述病变，a. 局灶/节段；b. 弥漫性。

（6）Ⅵ级：膜增生性肾小球肾炎。

4. HSPN的治疗决策：HSPN患儿的临床表现与肾病理损伤程度并不完全一致，后者能更准确地反映病变程度。没有条件获得病理诊断时，可根据其临床分型选择相应的治疗方案。注意个体化处理，应进行长期随访。

（1）孤立性血尿或病理Ⅰ级：仅对过敏性紫癜进行相应治疗，密切监测患儿病情变化，至少随访3~5年。

（2）孤立性蛋白尿、血尿和蛋白尿或病理Ⅱa级：用血管紧张素转换酶抑制剂（ACEI）和（或）血管紧张素受体阻断剂（ARB）。必要时可加用泼尼松口服，剂量为0.5~

1mg/（kg·d），根据尿蛋白情况调整剂量和疗程。

（3）非肾病水平蛋白尿或病理Ⅱb、Ⅲa级：可参照上一级的用药，必要时糖皮质激素联合免疫抑制剂治疗，如激素联合 CTX 治疗、联合环孢素治疗，对该类患儿积极治疗的远期疗效尚有待研究。

（4）肾病水平蛋白尿、肾病综合征或病理Ⅲb、Ⅳ级：首选糖皮质激素联合 CTX 冲击治疗，当 CTX 治疗效果欠佳或患儿不能耐受时，可更换其他免疫抑制剂。

可供选择的治疗方案如下：

1）激素联合 CTX 冲击治疗：泼尼松 1.5～2mg/（kg·d），口服 4 周后渐减量，同时 CTX 8～12mg/（kg·d），静脉滴注，连用 2 天、间隔 2 周为 1 疗程，共 6～8 个疗程，CTX 累积量<150mg/kg。若临床症状较重、病理呈弥漫性病变或伴有新月体形成者，可选用甲泼尼龙冲击治疗，15～30mg/（kg·d），每日最大量不超过 1 g，每天或隔天冲击，3 次为 1 疗程。冲击治疗注意事项见相关章节。

2）糖皮质激素联合其他免疫抑制剂治疗：①糖皮质激素+硫唑嘌呤：以泼尼松 2mg/（kg·d）分次口服，加用硫唑嘌呤 2mg/（kg·d）时，泼尼松改为隔日 2mg/（kg·d）顿服，2 个月后渐减量；硫唑嘌呤总疗程 8 个月。②糖皮质激素+环孢素：环孢素口服 5mg/（kg·d），分 2 次口服，监测血药浓度，维持血谷浓度在 100～200 ng/ml，疗程 8～12 个月；同时口服泼尼松 1～2 mg/（kg·d），并逐渐减量停药。③糖皮质激素+吗替麦考酚酯（MMF）：MMF 15～20mg/（kg·d），最大剂量 1g/d，分为 2 次口服，3～4 个月后渐减量至 10～20mg/（kg·d），疗程 3～6 个月；联合泼尼松 0.5～1mg/（kg·d），并逐渐减量。

（5）急进性肾炎型或病理Ⅳ、Ⅴ级：甲泼尼龙冲击治疗+环磷酰胺+肝素+双嘧达莫四联法，剂量和用法见相关章节，必要时可行透析或血浆置换治疗。

（蒋小云）

第八节 乙型肝炎病毒相关性肾炎

长期医嘱	临时医嘱
按儿科常规二级护理	血常规
普通饮食	尿常规
周一、四尿常规	便常规
测 BP qd 或 bid	肝功能
重组干扰素 每次 $3 \sim 6MU/m^2$，每周皮下或肌注 3 次	肾功能
	血生化
或拉米夫定 3mg/kg qd	甲状腺功能
泼尼松 $1 \sim 2mg/（kg \cdot d）$，分次口服	肝炎系列+乙肝两对半
	血 HBV-DNA 定量
双嘧达莫 $3 \sim 5mg/（kg \cdot d）$，分 3 次口服	HIV+梅毒组合（prn）
	出凝血功能
	血脂系列
	血总蛋白、白蛋白、球蛋白
	24 小时尿蛋白定量
	24 小时尿肌酐
	尿微量蛋白
	肾小管功能
	双肾、膀胱、输尿管 B 超
	肝胆胰脾 B 超
	肾穿刺活检术

【说明】

1. 乙型肝炎病毒相关性肾炎（HBV-GN）诊断依据包括：

（1）血清乙肝病毒标志物阳性：大多数为 HBsAg、HBeAg 和 HBcAb 同时阳性（俗称大三阳），少数为 HBsAg、HBeAb 和 HBcAb 同时阳性（俗称小三阳），个别血清 HBsAg 阴性但 HBV-DNA 阳性。

（2）患肾病或肾炎并除外其他肾小球疾病：大多数表现为肾病综合征，少数表现为蛋白尿和血尿。

（3）肾小球中有 1 种或多种 HBV 抗原沉积：大多有 HBsAg、HBcAg 或 HBeAg 在肾小球沉积。

（4）肾脏病理改变：绝大多数为膜性肾炎，少数为膜增生性肾炎和系膜增生性肾炎。

确诊标准为：①同时具备上述第 1、2 和 3 条依据；②同时具备上述第 1、2 条依据，并且第 4 条依据中为膜性肾病；③个别患者具备上述第 2 和 3 条依据，血清乙肝病毒标志物阴性也可确诊。

2. 治疗

（1）一般治疗：由于 HBV-GN 有一定的自发缓解倾向，轻症患儿推荐采用利尿消肿、抗凝等一般对症治疗有可能获得缓解。

（2）抗病毒治疗

1）指征：血清 HBV-DNA $\geq 10^5$ 拷贝/ml（HBeAg 阴性者血清 HBV-DNA $\geq 10^4$ 拷贝/ml），伴血清 ALT > 正常上限的 2 倍；HBV-DNA $\geq 10^5$ 拷贝/ml，血清 ALT 水平在正常上限的 2 倍内，但存在大量蛋白尿也可考虑抗病毒治疗。

2）治疗方案：①重组干扰素：每次 3 ~ 6MU/m^2（≤ 10 MU/m^2），每周皮下注射或肌注 3 次，疗程至少 3 个月。高剂量、长时间（12 个月）治疗效果好于普通剂量。治疗前应检查肝肾功能、血常规、血糖、甲状腺功能、尿常规和尿蛋白定量，血清病毒学指标包括 HBV-DNA 基线水平；开始治疗后的第 1 个月，应每 1~2 周检查 1 次血常规，以后每个月检查 1 次；肝肾功能包括丙氨酸转氨酶（ALT）、天冬氨酸转氨酶（AST）等每个月检查 1 次，正常后 3 个月 1 次；血清病毒学指标包括 HBV-DNA 和甲状腺功能每 3 个月检查 1 次；并定期评估精神状态，直至治疗结束。②拉米夫定：对不耐受或不愿意干扰素注射治疗的 HBV-GN 可采用口服拉米夫定 3mg/（kg·d）抗病毒治疗，疗程至少 1 年。无论治疗前 HBeAg 阳性或阴性患者，于治疗 1 年时仍可检测到 HBV-DNA，或 HBV-DNA 下降不到 2 个数量级者，应改用其他抗病毒药治疗。

（3）糖皮质激素：对 HBV-GN 应以抗病毒治疗为主，抗病毒治疗同时应慎用糖皮质激素治疗，不推荐单用糖皮质激素治疗。对大量蛋白尿抗病毒治疗疗效欠佳或病理为膜增生性肾小球肾炎的 HBV-GN 可以在抗病毒治疗的基础上考虑加用糖皮质激素治疗。

（4）免疫抑制剂：存在激活 HBV 的潜在风险，病理改变为膜性肾病者不推荐应用，膜增生性肾小球肾炎者可在抗病毒治疗基础上加用免疫抑制剂治疗。

（5）免疫调节剂：在抗病毒治疗同时应用免疫调节剂如胸腺肽可提高 HBeAg 血清学转换率。但有关儿童报道不多，应谨慎使用。

（6）中医中药治疗：中医中药有一定肾脏和肝脏保护甚至抗病毒作用，可辅助治疗。

（莫　樱）

第九节　急进性肾炎

长期医嘱	临时医嘱
按儿科常规一级护理	书面病重通知
卧床休息	血常规
低盐、低蛋白饮食或尿毒症饮食	尿常规
测血压 bid	便常规
记录 24 小时尿量	肾功能
5%GS 100ml ⎫	肝功能
甲泼尼龙 ⎬ ivdrip qd（1 小时）	血生化
15～30 mg/kg ⎭ 冲击前后测血压	出凝血功能
NS 100ml ⎫	红细胞沉降率（ESR）
环磷酰胺 ⎬ ivdrip qd	ASO
8～12mg/kg ⎭ （1 小时）	抗 DNAseB
5%GS 50 ml ⎫	风湿系列（ANA、抗 dsDNA、
肝素钠 0.5～1mg/kg ⎬ ivdrip qd	抗 Sm 抗体等）
双嘧达莫 3～5mg/(kg·d) 分 3 次	抗中性粒细胞胞质抗体（AN-
口服	CA）
	抗肾小球基底膜抗体（抗
	GBM）
	血补体（C3、C4、CH50）
	血免疫球蛋白（IgA、IgG、
	IgM）
	肝炎系列+乙肝两对半
	HIV+梅毒组合（prn）
	24 小时尿蛋白定量
	24 小时尿肌酐
	尿微量蛋白
	胸片（正侧位）
	PPD 5U 皮试
	肾、膀胱、输尿管 B 超
	肾穿刺活检术
	血浆置换（prn）
	透析（prn）

第五章　泌尿系统疾病

【说明】

1. 急进性肾炎诊断依据为：发病 3 个月以内肾功能急剧恶化（GFR 下降 50%）；少尿或无尿；肾实质受累，表现为蛋白尿和血尿；肾脏大小正常或轻度肿大；肾活检显示 50% 以上肾小球有新月体形成。

2. 经典免疫病理分 3 型。Ⅰ型（抗肾小球基底膜型肾炎）：免疫荧光见 IgG、C3 等沿肾小球基底膜内皮细胞侧线性沉积；Ⅱ型（免疫复合物型肾炎）：免疫荧光见 IgG、C3 等沿基底膜上皮细胞侧颗粒状沉积；Ⅲ型（寡免疫复合物型肾炎）：肾组织免疫荧光阴性或仅有微量沉积，本型 50%~80% 患者血清抗中性粒细胞胞质抗体（ANCA）阳性。

3. 治疗

（1）一般治疗与一般急性肾衰竭相同（详见急性肾衰竭章节）。

（2）皮质激素：甲泼尼龙 15~30mg/(kg·d)（最大剂量<1g/d），连用 3 天或隔日连用 3 次为一疗程，根据病情可间隔 3~5 天重复应用，最多 3 个疗程，继以泼尼松 1.5~2.0mg/kg 隔日口服。

（3）免疫抑制剂：①环磷酰胺冲击疗法：环磷酰胺 0.5~1.0g/m²，每个月 1 次，共 6 个月。另一方法为 8~12mg/(kg·d)，每 2 周连用 2 天，总剂量达到 150 mg/kg 时改为每 3 个月连用 2 天。②吗替麦考酚酯（MMF）：可替代环磷酰胺应用于轻中度 ANCA 相关性血管炎患者的诱导和维持缓解。③其他免疫抑制剂：对环磷酰胺效果不好者可用环孢素、他克莫司、甲氨蝶呤或硫唑嘌呤。后两者主要用于维持期的治疗。

（4）抗凝治疗：肝素每次 0.5~1mg/kg，6~8 小时静脉滴注 1 次，维持延长凝血时间 2 倍，疗程 10~14 天，病情好转后可将肝素改为口服华法林（2.5~5mg，q8h）；同时双嘧达莫 3~5mg/(kg·d)，分次口服。

皮质激素、免疫抑制剂、肝素和双嘧达莫联合使用称为四联疗法。本疗法对Ⅱ型及Ⅲ型疗效好。

（5）血浆置换：可有效清除循环中部分抗体、免疫复合物及炎症介质，对Ⅰ型疗效较好。需同时使用皮质激素和免疫抑制剂。

（6）丙种球蛋白治疗：丙种球蛋白 400 mg/（kg·d）静脉滴注，5 天为 1 个疗程，必要时可增加疗程，尤其对于合并感染的 RPGN 患者。

（7）透析指征：①严重水潴留伴心功能不全、有肺水肿或脑水肿倾向；②血钾>6.5mmol/L；③BUN>43mmol/L，或以每日 10mmol/L 递增；④出现尿毒症症状，尤其是神经精神症状持续；⑤难以纠正的酸中毒。

（8）肾移植：肾功能不能恢复者应在病情稳定后、血中抗 GBM 抗体持续阴性最少半年以后才做，否则可造成移植后再发。

（莫　樱）

长期医嘱	临时医嘱
按儿科常规二 级护理 普食	血常规 尿常规 便常规 肾功能 血生化 肝功能 出凝血功能 肝炎系列+乙肝两对半 HIV+梅毒组合（prn） TORCH、EB 病毒、CMV 病毒抗原抗体或 DNA 等 　　检查（prn） ESR C-反应蛋白（CRP） 血清补体（C3、C4、CH50） IgG、IgA、IgM ASO 抗 DNAseB 风湿系列（ANA、抗 dsDNA、抗 Sm 抗体等） 抗中性粒细胞胞质抗体（ANCA） 尿红细胞位相 24 小时尿蛋白定量 24 小时尿钙 24 小时尿肌酐 餐后 2 小时尿 Ca/Cr 尿细菌培养+药敏检查（prn） 尿沉渣抗酸杆菌检查（qd ×3）（prn） 肾小管功能 双肾输尿管膀胱+左肾静脉 B 超 父、母尿常规 听力、眼科检查（疑 Alport 综合征） X 线腹部摄片（prn） 静脉肾盂造影（prn） 肾活检（必要时） PPD 5U 皮试 体位试验：尿标本送肾病实验室做红细胞位相 ① 晨尿留检 ② 排尿后饮水 200ml ③ 取俯卧位 30 分钟，排尿留检 ④ 饮水 200ml ⑤ 取直立挺腰位 20 分钟排尿留检

【说明】

1. 血尿诊断标准：①离心尿高倍镜下红细胞>3 个/高倍视野；②尿沉渣红细胞计数>$8×10^6$/L（8000/ml）。

2. 诊断血尿首要排除食物、药物、血红蛋白尿、尿酸盐等致假性血尿及消化道、阴道出血污染致血尿。

3. 鉴别肾小球性与非肾小球性血尿：肾小球性血尿特点：①尿沉渣红细胞形态学检查以异形红细胞为主（>$8×10^6$/L），G1 细胞大于 5%即为肾小球性；②尿中红细胞平均体积测定 MCV<72 fl 且呈小细胞分布；③血尿常呈棕色、可乐样或茶色、葡萄酒色，尿试纸蛋白检测>100mg/dl；④镜下血尿时，尿蛋白定量>500mg/24h，肉眼血尿时，尿蛋白定量>990mg/24h；⑤尿红细胞电泳 20.64± 1.72 秒。

4. 注意询问食物、药物接触史，身体其他部位出血史、外伤史、血液病史，乙肝，SLE，过敏性紫癜史，血尿、听力损害或视力损害等家族史并做相关检查排除。

5. 肾活检指征：①镜下血尿持续半年以上，且有肉眼发作史；② 尿蛋白定量大于 1g/24h 或伴高血压及氮质血症者；③ 持续低补体血症者；④ 有肾炎、肾衰竭家族史者。

6. 非肾小球性血尿常见原因有泌尿系肿瘤、畸形、结石、感染包括结核感染、高钙尿与左肾静脉压迫综合征等，可做相关检查确诊。

（1）儿童特发性高钙尿症：24 小时尿钙测定>4 mg/kg [0.1mmol/（kg·d）] 或尿钙/尿肌酐>0.2 且排除其他原因所致高钙尿即可诊断。进一步可行钙负荷试验明确肾性或吸收性高钙尿。

钙负荷试验：①低钙饮食，停用钙剂、VitD、利尿剂、肾上腺皮质激素，钙摄入小于 250 mg/d。②试验前 1 日 5pm 起禁食，晚 9 时及午夜各饮水 5～10ml/kg。③试验当天 6am 排尿弃去，收集 6am~8am 尿测 Ca/Cr 比值；8am 口服 10%氯化钙 1g/1.73m^2 或元素钙 15～20 mg/kg，后进食早餐；收集 8am~12am 尿测 Ca/Cr 比值。④ 空腹 Ca/Cr 正常，服钙后升高（>0.28）为肠吸收型；空腹 Ca/Cr 升高（>0.21），服钙后无显著改变为肾漏型。肠吸收型予低钙低钠饮食，肾性高钙试用氢氯噻嗪 1～2 mg/（kg·d）口服 6 周。

（2）左肾静脉压迫综合征诊断标准：①一侧肾出血；②尿钙排泄正常；③尿红细胞形态正常；④肾活检基本正常；⑤彩色多普勒检查左肾静脉扩张（受压后左肾静脉内径为主动脉前左肾静脉内径 3 倍以上）。

7. 肾小球性与非肾小球性血尿可同时并存。血尿患者需长期随访尿常规、肾功能、双肾 B 超等以观察病情进展。

（孙良忠）

第十一节　溶血尿毒综合征

长期医嘱	临时医嘱
按儿科常规一级或二级护理	血常规+血小板计数
普食或流质饮食或	网织红细胞计数
低钠饮食（水肿或高血压时）或	血涂片红细胞形态
尿毒症饮食（尿毒症时）	尿常规
测血压 bid~q4h	便常规
记 24 小时出入量	出凝血功能
硝苯地平 0.25~0.5 mg/kg 舌下含	肾功能
服 q12h~q4h（高血压时）	血生化
	肝功能
	肝炎系列+乙肝两对半（prn）
	HIV+梅毒组合（prn）
	血细菌培养和药敏（prn）
	便培养或分离 E. O157：H7
	便细菌培养和药敏
	双肾、膀胱、输尿管、肾静
	脉 B 超
	肾穿刺活检术（prn）

【说明】

1. 本病无特效治疗，主要是早期诊断，综合治疗，包括水、电解质平衡、营养支持、控制严重贫血、积极处理少尿、高血压，肾衰竭者尽早透析等。

2. 一般治疗包括及时纠正水、电解质平衡紊乱，控制高血压：水肿和高血压时限制钠摄入量，血钾高时限制钾摄入；不能进食或腹泻严重者予胃肠道外营养支持，抗感染等。

3. 急性肾衰竭的治疗原则及方法与一般急性肾衰竭治疗相似（详见急性肾衰竭章节）。尽早进行透析治疗为本病治疗成功的关键，故提倡尽早进行透析治疗。透析治疗指征为：无尿>24 小时；BUN 迅速增高且>53.4mmol/L；血钾>6 mmol/L；和（或）伴心衰、肺水肿、顽固性高血压时。

4. 静脉输注新鲜冰冻血浆：可恢复 PGI$_2$ 活性，生成刺激因子及其他抑制血小板聚集的因子。对补体调节异常的非典型 HUS 患者，更建议早期应用。开始每次 30~40ml/kg，以后改为每次 15~20ml/(kg·d) 直至血小板升至正常或 > 150×10^9/L、溶血停止。但应注意由肺炎链球菌所致的 HUS 患儿，禁输血浆，或与血浆置换配合使用；必要时可试用 PGI$_2$ 2.5~5 mg/(kg·min) 静脉滴注、IVIG 400mg/(kg·d) 静滴及 Vit E 1g/m^2 等。

5. 血浆置换疗法：以补充、刺激 PGI$_2$ 生成所需的血浆因子或去除血浆中抑制 PGI$_2$ 的物质。置换剂量是 40ml/(kg·d)，直至患者血小板数量达到 150×10^9/L 以上 2~3 天后才可停止。

6. 纠正贫血：一般主张尽可能少输血，以免加重微血管内凝血。如 HCT < 0.15 或 Hb < 60g/L 时，可输新鲜洗涤红细胞悬液 2.5~5 ml/(kg·次)，2~4 小时内缓慢输入。必要时可隔 6~12 小时重复输入，维持血红蛋白 70~80g/L。血小板减少伴较重出血可输血小板，但须注意输入血小板可加重血栓形成。尿少、血容量过多患儿输血须谨慎，有高钾血症者应先行透析治疗后再输血。

7. 抗凝及纤溶治疗：抗凝治疗仅用于早期有高凝状态的严重病例，可选用小剂量阿司匹林 1~3mg/(kg·d)，有抗凝、抑制 PGI$_2$ 及血栓素生成的作用，有利改善病情，而肝素、双嘧达莫等疗效不肯定。纤溶治疗可试用去纤维肽 10 mg/(kg·d) 静滴，或尿激酶（15000~30000U）静滴等。

8. 静注丙种球蛋白（IVIG）：IVIG 中含有能中和与 HUS 相关细菌毒素的抗体，可促进疾病的缓解。推荐剂量为 0.4g/(kg·d)，连用 5 天。

9. 肾移植：部分患儿对上述治疗反应不佳，逐渐出现慢性肾衰竭，可考虑行肾移植，但移植后可再发本病。

（孙良忠）

第十二节　急性肾衰竭（肾性）

长期医嘱	临时医嘱
按儿科常规一级护理	书面病重通知
低盐、低磷、低钾、优质低蛋白饮食或尿毒症饮食	血常规
	尿常规
	便常规
监测血压、呼吸、脉搏	尿渗透压
	肾功能
记 24 小时出入量	肝功能
称体重 qd	血生化
鼻导管吸氧（必要时）	血气分析（prn）
包醛氧淀粉　1 包 tid	红细胞沉降率（ESR）
	风湿系列（ANA、抗 dsDNA、抗 Sm 抗体等）
肾灵（开同）　0.1～0.2g/(kg·d)，分 3 次口服	抗中性粒细胞胞质抗体（ANCA）
	抗肾小球基底膜抗体（抗 GBM）
	血补体（C3、C4、CH50）
双嘧达莫　3～5mg/(kg·d)，分 3 次口服	血免疫球蛋白（IgA、IgG、IgM）
	出凝血功能
	肝炎系列+乙肝两对半（prn）
小施尔康 1 粒　qd	HIV+梅毒组合（prn）
硝苯地平 0.25～1mg/(kg·d)，q6～8h 舌下含服（高血压时）	ASO（prn）
	抗 DNAseB（prn）
	肾小管功能
	尿微量白蛋白（prn）
	24 小时尿蛋白定量
	24 小时尿肌酐
	24 小时尿钠、尿钾
	中段尿细菌培养+药敏（prn）
	双肾、膀胱、输尿管、双肾静脉彩超
	心电图（prn）
	X 线胸部正侧位片（prn）
	X 线腹部平片（prn）
	肾穿刺病理活检（prn 且无禁忌证时）
	10%葡萄糖 50ml ⎫ ivdrip, 4mg/min
	呋塞米 2～5mg/(kg·次) ⎭ qd～bid
	（一次最大量不超过 100mg）
	10%葡萄糖酸钙 0.5ml/kg ⎫ iv 慢！qd～bid
	10%葡萄糖 20ml ⎭（低钙抽搐时）
	5% 碳 酸 氢 钠 5ml/kg　ivdrip（当 HCO_3^- <12mmol/L或 pH<7.2 时，血容量过多、高血压时慎用）
	透析治疗（prn）

【说明】

1. 严格限制入液量：每日液量控制在不显性失水-内生水+显性失水+尿量。不显性失水为 $750ml/m^2$，体温每升高 $1℃$，增加液量 $75ml/m^2$；内生水按 $250\sim350ml/m^2$ 计算。每日基本液量可按 $400ml/m^2$ 计算，用 $10\%\sim20\%$ 的葡萄糖液体补充。显性失水包括呕吐、腹泻、胃肠引流等，丢失多少补多少，用 $1/4\sim1/2$ 张液体补充。液量控制合适，可使患儿体重不增或使原有水过多患儿体重每日减轻 $1\%\sim2\%$，血压稳定，血钠不低于 $130mmol/L$。

2. 营养和饮食：热量以每日 $50\sim60kcal/kg$ 计算，昏迷、呕吐患儿可给予高张葡萄糖加必需氨基酸静滴，使用时要监测血糖，必要时加胰岛素。能进食者予低盐、低磷、低钾、优质低蛋白饮食，蛋白质选用鸡蛋白、鱼和精肉。淀粉选用较纯的植物淀粉，如藕粉、马蹄粉等，如能用氧化淀粉更佳。

3. 水过多的处理：①严格限制水和钠盐摄入。②利尿剂：呋塞米 $2mg/kg$，以每分钟 $4mg$ 静注，无效试用 $10mg/kg$，若仍无效则不再用；呋塞米持续静脉滴注利尿效果优于大剂量一次静脉注射。③当出现严重循环充血、心力衰竭、肺水肿、脑水肿时，及时予以血液净化治疗。

4. 高钾血症的处理：当血钾 $>5.5mmol/L$（$<6mmol/L$）时，注意药物对钾的影响（如青霉素钾盐、醛固酮拮抗剂等）；限制食用含钾丰富的食物如甘薯、香菇、花生、土豆、橘子、香蕉、干果等；不输库存血；供给足够的热卡以防内源性蛋白分解释放钾。

当血钾为 $6\sim6.5mmol/L$，心电图正常者，可用①阳离子交换树脂聚苯乙烯磺酸钠（国产降血钾树脂）口服或保留灌肠每次 $0.3\sim1mg/kg$，每天 $2\sim4$ 次。便秘者可与 $10\%\sim20\%$ 山梨醇混合口服或灌肠。②排钾利尿剂：呋塞米 $1\sim2mg/kg$，以每分钟 $4mg$ 静注。

当血钾超过 $6.5mmol/L$ 或心电图有异常者应予以下紧急处理：①10% 葡萄糖酸钙 $0.5ml/kg$ 加葡萄糖稀释后缓慢静注，密切监视心率，若心率减少 20 次/分，应停注；②5% 碳酸氢钠 $5ml/kg$ 静滴，先快后慢，但需注意有无血容量过多和高血压；③葡萄糖加普通胰岛素（5g：1U）静滴，以促进钾离子向细胞内转移，可持续12小时，必要时可重复；④β-肾上腺素受体兴奋剂沙丁胺醇（舒喘灵）0.5mg加入5%葡萄糖液静滴，通过促进细胞摄取而达到降血钾效果。紧急处理应在心电图监测下进行，以上方法可单用或联合使用，其作用仅维持数小时，重复同一治疗无效；⑤当经上述处理后血清钾依然在6.5mmol/L以上或降而复升，应透析治疗。血液透析作用较快，可在1～2小时内使血钾从7.5～8mmol/L降至正常范围，而腹膜透析需4～6小时。

5. 低钠血症的处理：①稀释性低钠血症：严格限制入水量，不用高渗钠。必要时可透析水分来提高血钠。②缺钠性低钠血症：当血清钠低于120mmol/L、有明显症状如软弱、嗜睡、呕吐、定向障碍、抽搐和昏迷时可用3%氯化钠补充，按3%氯化钠12ml/kg静滴可提高10mmol/L血清钠来计算，先用计算量的一半。也可按［130-血清钠（mmol/L）］×0.3×体重来计算，先用计算的1/3量。慢性缺钠，纠正血钠速度不宜超过每日10mmol/L，以免发生脑桥脱髓鞘脑病。

6. 低钙血症和高磷血症的处理：①出现低钙抽搐时可用10%葡萄糖酸钙0.5ml/kg加10%葡萄糖20ml缓慢静推，注意监测心率；②降低血磷，可用碳酸钙300～400mg/kg，必要时可透析治疗。

7. 代谢性酸中毒的处理：轻、中度酸中毒不需急于补碱，因补碱可致低血钙抽搐和高血容量。当严重酸中毒，血pH<7.20，血清碳酸氢根<12mmol/L时，给予5%碳酸氢钠5ml/kg静滴，可提高血二氧化碳结合力5mmol/L，补碱速度宜慢且需密切观察病情。

8. 高血压的处理：ARF时高血压与原发病、血容量过多、脑水肿等有关。可用硝苯地平、普萘洛尔［0.5～4.0mg/(kg·d)］分4次服、阿替洛尔（atenolol）［1～2mg/(kg·d)］分2次服。在严重高血压可使用硝普钠静脉滴注降压（见急性肾小球肾炎节）。在降压同时应注意治疗致高血压原因，如血容量过多、脑水肿等。

9. 贫血的处理：重度贫血（Hb<60g/L）少量（50～100ml）多次输新鲜血或洗涤浓缩红细胞，同时密切观察血

压、血钾和 BUN。不宜用库存血，因所含 BUN 和钾过高。

10. 血液净化治疗

（1）指征：①严重水钠潴留，有肺水肿、脑水肿倾向；②有明显的尿毒症症状，如频繁呕吐、心包炎、神经病变或无法解释的精神恶化；③血钾持续或反复超过 6.5mmol/L；④BUN>43 mmol/L 或每日 10mmol/L 以上递增；⑤持续难以纠正的酸中毒；⑥需除去可透析的有害物质，如引起中毒的药物、毒素和毒物。

（2）血液净化治疗的方式：儿科以选用腹透为主，对合并多脏器功能衰竭的 ARF 或不适合做血液透析和腹膜透析的小婴儿及腹腔感染和心血管功能不稳定的 ARF 患儿可选用连续性肾脏替代治疗（CRRT），其优点是设备简单、技术要求不高，可在床边进行，能在边远地区进行和不需要大量输血。缺点是：因需全身肝素化易致出血；血滤器易堵塞；超滤量过多，可致血容量急速下降发生休克和降低血中氮质不如腹膜透析和血液透析。血透由于设备、技术要求高，机体病理生理变化大，易致失衡综合征或低血容量休克，应用时要注意。

11. 预防和控制感染：选用无或低肾毒性的抗生素，如青霉素、阿奇霉素或第三、第四代头孢菌素等，并根据 Ccr 来调整药物的剂量和用药的间隔时间。特别要注意的是当第三、第四代头孢菌素与高效利尿剂如呋塞米合用时，肾毒性显著增强，应避免一起应用。

（蒋小云）

长期医嘱	临时医嘱
按儿科常规一级护理	书面病重通知
低盐、低磷、低钾、优	血常规
质低蛋白饮食（或尿	尿常规
毒症饮食）	便常规
监测血压、呼吸、脉搏	尿渗透压
记 24 小时出入量	肾功能
包醛氧淀粉 1 包　tid	血生化
肾灵（开同）0.1 ～	肝功能
0.2g/（kg·d），分 3	肝炎系列+乙肝两对半（prn）
次口服	HIV+梅毒组合（prn）
小施尔康 1 片 qd	出凝血功能
硝苯地平 0.25 ～ 1mg/	红细胞沉降率（ESR）
（kg·d），q6～8h 舌下	风湿系列（ANA、抗 dsDNA 抗体、抗
含服（高血压时）	Sm 抗体等）
重组人红细胞生成素	抗中性粒细胞胞质抗体（ANCA）
（rHuEPO）25 ～ 50U/	抗肾小球基底膜抗体（抗 GBM）
kg，每周皮下注射	血甲状旁腺素
1～3 次（贫血时）	血补体（C3、C4、CH50）
力蜚能 4 ～ 6mg/（kg·	血免疫球蛋白（IgA、IgG、IgM）
d），qd（贫血时）	肾小管功能
1,25(OH)$_2$D$_3$　0.25μg/d，	中段尿细菌培养+药敏（prn）
qd（甲状旁腺激素水平	24 小时尿蛋白定量
升高时）	24 小时尿肌酐
碳酸钙 300 ～ 400mg/	双肾、膀胱、输尿管、肾静脉 B 超
（kg·d），分 3 次口服	心电图
（低钙高磷时）	心脏彩超
	X 线胸正侧位片
	X 线腹平片（prn）
	肾穿刺病理活检（无禁忌证时）
	10%葡萄糖 50ml ┐ivdrip，4mg/min
	呋塞米 2～5mg/（kg·次）┘qd～bid
	（一次最大量不超过 100mg）（水肿、少尿时）

第五章　泌尿系统疾病

【说明】

1. 慢性肾衰竭（CRF）：当肾小球滤过率（GFR）在 $10 \sim 30ml/(min \cdot 1.73m^2)$ 之间，可采用非透析疗法；$GFR < 10ml/(min \cdot 1.73m^2)$，即达到终末期肾病（end stage renal disease，ESRD），则必须进行肾脏替代治疗（透析或肾移植）。

2. 寻找和治疗引起或加重 CRF 的因素：如积极纠正因吐泻或其他原因所致急性水、电解质及酸碱平衡紊乱、积极治疗活动性肾小球病变、手术治疗泌尿道梗阻病变、控制各种感染，清除慢性感染灶、避免肾毒性药物包括损害肾小管间质的中草药的使用。

3. 饮食疗法

（1）供给足够的热量：患儿的热量应达到或超过（有生长迟缓的患儿）同龄儿童推荐的热量。可通过增加饮食中的碳水化合物（糖类、果酱、蜂蜜、葡萄糖聚合物等）和脂肪（中链甘油三酯）来提高热量摄入。个别进食极其困难儿，如果口服热量不足，早期可用鼻胃管甚至胃造瘘喂养。

（2）低蛋白饮食（LPD）：按不同年龄予不同蛋白供应量，年龄愈小需要的蛋白入量愈高，蛋白入量为 <1 岁 $1.8g/(kg \cdot d)$，$1 \sim 2$ 岁 $1.0 \sim 1.5g/(kg \cdot d)$，$2 \sim 16$ 岁 $1g/(kg \cdot d)$。应选用高生物价的优质蛋白（蛋、牛奶、肉、鱼等），牛奶需采用低磷奶粉，限制植物蛋白摄入，可用麦淀粉、马蹄粉和藕粉等。

（3）补充必需氨基酸、α-酮酸和 α-羟酸：必需氨基酸制剂有肾安或肾氨，年长儿可口服胶囊剂，剂量 $0.1 \sim 0.2g/(kg \cdot d)$，分 $3 \sim 4$ 次口服。静脉滴注剂量为 $0.2g/(kg \cdot d)$，滴注需缓慢，每分钟小于 1ml，过快可致头晕、心悸、恶心和面红或全身潮红等副作用。α-酮酸和 α-羟酸制剂有肾灵（开同），$0.1 \sim 0.2g/(kg \cdot d)$，分 3 次口服，可有下列好处：①补充机体所缺氨基酸，改善蛋白质代谢；②转氨基作用利用了氮，减少尿素生成，减轻氮质血症；③降低血磷，增加血钙，减轻继发性甲状旁腺功能亢进；④由于磷和含硫氨基酸的摄入量减少，蛋白代谢产物的减少，改善了代谢性酸中毒；⑤不增加 GFR 和白蛋白排泄，延缓 CRF 进展。长期服用须注意高钙血症。

（4）其他营养素的补充：CRF 患儿还需注意补充维生素 B_1、维生素 B_2、维生素 B_6、维生素 C、叶酸和铁剂等。根据血钙磷水平调整维生素 D 的用量。

4. 维持水、电解质平衡，纠正酸中毒：如无水肿和高血压，一般不必限制水入量。须限制钠摄入量，食盐量婴儿为 $50mg/(kg \cdot d)$，儿童 $2g/d$。高钾血症、高磷血症的处理参见急性肾衰竭。纠正酸中毒可予口服碳酸氢钠或枸橼酸合剂。

5. 高血压的处理：限制水和钠摄入，使用利尿剂、血管紧张素转换酶抑制剂（ACEI）和血管扩张剂等。利尿剂的选择需视肾功能情况。当 $GFR < 30ml/(min \cdot 1.73m^2)$ 时，噻嗪类利尿剂常不能起作用，可改用呋塞米。ACEI 不仅能控制高血压，其具有独特扩张出球小动脉，降低肾小球囊内压，减轻高滤过，减少尿蛋白排泄，抑制系膜细胞增殖和细胞外基质的产生，从而延缓肾小球硬化的发生。ACEI 需一定的残余肾功能作为基础才能发挥作用。因此，开始治疗时 $Scr > 353.6\mu mol/L$ 和未透析的患者，不主张使用 ACEI 制剂，否则会加重肾缺血，加重 CRF 进展。持续高血压可采用以下四联治疗：①限制钠摄入（$2g/d$）；②呋塞米 $1\sim4mg/(kg \cdot d)$，分 2 次口服或静注；③普萘洛尔 $0.5\sim4mg/(kg \cdot d)$，分 4 次口服；④肼苯达嗪 $1\sim5mg/(kg \cdot d)$，分 $3\sim4$ 次口服。

6. 贫血的治疗

（1）补充维生素、叶酸和铁剂。

（2）促红细胞生成素（EPO）：治疗前应先检查患者是否缺铁，有缺铁者应先补充铁剂使游离铁与总铁结合力比 $\geq 30\%$ 后才开始使用 EPO。即使机体没有缺铁，在 EPO 治疗的同时也需常规补充铁剂，才能保证 EPO 的疗效。重组人 EPO（rHuEPO）开始剂量为 $25\sim50U/kg$，每周皮下注射 $1\sim3$ 次，目标是 Hct 升至 $33\%\sim36\%$，或 Hb 上升到 $110\sim120g/L$，然后适当减少 rHuEPO 剂量，并将 Hct 维持在此水平。EPO 的常见副作用是高血压、惊厥和栓塞。

7. 肾性骨病的治疗：肾性骨病是 CRF 的常见合并症，与低钙血症、高磷血症、$1,25(OH)_2D_3$ 缺乏、甲状旁腺功能亢进、慢性代谢性酸中毒及白细胞介素、胰岛素样生长因子等有关。临床表现有肌无力，骨痛，骨骼变形，骨折，儿童生长迟缓。治疗措施包括：

（1）限制磷的摄入：应将食物中磷的供给限制在 $200\sim500mg/d$，限制饮食中的肉类和乳制品。

（2）磷结合剂：传统磷结合剂为氢氧化铝，但因长期服用可致慢性中毒，出现骨痛、近端肌无力、贫血和脑病等，而碳酸钙既能结合磷，又能补充钙，尚可纠正酸中毒，与食物同服可增加在肠道与磷酸盐结合的效果，故目前多以碳酸钙代替铝盐作磷结合剂。服用时必须监测血钙水平，维持血钙、血磷两者乘积低于 70 以下（按 mg/dl 浓度计），以免发生高钙血症和高钙磷乘积而引起的转移性钙化。

（3）$1,25(OH)_2D_3$：能明显升高血钙，抑制甲状旁腺激素基因转录，从而抑制轻、中度的甲旁亢，改善骨病，剂量是 $0.25\sim0.5\mu g/d$。治疗过程中应监测血钙、血磷水平，以防高钙血症、高磷血症和钙磷乘积过多。

（4）甲状旁腺切除术：CRF 患者甲状旁腺素（PTH）分泌量较正常高 10 倍，分泌脉冲频率高 2 倍，大量 PTH 除严重影响钙、磷代谢和骨病外，还可作为尿毒症毒素活化炎症性细胞因子和氧自由基导致动脉硬化、肾小球硬化和肾小管上皮萎缩。以上处理无效，血 PTH 持续升高并有甲旁亢骨病时，可考虑手术切除。

8. 透析指征：①GFR 低于 $10ml/(min \cdot 1.73m^2)$；②威胁生命的严重电解质和酸碱平衡紊乱；③充血性心力衰竭（继发于水过多、高血压和尿毒症性心肌病等）；④肾性骨病、生长停滞等经保守治疗无效；⑤尿毒症性脑病。透析方式在 10 岁以下多选择持续不卧床腹膜透析（CAPD）。

9. 肾移植：原则上所有 CRF 患儿都应行肾移植，因肾移植是 CRF 的最佳治疗手段。只要有合适的供体，均可考虑肾移植。

（蒋小云）

第十四节 肾活检穿刺术

一、术前

长期医嘱	临时医嘱
按儿科常规二级护理	血常规
普通饮食	血型
维生素 K_4 2~4mg tid	尿常规
	肾功能
	血生化
	肝功能
	出凝血功能
	肝炎系列+乙肝两对半
	HIV+梅毒组合
	双肾、膀胱、输尿管 B 超
	局麻者：地西泮 0.1~0.3mg/kg 术前半小时口服
	全身麻醉者：术前禁食、禁饮 6~8 小时
	苯巴比妥钠 2~5mg/kg 术前 30 分钟肌注
	东莨菪碱 0.01mg/kg 术前 30 分钟肌注
	停当日中午及下午口服药
	10% GS 100~250ml ivdrip

长期医嘱	临时医嘱
按肾穿术后常规二级护理 普通饮食	平卧 24 小时 测呼吸、脉搏、血压 q1h×4 次， 　　稳定后 q4h×4 次 5%GS　100ml　⎫ 酚磺乙胺 5～10mg/kg　⎬ ivdrip 肾活检组织病理检查（光镜、免 　疫荧光、电镜） 尿常规（术后第一次尿） 尿常规（术后次日） 血常规（术后次日）

【说明】

1. 肾活检指征

（1）首次肾活检：①急性肾炎起病，表现为肾功能急剧恶化，疑急进性肾炎；按急性肾炎治疗 2～3 个月病情无好转。②急进性肾炎。③肾病综合征：表现为激素耐药、依赖或频复发；肾炎型肾病综合征；发病年龄<1 岁。④无症状性血尿：畸形红细胞血尿，临床诊断不明时。⑤无症状性蛋白尿。⑥继发性或遗传性肾脏病。⑦原因不明的急性肾衰竭，包括慢性肾脏病肾功能急剧恶化。⑧移植肾：原因不明的肾功能明显减退；严重排斥反应决定是否切除移植肾；怀疑原有肾脏病在移植肾中复发。

（2）重复肾活检：重症肾小球疾病，如新月体性肾炎、重症Ⅳ型狼疮、Ⅳ级或Ⅴ级 IgA 肾病等，治疗好转后应重复肾穿刺，以了解肾组织恢复情况，制定后续治疗方案。

2. 肾活检禁忌证

（1）绝对禁忌证：孤立肾、固缩肾、出血素质并有明显出血倾向、不能控制的高血压、精神病或不配合操作者。

（2）相对禁忌证：活动性肾盂肾炎、肾结核、肾盂积水或积脓，肾脓肿或肾周围脓肿；肾肿瘤或肾动脉瘤；多囊肾或肾脏大囊肿；肾脏位置过高（深吸气肾下极也不达十二肋下）或游走肾；显著肥胖、大量腹腔积液、心功能衰竭、严重贫血、低血容量者；呼吸道感染和发热性疾病。

3. 术前准备

（1）详细询问病史，特别注意有无出血性疾病史。

（2）全面体格检查，注意除外出血性疾病、腹部肿物、肝脾肿大、全身感染性疾病等。

（3）征询家属意见，交代肾活检的必要性和危险性，如出血、感染、肾活检组织中无肾小球、麻醉意外（全身麻醉者）、血尿加重、肾周血肿、动静脉瘘等。签手术同意书，并做好术前病情记录。

（4）停抗凝药物 3 天以上，包括双嘧达莫、肝素及其他抗凝药。

（5）术前及术后 3 天口服维生素 K_4 2~4mg tid；有高凝状态者不用。

（6）训练患儿俯趴位屏气和卧位排尿。

（7）局麻者：术前 30 分钟口服地西泮 0.1~0.3 mg/kg。

（8）婴幼儿及不合作者需全身麻醉者，术前 6 小时禁食禁药，术前 30 分钟肌注：①Sod. Luminal 2~5mg/kg；②Hyoscine 0.01 mg/kg。

4. 穿刺方法：患儿取俯卧位，腹部填布卷使腰背和胸臀在同一平面，在 B 超引导下定右肾下极为穿刺点，常规消毒铺巾，利多卡因局麻皮肤和皮下组织，皮肤小切口，经 B 超穿刺固定器的针槽及在实时 B 超的引导下将穿刺针刺至肾脏表面，当肾脏处于最佳穿刺位置时嘱患者屏气，激发活检枪取材并迅速退出。获取肾组织放于冰壶内送检。

5. 术后处理：穿刺局部敷无菌方纱，小沙袋加压 10 分钟，平卧 24 小时，观察患儿的尿色、尿量、呼吸、脉搏和血压，适当应用止血药如酚磺乙胺、注射用血凝酶等。

（莫　樱）

长期医嘱	临时医嘱
按儿科常规二级护理 普食	血常规 尿常规 便常规 肾功能 血生化 肝功能 出凝血功能 肝炎系列+乙肝两对半 HIV+梅毒组合（prn） TORCH、EB 病毒、CMV 病毒抗原抗体或 DNA 等 　　检查（prn） 红细胞沉降率（ESR） C-反应蛋白（CRP） 血清补体（C3、C4、CH50） IgG、IgA、IgM ASO 抗 DNAseB 测定 风湿系列（ANA、抗 dsDNA 抗体、抗 Sm 抗体等） 抗中性粒细胞胞质抗体（ANCA） 抗肾小球基底膜抗体（抗 GBM）（prn） 24 小时尿蛋白定量、尿钙/肌酐 24 小时尿肌酐 尿细菌培养+药敏检查（prn） 尿沉渣抗酸杆菌检查（qd ×3）（prn） 肾小管功能 双肾、输尿管、膀胱+左肾静脉 B 超 父、母尿常规 听力、眼科检查（疑 Alport 综合征） X 线腹部摄片（prn） 静脉肾盂造影（prn） 肾活检（prn） 相关基因检测（prn） PPD 5U 皮试 蛋白尿体位试验：（脊柱前突试验） ①睡眠前将尿排空，次日晨尿留检尿常规 ②排尿后直立挺腰位（靠墙站立，头紧贴墙面，双手撑腰使脊柱前突）保持 10～20 分钟，1 小时后再排尿，送尿常规

【说明】

1. 蛋白尿指当尿中蛋白排出大于正常上限，即 > 100mg/L；随意尿蛋白/尿肌酐比值（g/g）：小于 2 岁者 > 0.5，大于 2 岁者 > 0.2。超过正常上限 10 倍即 > 50mg/(kg·d)，或随意尿蛋白/尿肌酐比值（g/g）> 2.0 时称为肾病水平蛋白尿。

2. 按尿中蛋白来源不同，蛋白尿分为：①溢出性蛋白尿；②肾小球性蛋白尿；③肾小管性蛋白尿；④分泌性蛋白尿；⑤组织性蛋白尿。从临床角度蛋白尿可分为：①体位性蛋白尿；②暂时性蛋白尿（如见于运动、发热、脱水、应激状态时）；③持续性蛋白尿（多属于肾脏疾病而致）。

3. 孤立性蛋白尿：指仅有蛋白尿而无其他临床症状、实验室检查改变及肾功能改变，又可分为体位性和非体位性。

4. 体位性蛋白尿：又常称为直立性蛋白尿，指晨尿正常而仅于直立位后出现的蛋白尿。确诊后如无其他引起蛋白尿的原因，予观察随访，大都预后良好，不需要特殊治疗，注意保障休息（即每日保证一定平卧或斜靠体位的时间）、避免剧烈运动或过度劳累，偶见应用血管紧张素转换酶抑制剂治疗有效的报道。对于因胡桃夹现象导致持续存在的体位性蛋白尿，一旦左肾静脉扩张解除，体位性蛋白尿即可得以缓解。

5. 蛋白尿临床最常见于急性（迁延性或慢性）肾小球肾炎、多种原发性（继发性）肾病综合征，如感染后肾小球肾炎、狼疮性肾炎、紫癜性肾炎、乙型肝炎病毒相关性肾炎等。

6. 肥胖相关性肾小球病：指肥胖症伴发蛋白尿，病理也呈现一定肾损伤。起病隐匿，早期仅出现微量白蛋白尿，随病情进展出现以中分子蛋白为主的显性蛋白尿，可合并镜下血尿，重症可达肾病水平蛋白尿，仅少部分伴血压增高及肾功能改变。部分患儿伴睡眠呼吸暂停。肾病理主要是肾小球肥大，重症还可伴发局灶节段性肾小球硬化。主要是治疗肥胖症，肾小球高滤过阶段即可给予 ACEI、ARB 类药物，后期则除上述治疗外注意降压、保护肾功能，降血脂等。

7. 肾小球滤过屏障的结构蛋白或调节蛋白的相关基因突

变导致的蛋白尿及表现为综合征的蛋白尿性肾脏病：如先天性肾病综合征，部分原发性激素耐药性肾病综合征，Schimke免疫-骨发育不良，甲髌综合征，Dent病等，各有自己原发病特征，需注意鉴别。

8. 治疗原则：①病因治疗；②针对由蛋白尿引起的病理生理改变（如严重的低白蛋白血症、水肿等）以及常伴发的高血脂、高血压等的治疗；③针对蛋白尿本身的治疗，以防止由之引发的肾损伤持续进展。做到早期发现，早期干预，合理安排膳食，适当应用血管紧张素转换酶抑制剂（ACEI）或血管紧张素受体阻断剂（ARB）：小剂量起始，当已有肾功能减退，但血肌酐尚$<265\mu mol/L$（$<3mg/dl$）时应选用双通道（即肝和肾）排泄的制剂，并依肾功能减退程度适度减量；当血肌酐$>265\mu moL/L$时一般主张不用。脱水、血容量不足、使用非甾体抗炎药时慎用或禁用。双侧肾动脉狭窄或孤立肾为禁忌证。

（孙良忠）

第十六节　抗中性粒细胞胞质抗体（ANCA）相关性血管炎

（以 6 岁，20kg 幼儿为例）

长期医嘱	临时医嘱
按儿科常规二级护理	血常规+CRP
优质蛋白饮食	尿常规
周一、四尿常规	便常规
记 24 小时尿量	肾功能
测血压 qd 或 bid	血生化
5% GS　100ml ⎱ ivdrip	肝功能
甲泼尼龙 250 mg ⎰ qod	出凝血功能
双嘧达莫 25mg tid	肝炎系列+乙肝两对半
VitD 400U qd	HIV+梅毒组合（肾活检前）
	血涂片红细胞形态
	红细胞沉降率（ESR）
	血清补体（C3、C4、CH50）
	IgG、IgA、IgM
	ASO
	抗 DNAseB 测定
	风湿系列（ANA、抗 dsDNA 抗体、抗 Sm 抗体等）
	抗中性粒细胞胞质抗体（ANCA）
	抗肾小球基底膜抗体（抗 GBM）
	24 小时尿蛋白定量
	24 小时尿肌酐
	尿细菌培养+药敏检查（prn）
	尿沉渣抗酸杆菌检查（qd ×3）（prn）
	肾小管功能
	双肾、输尿管、膀胱、肾静脉 B 超
	听力、眼科检查（鉴别 Alport 综合征时）
	X 线胸部正侧位片
	胸部 CT（prn）
	头颅 MRI+MRA（有中枢神经系统损害表现时）
	肾穿刺活检术
	PPD 5U 皮试
	NS 100ml ⎱ ivdrip
	环磷酰胺 0.2g ⎰ qd×2
	5% GNS 250ml ⎱ ivdrip
	5%GS　250ml ⎰ qd×2
	NS 5ml ⎱ iv（环磷酰胺前）
	欣贝 2mg ⎰

【说明】

1. 原发性小血管炎是一类以小动脉、小静脉、毛细血管等发生血管壁炎症、纤维素样坏死为病理特征的一组自身免疫性疾病。在原发性小血管炎中，部分疾病的发生与抗中性粒细胞胞质抗体（ANCA）密切相关，因此，称之为ANCA相关性血管炎（AAV）。AAV主要包括韦格纳肉芽肿（WG）、显微镜下多血管炎（MPA）、变应性肉芽肿性血管炎（CSS）和局限于肾脏的血管炎（RLV）。AAV可引起肉芽肿性上呼吸道损害、寡免疫反应性肾小球肾炎和广泛的血管病变。

2. ANCA分为两类：胞质型（Cytoplasmic, cANCA）和核周型（perinuclear, pANCA）。cANCA的抗原为蛋白酶3（PR3），而pANCA的抗原为髓过氧化物酶（MPO）。PR3-cANCA与WG发病密切相关。在WG患者中，cANCA敏感性为28%~92%，特异性为80%~100%。而pANCA多见于MPA和CSS，亦可见于感染、炎性肠病、药物引起的血管炎等情况。

3. 诊断抗中性粒细胞胞质抗体相关性血管炎应除外继发性血管炎或其他原因所致的血管炎，如SLE、过敏性紫癜和药物（如PTU和肼苯哒嗪等）引起的血管炎。应根据患者的临床表现，结合实验室检查结果及活检病理改变加以鉴别。有肺部受累的应与抗肾小球基膜（GBM）抗体肾炎，即肺出血-肾炎综合征（Goodpasture）鉴别，后者抗GBM抗体阳性，且肾活检免疫荧光检查IgG和C3呈线条状沿基底膜分布。

4. 治疗：早期和规范的治疗是改善患者预后的重要因素。糖皮质激素和免疫抑制剂的用法原则上同其他自身免疫性疾病，分为诱导缓解、维持治疗阶段。

诱导治疗：①甲泼尼龙（methyprednisolone）：7~15mg/（kg·d）ivdrip qod×3次，1~3个疗程后改泼尼松1mg/（kg·d）；②CTX：$0.5~0.75g/m^2$ ivdrip每月1次×6次，注意用药前检测血白细胞及肝肾功能，用药时注意止呕、水化尿液。其余对症处理同肾病综合征有关章节。

维持治疗：小剂量激素联合以下免疫抑制药物，维持治疗 1~2 年。免疫抑制药，首选硫唑嘌呤；环磷酰胺，由于其副作用，如性腺抑制等，目前较少用于维持用药；吗替麦考酚酯和环孢素可作为备选。①硫唑嘌呤（AZA）：2mg/(kg·d)，分 2 次服用；②环磷酰胺（CTX）：每 3 个月 1 次，共 8 次，剂量 0.5g/m²；③吗替麦考酚酯（MMF）：20 ~ 30 mg/(kg·d)，定期监测血药浓度；④环孢素：2mg/(kg·d)，谷浓度维持 60~90μg/L。注意用药过程中密切观察药物疗效并监测药物副作用。使用硫唑嘌呤时，应注意监测外周血白细胞，用药初期 1 ~ 2 周检测 1 次血常规，后期应每月检测 1 次。

5. 并发症的处理：①呼吸衰竭：出现呼吸衰竭的患者要及时给予辅助呼吸；②肾衰竭：对肾功能衰竭患者可以进行血液透析或腹膜透析治疗。

（孙良忠）

第六章　血液系统疾病

第一节 地中海贫血（附成分输血）

（以 7 岁，20 kg 为例）

长期医嘱	临时医嘱
按地中海贫血儿科常规二级护理	血常规+网织红细胞计数+血型
普食	尿常规（含尿胆原、尿胆红素）
去铁酮片 0.5g tid	外周血涂片红细胞形态
Vit C 100mg tid	红细胞渗透脆性试验
	血红蛋白电泳分析
	β 地中海贫血基因突变筛查（prn）
	α 地中海贫血基因缺失＋突变筛查（prn）
	血清铁蛋白
	乙肝两对半
	HCV 抗体
	HIV 抗体
	肝功能
	肾功能
	骨髓涂片细胞学检查（prn）
	腹部 B 超（肝、脾）（prn）
	X 线胸部及头颅摄片（prn）
	配同型浓缩红细胞 200ml
	输同型浓缩红细胞 200ml
	马来酸氯苯那敏 2mg（输血前）

【说明】

1. 地中海贫血（thalassemia anemia）简称"地贫"，又称海洋性贫血，是一类先天性珠蛋白链合成障碍引起的贫血综合征。根据受影响的珠蛋白链，可分为 α 地中海贫血和 β 地中海贫血。

2. 地中海贫血的血象特点：地中海贫血也表现为小细胞性贫血，且比缺铁性贫血更明显。血涂片上可见到靶形红细胞、异形红细胞、多嗜性红细胞等，网织红细胞计数大多增高，重度地中海贫血患儿的外周血还常见到有核红细胞。贫血轻重不一，重型地中海贫血血红蛋白低于 60g/L，中间型为 60~100g/L，轻型者血红蛋白可正常或仅为轻度贫血。红细胞形态的改变也与病情的轻重相关，但即使轻型甚至血红蛋白正常者仍可表现出小细胞低色素的改变及出现靶形红细胞。

3. 血红蛋白分析：这是诊断地中海贫血最重要的一项检查，最好在输血前进行。β 地中海贫血重型以 HbF 为主，无或仅含少量的 HbA；中间型 HbF 占 50%~70%，HbA 占 30%~50%；轻型则以 HbA_2 升高为主要表现，可含少量 HbF。α 地中海贫血重型以 HbBart's 为主，多为胎儿水肿、死胎或出生后死亡；中间型（HbH 病）则含 5%~30% 的 HbH；轻型者出生时可检出少量 HbBart's（5%~15%），此后如静止型一样血红蛋白分析正常。部分轻型地中海贫血用血红蛋白分析无法检出，需要结合家族史、红细胞形态甚至基因检测才能诊断。

4. 地中海贫血基因检测：以特异的引物用 PCR 方法可检出地中海贫血的异常基因，可用以确诊轻型地中海贫血，也可为下一胎的产前检查做准备。一般先明确 α 或 β 地中海贫血的诊断，再根据所在地区最常见基因突变类型检测数个基因，从多见到少见的次序进行。重型 β 地中海贫血一般为基因突变的纯合子或双重杂合子；中间型 α 地中海贫血的基因异常为 α^+/α^0（α^0，一般为东南亚型，缺失同一染色体上的两个 α 基因；α^+，同一染色体上一个 α 基因缺失，或一个 α 基因突变）。

5. 输血治疗：输注浓缩红细胞是地中海贫血的主要治疗措施，剂量可按每千克体重 3~4ml 提升血红蛋白 10g/L 来粗略计算，但每次不宜超过 20ml/kg。所输红细胞应避免采自一级亲属以免影响日后骨髓移植时骨髓供体的选择，并尽量选用 2 周内采集的新鲜红细胞以减缓其自然消耗。输血策略有两个：①低量输血，只在贫血严重时才输血，使 Hb 维持在 60~70g/L，目的是维持生存。②高量输血，为目前有条件者首选，反复输血使输血前 Hb 维持在约 100g/L 以上（一般需要每月输注 1 次），维持患儿的正常生长发育和日常活动，并可减少铁的沉积，年幼时开始还可避免骨骼的畸形。

6. 除铁治疗：由于胃肠道对铁吸收的增加和红细胞输注引起的铁沉积，患儿体内铁负荷过多，导致内分泌系统、心脏、肝脏和肾脏等脏器损伤，这是地中海贫血患儿面临的最主要问题，也是国内地中海贫血患儿死亡的主要原因之一，故应予铁螯合剂作除铁治疗。目前除铁剂常用去铁胺，$25 \sim 40mg/(kg \cdot d)$，每周 $5 \sim 6$ 天，皮下缓慢输注或加入等渗葡萄糖水静脉滴注 $8 \sim 12$ 小时。去铁胺的半衰期很短，机体组织铁的释出又是一个缓慢持续的过程，因此除铁的效果与去铁胺持续使用的时间成正比。可以微型注射泵利用患儿夜晚睡眠的时间注射，这样不至于影响其白天的活动。国内也有将去铁胺分次皮下注射，或每次输血时在血中加入 $500 \sim 1000mg$，也有一定作用。由于血清铁蛋白受很多因素影响，除铁疗效的监测最好用肝组织铁测定，或以磁共振成像评估心脏和肝脏的铁沉积。去铁胺的副作用较少，主要为局部皮肤反应，但也有患者表现出神经毒性，需要监测视听功能。去铁胺与维生素 C 合用可提高铁的排出。去铁胺需要注射用药并且影响到患儿的日常生活，因此治疗的依从性是一个很严重的问题。现已有口服的去铁制剂——去铁酮（deferiprone），剂量为每天 $75mg/kg$，分 3 次服用。口服去铁剂疗效稍逊于去铁胺，使用 $2 \sim 6$ 年后一半以上患者肝脏铁沉积严重，且有关节痛、恶心、锌缺乏、可逆性粒细胞减少和再障贫血的副作用，需要密切监测。至于何时开始除铁治疗依个体而不同，一般在血清铁蛋白水平超过 $1000\mu g/L$ 时或输血 $10 \sim 20$ 次后进行，此时患儿年龄多在 $2 \sim 3$ 岁。

7. 脾切除：适应证是明显脾功能亢进引起白细胞减少和血小板降低导致反复感染和出血，输血日益频繁（每年超过 $240ml/kg$ 体重），巨脾引起症状或显著增加了脾破裂的危险。α 地中海贫血效果较好，β 地中海贫血则较差。可用经腹腔镜或开放式手术切脾，要注意有无副脾一并切除，如遗留有副脾，将继续增大以至治疗失败。脾栓塞治疗因无法检查有无副脾以及不能完全栓塞整个脾脏，目前已不主张应用。考虑到严重感染的风险，切脾应 5 岁以上进行，在手术前必须做好预防接种，尤其是肺炎球菌疫苗、脑膜炎球菌疫苗、流感嗜血杆菌疫苗等，切脾手术后遇有发热、感染等需注意细菌感染的可能并积极使用抗菌药物。

8. 造血干细胞移植（HSCT）：这是根治地中海贫血的方法。临床 HSCT 包括骨髓移植（BMT）、外周血干细胞移植（PBSCT）和脐血干细胞移植（UCBT），地中海贫血以 BMT 成功率最高。BMT 最好在年幼时进行，这时铁沉积不多器官损伤未出现，移植后骨髓排斥概率也小。移植的骨髓可完全取代患儿原来的骨髓，也可呈嵌合状态稳定共存。

附：成分输血

全血包括有形成分（红细胞、白细胞、血小板）和血浆，后者含白蛋白、球蛋白、各种凝血因子和其他有机大分子物质，血液的这些成分各自承担着重要的生理功能。临床上输血是一种很重要的、常常是挽救生命的治疗手段。目前临床用血多数来源于无偿捐血者，血源有限，因此合理用血很有必要。另外，输血本身也存在一定的风险，包括输血反应和血源传播性感染。无论是从节约用血还是从减少输血感染的角度看，成分输血无疑是最合理的。成分输血是将全血中的一些主要成分分离开来，根据患者病情的需要，输注某一种或多种血液成分，实行按需输注，尽量避免了输注不需要的成分。目前国内有条件的地区已全面实行了成分输血，除大量出血的抢救外一般已不再采用全血输注。输血前可用抗组胺药物预防过敏反应，但对诊断未明者，尽量避免使用皮质激素，以免影响原发病的诊断。常用的成分输血包括：

1. 红细胞：红细胞的功能主要是携氧，红细胞输注用于贫血患者。是否输注红细胞主要取决于患者 Hb 水平、贫血起病急缓及有无症状、是否合并心肺脑疾病或感染等。一般急性失血超过循环血容量的 25%（约 17ml/kg 体重）时需要输注红细胞，术前 Hb 低于 80g/L 也要输注。慢性贫血的儿童由于机体的自身调节往往可以耐受一定程度的贫血，要否输血更重要的是依据有无症状而不是 Hb 浓度。红细胞制品主要有普通浓缩红细胞和洗涤红细胞。前者去除了绝大部分血浆和白细胞，血细胞比容约为 75%，适用于普通贫血患者；后者所含血浆成分更少，主要用于自身免疫性疾病的患者。对免疫严重缺陷（用抗胸腺球蛋白、器官移植、某些先天性细胞免疫缺陷疾病或 AIDS 晚期等）的患者，输注的红细胞需要加用放射线辐照灭活其中的淋巴细胞以避免发生移植物抗宿主病。临床供应的规格有 100ml，200ml，400ml。一般红细胞输注的剂量为每次 10～15ml/kg。

2. 血小板：血小板的功能为防止出血，输注血小板主要用于血小板减少症或血小板功能缺陷的患者。输血小板的指征包括：血小板低于 $50×10^9$/L 且需要进行有创性操作或正合并有出血的患者；骨髓造血障碍、血小板低于 $20×10^9$/L 且伴感染等增加出血危险的因素者；血小板低于（5～10）×10^9/L（新生儿 $20×10^9$/L）病情稳定无并发症者。血小板的采集主要有机器自动化分离采集法和手工离心采集法。由 200ml 全血制备而来的血小板为 1U，手工法采集的血小板每袋为 1U，容积为 20～30ml；机采法每袋为 15U，容积为 180～200ml。一般血小板输注量每次为 10ml/kg，由于其半衰期很短，取回后应在患者情况许可的范围内快速输注，尽量不超过 2 小时。需要反复多次输注者应滤去其中的白细胞，以减少发生同族免疫反应的可能性以及此后的血小板无效输注。

3. 中性粒细胞：中性粒细胞的功能主要为吞噬、杀灭病原体。输注中性粒细胞有助于加强机体的抗感染能力，但副作用也同样显著，故临床上一般很少应用。中性粒细胞输注适用于粒细胞严重缺乏（低于 $0.5×10^9$/L，新生儿期低于 1×10^9/L、生后 1 周内低于 $3×10^9$/L）同时并发严重或致命的细菌或真菌感染，且抗感染药物治疗无效的患者。对这些患者也可使用大剂量免疫球蛋白和粒细胞集落刺激因子。新采的粒细胞，体重 10kg 以下的婴儿每次输注（1～2）×10^9/kg，较大儿童每次至少 1×10^{10} 个，青春期需（5～8）×10^{10} 个（采集时需用 G-CSF）。粒细胞需每天输注至感染有所控制或粒细胞计数稳定于 $0.5×10^9$/L 以上。

4. 新鲜冰冻血浆（FFP）：含有多种蛋白质，主要用于补充某些临床上无纯化商品供应的凝血因子如 Ⅱ、Ⅴ、Ⅶ、Ⅹ、Ⅺ等，也可用于血栓性疾病以补充一些抗凝蛋白质如抗凝血酶Ⅲ、蛋白 C 和蛋白 S，或用于血浆置换等。因临床上已有白蛋白、球蛋白等更安全的纯化商品，血浆目前已不再用于扩充血容量和提高抗感染力。同样，由于已有纯化的凝血因子Ⅷ、Ⅸ供应，FFP 也不再用于血友病甲、乙，但在诊断未明时可考虑使用。FFP 每次使用剂量为 10~15ml/kg。

5. 冷沉淀：冷沉淀采自快速冻结之血浆，富含纤维蛋白原、Ⅷ因子和 von Willebrand 因子（vWF），主要用于血友病甲、von Willebrand 病和需要补充纤维蛋白原时。供应的冷沉淀一般每袋 1U，容积 20~30ml，采自 400ml 新鲜全血。每 U 冷沉淀含Ⅷ因子约 100U、纤维蛋白原 250mg 及大量的 vWF，输注时剂量要根据不同的病情决定。

（柯志勇）

第二节　葡萄糖-6-磷酸脱氢酶缺乏症

（以 5 岁，18kg，急性溶血为例）

长期医嘱	临时医嘱
按急性溶血性贫血常规一级护理	血常规（含网织红细胞计数）+血型
卧床休息	尿常规（含尿胆原）
普通饮食	外周血涂片红细胞形态检查
鼻导管吸氧	肝功能（含直接、间接胆红素）
5% GS　1500 ml ⎫ ivdrip	肾功能
5% NaHCO₃　100 ml ⎭ qd	血浆结合珠蛋白
维生素 E　50 mg bid	游离血红蛋白定量
	尿血红蛋白定量
	MHb 还原率
	G6PD 活性
	Heinz 小体生成试验
	红细胞渗透脆性试验
	Coombs 试验（直接+间接）
	血免疫球蛋白及补体测定
	血红蛋白电泳
	配同型浓缩红细胞 200ml
	输同型浓缩红细胞 200ml

第六章　血液系统疾病

【说明】

1. 葡萄糖-6-磷酸脱氢酶（G6PD）缺乏症是一种 X 连锁不完全显性遗传病，在我国南方尤其是广东、广西、云南、贵州、四川、海南等地区常见，患病率为 4%～15%。G6PD 缺乏症的临床表现依酶活性缺乏程度而轻重不一：严重缺乏（香港型，酶活性为 0）者表现为无诱因的慢性自发性溶血（先天性慢性非球形红细胞溶血性贫血Ⅰ型，CNSHA-Ⅰ）；大多数患者为中-重度缺乏，平时无症状，仅于感染、使用某些药物、服用蚕豆等时诱发急性溶血性贫血。在新生儿期，G6PD 缺乏也可引起病理性黄疸。

2. 典型的 G6PD 缺乏引起的溶血为服药或进食蚕豆后

1~3 天内出现急性血管内溶血，可有头晕、乏力等贫血症状和黄疸、血红蛋白尿等，严重溶血可以出现肾功能衰竭。溶血为自限性，一般 1~2 周症状开始好转。出现溶血时血红蛋白降低，网织红细胞增多，血中游离血红蛋白增加、结合珠蛋白减少，肝功能检查可发现乳酸脱氢酶增高、间接胆红素升高，尿中出现血红蛋白、尿胆原增加。合并肾功能衰竭时，血肌酐、尿素氮升高，可有酸中毒。

3. G6PD 缺乏的检测包括筛选试验和直接的酶活性测定。筛选试验最常用高铁血红蛋白（MHb）还原试验。MHb 还原率正常>75%，31%~74% 为中间型缺乏，多见于女性杂合子，30%以下为严重缺乏。此试验敏感性高，但特异性稍差，可有假阳性。筛选试验还包括荧光斑点试验和硝基四氮唑蓝（NBT）纸片法。酶活性定量测定有以下四种方法：①WHO 推荐的 Zinkham 法，正常参考值为 12.1 ± 2.09IU/gHb；②国际血液学标准化委员会推荐的 Clock 与 Mclean 法，正常参考值为 8.34 ± 1.59IU/gHb；③NBT 定量法，正常参考值为 $13.1 \sim 30.0$NBT 单位；④G6PD/6-PGD 比值测定，敏感，可提高杂合子的检出率，正常参考值为成人 $1.0 \sim 1.67$，脐带血 $1.1 \sim 2.3$。当血红蛋白受到氧化损伤时，产生变性珠蛋白小体，因此在急性溶血时，Heinz 小体阳性细胞增多，溶血停止后即呈阴性。生理状态下，红细胞 G6PD 活性随细胞衰老而降低，急性溶血后，残存的多为 G6PD 活性较高的"年轻"红细胞，并且患者多数因贫血严重已输入他人的红细胞，此时进行 G6PD 活性检测往往会得到假阴性的结果，必要时可在 2~3 个月后再复查。

4. 引起急性溶血性贫血的常见疾病还包括自身免疫溶血性贫血，以及地中海贫血和遗传性球形红细胞增多症在感染、劳累、药物等因素诱发的"溶血危象"。直接、间接抗人球蛋白试验（Coombs test）是诊断自身免疫溶血性贫血最重要的检查项目，血红蛋白电泳与变性珠蛋白小体（Heinz body）生成试验对诊断地中海贫血（HbH 病）有帮助，外周血涂片红细胞形态学检查以及红细胞渗透脆性试验可确诊遗传性球形红细胞增多症。

5. 对 G6PD 缺乏所致的急性溶血，主要的处理措施为去除诱因，输注浓缩红细胞以纠正严重的贫血。在溶血期间需供给足够的水分和保持尿液呈碱性，以防止血红蛋白在肾小管内沉积造成肾脏损伤，如出现肾功能衰竭应予以相应的治疗。由于为氧化性损伤，也可试用维生素 E 以减轻溶血。急性溶血发生时，由于血红蛋白水平短时间内急剧下降，患儿贫血、缺氧症状往往比较明显，应卧床休息减少氧消耗，必要时吸氧。

6. G6PD 缺乏症溶血的预防：在 G6PD 缺乏症高发地区，应常规在新生儿期进行筛查。临床发现，在新生儿期检出 G6PD 缺乏（NBT 法）者，日后有部分患者其活性可能恢复正常，尤其是女性患儿。最终确定酶活性缺乏者，在日常生活中需避免一些药物和食物包括：抗疟药（伯氨喹啉、奎宁等），退热药（阿司匹林、安替比林等），硝基呋喃类、磺胺类，砜类，萘苯胺，大剂量维生素 K、维生素 C，丙磺舒，川莲、蜡梅花、蚕豆和蚕豆制品等。

（柯志勇）

第三节　再生障碍性贫血

（以 5 岁，17kg 为例）

长期医嘱	临时医嘱
按再生障碍性贫血儿科常规二级护理	血常规+血型
软饭饮食	网织红细胞计数
周一、四血常规	尿常规
司坦唑醇　1mg　bid	便常规
环孢素　50mg　q12h	血 HPV-B19-IgM
SAA 长期医嘱：	血 CMV-DNA 定量
按再生障碍性贫血儿科常规一级护理	血 EBV-DNA 定量
软饭饮食	HAV 抗体
周一、三、五血常规	乙肝两对半
5% GS　500ml ⎫ ivdrip	HCV 抗体
ATG（马）200mg ⎭	HIV 抗体
5% GS　500ml ⎫ ivdrip	肝功能
甲泼尼龙 350 mg ⎭	肾功能
环孢素　50mg　q12h	血清铁蛋白
氯苯那敏　3mg　tid	血红蛋白电泳（含 HbF 定量）
	CD3、CD4、CD8
	免疫五项（IgG、IgM、IgA、C3、C4定量）
	SLE 二项（抗 ds-DNA、ANA）
	尿含铁血黄素
	酸化血清溶血（Ham）试验
	蔗糖水试验
	骨髓涂片细胞学检查
	骨髓活检（必要时）
	造血祖细胞体外培养（有条件时）
	彗星试验（染色体断裂试验）
	同位素^{99}锝骨髓扫描
	胸部 X 线摄片
	PPD 5U 皮试
	必要时，开输血医嘱：
	配同型机采血小板 15U
	输同型机采血小板 15U
	NS　5ml ⎫ iv（输血
	地塞米松　2mg ⎭ 小板前）
	配同型浓缩红细胞 200ml
	输同型浓缩红细胞 200ml

【说明】

1. 再生障碍性贫血（再障，aplastic anemia，AA）包括先天性再障和获得性再障两类，后者又分为找不到明确病因的原发性再障（60%～75%）和有明确原因的继发性再障。引起再障的因素有：①药物；②化学毒物如苯及其衍生物等；③放射线；④病毒感染；⑤继发于其他疾病。患者发病是否与药物、毒物、射线有关可以通过详细的病史询问来判断，而有否病毒感染或其他基础疾病则需要相应的实验室检查。肝炎病毒（HAV、HBV、HCV）、人类细小病毒 B19（HPV-B19）、EB 病毒（EBV）、人类免疫缺陷病毒（HIV）、登革热病毒、疱疹病毒和流感病毒等与再障的发病有关，对再障患者需要进行相应的血清学检查和抗原检测。再障也可继发于系统性红斑狼疮（SLE）、严重联合免疫缺陷症（SCID）及阵发性夜间血红蛋白尿症（PNH）等，还可以作为范可尼贫血的首发表现。除临床症状外，ANA 和抗 ds-DNA 阳性、补体降低等有利于 SLE 的诊断；免疫球蛋白定量、细胞免疫功能的检测可以揭示有无患 SCID；含铁血黄素尿检测阳性、酸化血清溶血（Ham）试验和蔗糖水试验阳性则提示可能患 PNH；染色体断裂试验有助于判断范可尼贫血。有关原发性再障的发病机制，目前认为与造血干细胞（HSC）/祖细胞缺陷、造血微环境缺陷和免疫失调有关。造血祖细胞体外培养显示，红细胞系统、粒细胞系统、单核细胞系统和巨核细胞系统的集落产率明显减少，提示 HSC 增殖功能缺陷。免疫功能检测可见 CD3、CD4 比例降低，CD8 比例增高，CD4/CD8 比例下降甚至倒置，IL-2、r-IFN 和 TNF 等淋巴细胞因子活性增高。有条件时进行这些检查对治疗的决策有一定的参考意义。由于反复的输血，以及铁利用障碍，再障患者血清铁蛋白往往增高；因红细胞系统增生受抑制，同时铁利用障碍，可致红细胞内游离原卟啉（FEP）高。胎儿血红蛋白（HbF）对再障的预后判断有一定价值：慢性再障时 HbF 常增高，急性再障时 HbF 常减低；HbF 低提示病情严重，明显增高则可能预后良好。因造血干细胞质量异常，可致中性粒碱性磷酸酶（N-ALP）增高；如病情好转，则 N-ALP 逐渐恢复。

2. 骨髓涂片检查是诊断再生不良性贫血的最基本项目。重点了解骨髓有核细胞增生情况，粒/红比，各细胞系各阶段细胞的比例，其他非造血细胞（组织细胞、浆细胞等）的比例，以及巨核细胞计数和分化情况。典型的再障骨髓表现为有核细胞增生低下，粒系、红系增生低下，淋巴细胞系比例相对增加，非造血细胞增多，最具意义的是巨核细胞减少或缺乏。慢性再障可有局灶性增生，在增生灶中粒细胞系统和红细胞系统有时下降不明显，但二者的原始和早期幼稚细胞比例仍极少，而且巨核细胞明显减少或缺乏。在诊断再障时，常需多部位骨髓穿刺涂片检查。对不典型的再障，必要时需做骨髓活检，以鉴别增生极度活跃造成"干抽"的急性白血病，以及骨髓纤维化、骨髓增生异常综合征等。再障的骨髓病理活检显示造血细胞明显减少，一般低于30%（急性再障常低于10%），非造血细胞尤其是脂肪细胞和淋巴细胞比例增高，一般不能见到巨核细胞，可见骨髓间质水肿和出血。骨髓核素扫描可估计全身残余骨髓造血组织的量及分布情况，同位素一般选用^{99}锝或^{59}铁。慢性再障可见局部代偿性增生灶。

3. 再障的诊断与分型：1987年全国再障会议（第四届）修订了再障的诊断和分型标准。再障的诊断标准为：①全血细胞减少，网织红细胞绝对值减少；②一般无脾肿大；③骨髓至少一个部位增生减低或重度减低（如增生活跃，须有巨核细胞明显减少），骨髓小粒非造血细胞增多（有条件者应作骨髓活检等检查）；④除外其他疾病如MDS、PNH、急性造血功能停滞，骨髓纤维化、白血病、恶性组织细胞病等；⑤一般抗贫血和补血药物治疗无效。再障诊断确立后，一般再予分型。分型的标准一般为根据外周血象：①网织红细胞<1%，绝对值<$15×10^9$/L；②中性粒细胞绝对值<$0.5×10^9$/L；③血小板计数<$20×10^9$/L。同时具备上述3项中的2项可诊断为重型再障（SAA）。国外标准（Camitta）仅将再障分为重型（SAA）和非重型（NSAA），而不再分慢性和急性。国内标准则将SAA再分急性再障重型（SAA-Ⅰ型）和慢性再障重型（SAA-Ⅱ型），普通型慢性再障（CAA）则相当于NSAA。一般病程在半年之内达到SAA诊断标准者应考

虑为 SAA-Ⅰ型，而起病缓慢、慢性再障病程中加重符合上述条件者为 SAA-Ⅱ型。考虑到儿童生长旺盛，急性起病较多，因此如疾病进展迅速，即使血象中指标略高于上述标准，也应倾向于诊断为 SAA-Ⅰ型。

4. 再障的一般治疗：再障表现为三系血细胞减少，一般治疗措施主要包括支持治疗和防治感染。适当输注浓缩红细胞可减轻贫血、改善症状和有利于造血恢复。一般血红蛋白低于 60g/L 时可输红细胞，但也要参考患者的具体情况：慢性贫血患者耐受较好时可暂不输血；血红蛋白下降较快、出现气促乏力等贫血症状时应放宽指征。反复输血要注意继发性血色病、同种免疫性溶血性贫血等。出血是再障的另一个棘手的问题，内脏大出血尤其是颅内出血是再障死亡的主要原因。一般血小板 $<20\times10^9$/L、患者有活动性出血尤其是有颅内出血可能时，需要输注血小板。在合并感染发热时，血小板消耗增加，输血小板的指征要放宽。输注血小板是预防和控制出血的最有效办法，但如频繁输注则费用昂贵，且可产生血小板抗体使以后的输注无效。

5. 再障的治疗原则：按分型采用不同的治疗方案、早期诊断早期治疗、疗程要足够。对 SAA 患儿，如有配型相合的同胞相关供者，首选 BMT 或 PBSCT；如无此条件，则首选基于 ATG/ALG＋CsA 的联合免疫抑制治疗，次选无关供者HSCT。对 CAA 患儿，以 CsA 为首选，配合雄性激素类药物和支持治疗，也可以中医药辅助治疗。要坚持长期治疗，同时监测疗效和药物副作用，及时调整治疗方案。一般来说，再障治疗开始越早，残存 HSC 越多，造血功能恢复的可能性就越大。CAA 药物治疗起效较慢，常需 3～6 个月以上判断疗效，如果有效需长期巩固治疗一年以上。

6. 环孢素（cyclosporin A，CsA）：是一种含有 11 个氨基酸残基的环型多肽，具有较强的免疫抑制作用。作用机制为抑制 Ts 细胞的比例和功能、减少异常淋巴因子的产生，小剂量还可促进 HSC 生长。CsA 剂量为 5～8mg/（kg·d），分早晚两次口服，疗程一般至少 3～6 个月。服药时需监测血药浓度，有效血浓度为：全血谷浓度 75～200ng/ml，全血峰浓度（服药后 4 小时）300～500ng/ml 或血清峰浓度 200～

400ng/ml。50%~60%患者对 CsA 有效，儿童有效率似乎更高些。预示 CsA 有较好疗效的因素包括：治疗前 WBC 计数高者；诊断时骨髓涂片红/粒比例高者；体外骨髓 GM-CFU 培养，加用 CsA 后集落生长明显增加者。CsA 与其他免疫抑制剂合用可以提高疗效。副作用相对较轻，主要为肝肾损害、高血压、多毛症、齿龈肿胀。虽为免疫抑制剂，但 CsA 并不增加感染的危险。

7. 抗胸腺细胞球蛋白（ATG）/抗淋巴细胞球蛋白（ALG）：考虑到价格和风险等因素，ATG/ALG 仅用于 SAA。用法为猪-ATG 20~25mg/（kg·d）或兔-ATG 2.5~5mg/（kg·d）或马-ALG 10~20 mg/（kg·d），缓慢滴注，连用 5 天为一疗程。ATG/ALG 联合 CsA 治疗 SAA 的疗效与非血缘相关供体的造血干细胞移植相近，可达 70% 以上。影响疗效的因素包括病程长短、病情轻重等，病程短者（3~6 个月内）疗效好。ATG/ALG 疗效似与种族、年龄、性别、病因、既往治疗等因素无关。常见副作用和处理措施包括：①类过敏反应，表现为用药当时出现寒战、发热、皮疹，重者可血压下降甚至休克，主要为对症处理，同时联用大剂量甲泼尼龙可以减轻症状；②血清病，表现为 1~3 周后出现发热、皮疹、关节酸痛，少数有血尿和血小板破坏，可用足量皮质激素治疗，一般数天内症状消失；③血小板下降，必要时输注血小板。再障患者使用 ATG/ALG 治疗缓解后少数可复发，国外报道 2 年复发率约 10%，日后也可能发生克隆性疾病如 PNH、MDS、AML 等，但这两种情况在儿童似乎较少发生。

8. 雄性激素：雄性激素类可促进肾脏产生 EPO，也可提高体内 GM-CSF 的产生；体外实验发现 HSC 表面有雄性激素受体，药物可直接促进红系和粒单祖细胞分化和增殖。雄性激素对红细胞系统的作用优于粒细胞系统，对巨核系的刺激作用较差。主要用于 CAA，对 SAA-Ⅰ无效。常用制剂：①美雄酮（去氢甲基睾丸素，大力补）：0.25~0.5mg/（kg·d），分 2~3 次口服，疗效最佳，但对肝毒性较大。②司坦唑醇（康力龙）：0.1~0.2mg/（kg·d），分 2~3 次口服，疗效稍逊于美雄酮，对肝脏毒性也较明显。③达那唑：10mg/（kg·d），分 2~3 次口服，疗效不及前二者，对肝脏毒性轻微。

④丙酸睾酮（丙睾）：25～50mg/（kg·d），每周2次肌内注射，疗效不及美雄酮及司坦唑醇，对肝脏无毒性，但男性化作用强。由于个体敏感性不同，不管哪种雄性激素类药物，使用时均应注意观察男性化作用的问题，尤其是对女性患儿。

9. 肾上腺糖皮质激素：现已证实糖皮质激素治疗再障基本无效，仅于以下情况使用：①短期、大剂量使用以预防ATG/ALG的过敏反应和血清病；②临时、小剂量应用减轻出血症状。

10. 造血干细胞移植（hemopoietic stem cell transplantation，HSCT）：包括骨髓移植（BMT）、外周血干细胞移植（PBSCT）和脐血干细胞移植（CBSCT）。HSCT适用于SAA，首选同胞供体移植。与白血病患者不同，SAA患者不需要移植物抗白血病（GVL）作用，并且因SAA患者可能有造血微环境损伤而较易发生移植排斥，因此对供受体的HLA的配型要求较白血病更高。经过预处理并输入供体HSC后，患者应注射足量粒细胞集落刺激因子（G-CSF）或粒细胞-单核细胞集落刺激因子（GM-CSF）以促供体细胞植入。植入一般需要2～4周时间。如移植成功，检测可发现受体红细胞血型、HLA表型、性染色体和某些同工酶亚型等转变为供体的特征。

11. 疗效的评定：①基本治愈：贫血和出血症状消失，Hb男>120g/L、女>100g/L，WBC>4.0×10^9/L，血小板>80×10^9/L，随访1年以上无复发；②缓解：贫血和出血症状消失，Hb男>120g/L、女>100g/L，WBC>4.0×10^9/L，血小板有一定程度恢复，随访3个月病情稳定或继续进步；③明显进步：贫血和出血症状明显好转，不输血，血红蛋白较治疗前1个月内常见值上升>30g/L，并维持3个月不降；④无效：血象未能达到明显进步者。评定疗效时应3个月未输血以排除输血对Hb值的影响。

（柯志勇）

第四节　急性白血病

（以 4 岁，16kg，急性淋巴细胞白血病为例）

长期医嘱	临时医嘱
按急性白血病儿科常规二级护理	血常规+血型
普食	尿常规
血常规　q3d	便常规
泼尼松片 12.5mg tid	肝功能
别嘌呤醇片 50mg tid	肾功能
苏打片　　0.5g　tid	血电解质
	乙肝两对半
	抗-HCV
	抗-HIV
	血 CMV-DNA
	血 EBV-DNA
	骨髓穿刺一次
	骨髓细胞学检查（包括组化染色）
	骨髓流式细胞仪免疫学检测
	骨髓多种融合基因检测
	骨髓染色体核型分析
	腰椎穿刺一次
	脑脊液常规
	脑脊液生化
	脑脊液找幼稚细胞
	NS　6ml
	MTX　12.5mg　　鞘内注射
	DEX　4mg
	X 线胸部摄片
	PPD 5U 皮试
	心电图
	腹部 B 超（肝、脾、肾）
	颅脑 MRI+增强

急性淋巴细胞白血病诱导缓解期医嘱

长期医嘱	临时医嘱
按急性白血病儿科常规二级护理 普食 血常规　q3d NS　100 ml ⎫ VCR　1mg ⎭ ivdrip　qw 5% GS　100ml ⎫ DNR　20mg ⎭ ivdrip（1h）qw 5% GS　100 ml ⎱ ivdrip（1h） L-asp　4000 U ⎰ q3d（第5天始） 地塞米松　3mg　bid 辅酶 Q_{10}　10 mg　tid Vit C　0.1g　tid Vit E　50 mg　qd	腰穿一次 咪达唑仑 5mg　po（腰穿前30分钟） 脑脊液常规 脑脊液生化 脑脊液找幼稚细胞 NS　6ml ⎫ MTX　12.5mg ⎬ 鞘内注射 DEX　4mg ⎭ 以下项目视情况必要时检查： 肝功能 肾功能 血电解质（包括血糖） 心电图 血淀粉酶 尿淀粉酶 血脂肪酶 胰腺 B 超检查 胰腺 CT 检查

【说明】

1. 急性白血病（acute leukemia）的诊断：急性白血病的完整诊断包括四方面：①形态学诊断：骨髓涂片细胞学检查，分为急性淋巴细胞白血病（acute lymphocytic leukemia，ALL）和急性髓性白血病（acute myelocytic leukemia，AML），前者又进一步分为 L_1、L_2、L_3 三型，后者包括 $M_0 \sim M_7$ 共 8 种。有时普通的瑞氏染色难以鉴别细胞的类型，可加用其他组织化学染色。髓过氧化酶染色可鉴别淋巴细胞和髓细胞，氟化钠抑制试验有助于鉴定单核细胞。但单靠细胞形态也可能出现误诊，如 AML-M_0 和 M_7 有时就难与 ALL 区分。②免疫学诊断：免疫学检查是以白血病细胞表面的白细胞分化抗原（CD）来鉴定细胞，在急性白血病的诊断、分型及治疗方案选择和预后判断方面有很大的意义。临床上 ALL 免疫分型常用的检测项目有 HLA-DR、TdT、CD_{10}、CD_{19}、CD_{20}、Cyu、SmIg 和 CD_2、CD_3、CD_4、CD_5、CD_7、CD_8等等，前一组阳性者为 B 淋巴细胞，又分 $ALL-B_I \sim B_{VI}$ 共 6 种亚型或早前 B、普通 B、前 B 及成熟 B 四种亚型（依不同协作组方案而不同）；后一组为 T 淋巴细胞的标记，又分 $ALL-T_I \sim T_{III}$ 三种亚型。相对 ALL 来说，AML 细胞免疫学诊断的意义没有那么大，但也可对形态学诊断作出一些修正，尤其是形态学上难以与 ALL 区分时。与 AML 相关的免疫标记有 HLA-DR、CD_{34}、CD_{33}、CD_{11}、CD_{13}、CD_{14}、CD_{15}、$GpⅡb/Ⅲa/Ⅰb$ 等。③细胞遗传学诊断：根据染色体数目异常分低二倍体、高二倍体，核型检查则可发现染色体的易位，但精确度不如特定的基因检测。④分子生物学诊断：特定融合基因的检测对白血病的治疗和预后判断很有价值，并且可以作为监测微小残留病（MRD）的标记，检测技术有 FISH、PCR 等，但白血病基因异常的种类很多，不可能在同一患者检测所有已知的变异基因，临床上只对某一种白血病进行某些项目检查，如对普通的 ALL 患者检测 BCR/ABL、TEL/AML1、MLL 整合基因，对 1 岁以下的 ALL 婴儿检测 MLL-AF4，对 $AML-M_2$ 的患者检测 AML/ETO，$AML-M_3$ 的患者检测 $PML/AR\alpha$，$AML-M_4$eo的患者检测 CBFB/MYHII，等等。检查何种融合基因除依据白血病的类型以外，尚取决于各医疗单位具体的检验条件。

2. 白血病化疗前的其他检查：肝肾功能检查主要是了解患者的状态能否承受强化疗以及化疗药物剂量的调整。化疗后不可避免会出现骨髓抑制，引起贫血、血小板减少等，需要输注相应的血制品，因此化疗前应检查患者的血型以备输血时所用。输注血制品前，应常规了解患者有无感染 HBV、HCV、HIV、CMV、EBV 等病毒，这些病毒也是主要的输血传播病原体，先行检查对日后鉴别是否经输血感染有帮助。国内 CMV 感染在儿童期已很常见，一般不造成损伤，但在白血病患儿，CMV 活跃复制可在骨髓抑制期引起肺炎等严重并发症，并且也可能是白血病复发的一个因素，因此需要积极地抗 CMV 治疗。如同其他需要进行免疫抑制治疗的患者一样，白血病化疗前也要了解患者有无结核病，应作胸片和

PPD 皮试来排除。AML-M$_{3a}$患者常可合并弥散性血管内凝血（DIC），在治疗前和诱导缓解过程中均要监测凝血功能和 D-二聚体，必要时使用肝素及补充凝血因子等治疗。

3. 按急性白血病缓解的难易和复发的危险性，临床上分标危和高危两型（某些协作组尚分中危）。具体分型标准尚未统一，多数参考诊断时年龄和白细胞计数，以及肿瘤细胞的免疫分型和基因特征。此外，对治疗的反应也是很重要的指标。多数 ALL 的化疗方案包含有一个为期 1 周的泼尼松敏感试验，泼尼松 50～60mg/(m^2·d) 分次口服，1 周后如果外周血肿瘤细胞计数仍高于 1×10^9/L，则为泼尼松不敏感，属高危。在进行泼尼松敏感试验前需先做骨髓的免疫学分型和基因检测以免治疗后产生的影响。泼尼松敏感试验的另外一个目的是在强化疗前先用相对较弱的化疗，以免大量肿瘤细胞崩解引起的溶癌综合征。尽管如此，在肿瘤负荷过大的患者，化疗前及化疗开始后早期仍应口服别嘌呤醇和碳酸氢钠以减少核酸分解后产生的大量尿酸对肾脏的损害。除药物之外，尚应叮嘱患者多喝水以促进尿酸排出。

4. 目前国内外儿童标危 ALL 化疗的治愈率已达 80% 以上，AML 化疗治愈率也可近 50%，因此对儿童急性白血病多数主张以化疗为主，造血干细胞移植仅用于难治的高危病例。化疗方案一般为数家医疗单位组成的协作组制订，具体实施时很少再作改动。提高治愈率除可选用合适的化疗方案外，处理化疗并发症以减少与化疗相关的死亡也很重要。不同的化疗药物其副作用各有不同，临床上需有重点地观察和预防。对儿童 ALL，各协作组采用的化疗方案有所不同，但基本上都含有 VDLDEX 及 HD-MTX。VDLDEX 方案包括长春新碱（VCR）1.5mg/m^2，加入生理盐水（NS）中静滴或缓慢静注，每周 1 次共 4 次；柔红霉素（DNR）30mg/m^2 加入 NS 或葡萄糖溶液（GS）中静滴 1 小时，每周 1 次共 2～4 次；左旋门冬酰胺酶（L-asp）4000～6000U/m^2 加入 NS 或葡萄糖溶液（GS）中静滴 1 小时，从该方案的第 5 天开始每 3 天 1 次共 8 次；地塞米松（DEX）6～8mg/(m^2·d)，分 2～3 次口服，第 23 天后开始减量至停用。有些方案（VDLP）以泼尼松 60 mg/(m^2·d) 代替 Dex，即使同为 VDLDEX 方案，具体剂量和用法也各有不同。相对其他化疗药而言，泼尼松的副作用最小，主要为胃黏膜损伤；DEX 效果较泼尼松强，但副作用也相对较大，增加了感染的风险；VCR 的副作用主要有周围神经炎和渗漏时局部组织坏死，需依靠临床症状观察监测，尤其应警惕肠麻痹的发生；DNR 的副作用主要为骨髓抑制和心脏毒性，故需要心电图监测，在多次使用这类蒽环或蒽醌类药时，需要注意累积剂量，以免造成心脏不可逆的损伤；L-asp 最严重的并发症为过敏（多数在再诱导时发生）和胰腺炎、出凝血障碍，L-asp 引起的胰腺炎血、尿淀粉酶升高往往不明显、临床表现不典型，但死亡率非常高，对有腹痛的患者应密切留意，可测定血、尿淀粉酶和脂肪酶等，必要时还可做胰腺 B 超或 CT 以明确诊断。大剂量甲氨蝶呤（HD-MTX）一般用于巩固期化疗，剂量 $2\sim3g/m^2$（B 细胞 ALL）或 $4\sim5g/m^2$（T 细胞 ALL），加入 GS 中首 1/2 小时内滴入总量之 1/10，其余于 23.5 小时内匀速滴入。HD-MTX 与巯嘌呤有协同作用，合用时后者剂量为 $25mg/m^2$ 晚上睡前空腹服。HD-MTX 开始后 2 小时内进行腰穿并鞘内注入化疗药物，36 小时后开始以四氢叶酸解救，每次 $15mg/m^2$，每 6 小时 1 次共 $3\sim6$ 次（视 MTX 血浓度而定）。MTX 的副作用主要为皮肤黏膜损伤，严重者可致死。进行 HD-MTX 化疗时需要大量水化以促进其排出，并最好能有 MTX 浓度监测，如出现排泄延迟则要增加四氢叶酸（CF）解救的次数或剂量。

5. 髓外白血病的防治：由于血-脑屏障和血-睾屏障的存在，大多数化疗药物不能在这些部位达到有效治疗浓度，如果没有积极的髓外防治措施，ALL 患儿 3 年内脑膜白血病（CNSL）发生率可达 50%，睾丸白血病发生率在男性患儿中也可达 $5\%\sim30\%$，而髓外复发迟早会导致骨髓复发。防治 ALL 髓外复发的措施包括多次鞘内注入化疗药物、大剂量 MTX 和头颅放疗。一般在泼尼松试验阶段进行第一次腰穿，以了解有无 CNS 原发受累，但当外周血白细胞计数过高（$30\times10^9/L$ 以上）时腰穿有将外周血肿瘤细胞带进 CNS 的可能，因此一般主张在外周血白细胞降低以后进行。

6. 急性白血病的支持治疗：强烈化疗必然引起骨髓抑

制，此时支持治疗十分重要。粒细胞缺乏时可用粒细胞集落刺激因子（G-CSF）或粒细胞-单核细胞集落刺激因子（GM-CSF），G-CSF/GM-CSF 应在强化疗结束后，粒细胞开始下降时用。

7. 急性白血病患儿的护理：急性白血病毕竟是一种严重的疾病，社会上多数人仍以为是不治之症，因此患儿及其家人面临着巨大的心理压力，长时间、高强度的化疗也给患儿带来巨大的痛苦，因此心理开导是白血病儿童护理的第一关。化疗后白细胞低下时容易合并感染，此时预防感染则是护理工作的重点，应搞好室内空气的清洁尤其是控制陪护人数和限制探视人数，搞好个人卫生、口腔护理、会阴部护理可以明显降低感染的发生率。

（柯志勇）

第五节　免疫性血小板减少症

（以 3 岁，14kg，血小板 $10×10^9$/L 为例）

长期医嘱	临时医嘱
按血小板减少症儿科常规二级护理 卧床休息 软饭饮食 泼尼松 12.5mg　bid	血常规（含血小板计数及形态） 尿常规（含潜血） 便常规（含潜血） 凝血四项（BT、PT、APTT、FIB） 血块退缩试验 毛细血管脆性试验 D-二聚体（必要时） 肾功能 肝功能（含乳酸脱氢酶） ANA+抗 ds-DNA 体液免疫功能+补体检测 幽门螺杆菌抗体检测 抗-HIV（必要时） Coombs Test 血小板抗体（必要时） 骨髓穿刺一次 骨髓细胞学检查 静脉用丙种球蛋白（IVIG）15g ivdrip

【说明】

1. 免疫性血小板减少症（primary immune thrombocytopenia，ITP）的诊断：免疫性血小板减少症旧称特发性血小板减少性紫癜（idiopathic thrombocytopenic purpura，ITP），为一类特发的、血小板免疫性破坏引起的出血性疾病。根据病程，ITP 又分初诊（newly diagnosed，起病 3 个月内）、持续（persistent，症状持续 3~12 个月）和慢性（chronic，症状持续 12 个月以上）。

2. 血小板减少可通过皮肤黏膜等浅表部位的出血症状及

血常规血小板计数容易诊断，但 ITP 则需在排除了其他原因引起的之后才能确诊。引起血小板降低的非免疫性疾病常见的包括白血病、骨髓增生异常综合征、再生障碍性贫血等，而免疫性血小板破坏则包括系统性红斑狼疮等。骨髓检查在国内作为常规进行，但其目的并不是直接支持 ITP 的诊断而主要是排除其他的血液系统疾病。ITP 的骨髓象常见巨核细胞数正常或增多但成熟障碍，幼稚的巨核细胞增多，提示血小板消耗增加。一些非免疫性血小板消耗过多的疾病如症状不明显的 DIC、血栓性血小板减少性紫癜（thrombotic thrombocytopenia，TTP）及婴儿巨大血管瘤（Kasabach-Merritt syndrome），其骨髓象也类似于 ITP，应通过相关的检查及 D-二聚体检测等加以排除。骨髓巨核细胞数减少有时为再生障碍性贫血的早期表现，如按 ITP 治疗则往往反应不佳，最终确诊需要随诊动态监测血象和骨髓象。巨核细胞减少也可见于先天性巨核细胞缺乏症，但后者更多地表现为血小板形态的改变（巨大血小板）。骨髓增生异常综合征有时也会以血小板减少为首发表现，骨髓的改变则主要为巨核细胞形态的异常如小圆巨核细胞和巨幼红细胞。少数急性白血病患儿可以单纯血小板减少起病，如果不作骨髓检查则有可能导致漏诊。一般而言，急性白血病或其他恶性肿瘤的患儿血乳酸脱氢酶（LDH）会明显升高，因此，肝功能检查中谷丙转氨酶正常而孤立性 LDH 升高要警惕白血病引起的血小板减少。系统性红斑狼疮（systemic lupus erythematosus，SLE）患者有时也以血小板减少为初发症状，因此应常规进行 SLE 的筛查包括 ANA、抗-dsDNA、血补体等。在青春期患儿，ANA 升高同时也是 ITP 向慢性化发展的一个预测因子。ITP 患者可因反复出血而致失血性贫血，但合并自身免疫性溶血（Evans 综合征）时也会出现贫血，因此，对合并贫血的 ITP 患者应作 Coombs 试验以排除 Evans 综合征。此外，HIV 感染晚期可导致血小板减少，对有高危因素者要检测 HIV 抗体。有湿疹史和反复感染史的男性血小板减少患儿，还要注意排除 Wiskott-Aldrich 综合征，该病患儿同时存在免疫缺陷，血 IgA 和 IgE 升高、IgM 降低、CD43 阳性淋巴细胞减少。考虑到其敏感性及特异性，急性 ITP 患者并不依赖于血小板抗体检测，现已少做此项检查。近年已发现，在慢性 ITP 患者，部分患者血小板顽固性减少与幽门螺杆菌感染有关，清除该菌可能使血小板得以顺利回升。

3. ITP 的治疗原则：目前尚无证据显示针对 ITP 的治疗能影响 ITP 的自然病程，因此，急性 ITP 治疗的主要目的是使患儿安全度过首段出血危险期（血小板计数 $<20 \times 10^9/L$）。药物治疗主要有免疫球蛋白和糖皮质激素。

4. 糖皮质激素：对急性 ITP，泼尼松每天剂量 1.5 ~ 2mg/kg，疗程 2 ~ 4 周或用至血小板计数超过 $20 \times 10^9/L$，然后减量至停用。在治疗慢性 ITP 时如果泼尼松有效则应缓慢减量以达到维持血小板计数于安全的水平（无出血症状、$20 \times 10^9/L$ 以上）的最小剂量。也可用甲泼尼龙冲击疗法，15 ~ 30mg/（kg·d），连用 3 天后改口服。用糖皮质激素之前应先做骨髓检查排除其他疾病尤其是急性淋巴细胞白血病，因治疗后可干扰其诊断。糖皮质激素可以减少血小板的破坏和降低毛细血管通透性，从而减轻出血症状，但其副作用也很明显，因此不应长期使用，停药后如有复发，可临时再用。

5. IVIG 疗法：大剂量静脉丙种球蛋白可以通过封闭 Fc 受体避免血小板被吞噬细胞破坏，并可抑制免疫反应使血小板抗体减少。剂量为每次 0.8 ~ 1g/kg，持续滴注 6 ~ 8 小时，用 1 次，如果血小板回升不明显可以连用 2 天。适用于急性 ITP 和慢性 ITP 的急性出血期，95% 患者有效，1 天即可使血小板计数回升，但仅维持数天至数周。副作用少见，偶有头痛、呕吐等无菌性脑膜炎症状。IVIG 治疗不影响骨髓的细胞学检查。目前大剂量 IVIG 已成功应用于多种免疫性疾病如皮肤黏膜淋巴结综合征（川崎病）、系统性红斑狼疮、新生儿 ABO 血型不合溶血、自身免疫性溶血、吉兰-巴雷综合征等，一般总剂量为 2g/kg，一次滴完或分 5 天用完。本疗法起效较快、副作用小，但费用昂贵。

6. 抗 Rh-D 抗体：抗 Rh-D 免疫球蛋白可封闭网状内皮细胞的 Fc 受体从而干扰血小板的破坏，起效较 IVIG 治疗稍慢，但持续时间较长。适用于血型为 Rh-D（+）的难治病例，多数患者有效。副作用包括轻度溶血和 Coombs 反应阳性。

7. 抗 CD20：抗 CD20 单克隆抗体（Rituximab，利妥昔单抗）清除 B 淋巴细胞以减少血小板抗体的产生，可用于难治性 ITP，起初每周 1 次，$375mg/m^2$，约一半患者有效。副作用主要为增加严重感染的风险。

8. 免疫抑制剂：对顽固难治病例，可试用长春新碱 $1.5 \sim 2mg/m^2$（每次最大量不超 2mg），加入生理盐水中缓慢静脉滴注，每周 1 次共 6 次，2/3 患者有效，一般 1 周后血小板计数可明显升高，停药后可复发。或硫唑嘌呤口服 $1 \sim 3mg/(kg \cdot d)$，起效慢（$1 \sim 4$ 个月），1/3 至半数患者血小板计数可升高，有效者用至 18 个月，停药后可复发。也可用环磷酰胺、环孢素等，这些免疫抑制的药物副作用较大，疗效不一，因此仅限用于慢性难治的病例。

9. 血小板输注：对 ITP 患者一般不主张输注血小板，适应证仅限于并发内脏出血或需要手术时。由于抗体的存在，输注后提升血小板计数并不明显。

10. 脾切除术：约 72% 患者脾切除后血小板计数可恢复。适用于慢性 ITP 经内科正规治疗，血小板计数持续低于 $20 \times 10^9/L$ 并有反复出血症状者，以及急性 ITP 伴威胁生命的内脏出血而经激素、IVIG 及输注血小板仍不能迅速提升血小板数的患者。考虑到严重感染的风险、IVIG 和抗 Rh-D 的良好效果，以及儿童患者自行缓解的可能性，近年对切脾的指征逐渐严格，已多不主张切脾，适应证限于①年龄 5 岁以上，反复出血、应用药物治疗无效或需长期大量激素维持治疗，病程 1 年以上；②10 岁以上患儿有出血症状，病程超过 3 年，应用保守治疗无效。年龄越小，切脾越应慎重。切脾前必须排除其他疾病引起的继发性血小板减少，并应接种嗜血流感杆菌 B、肺炎链球菌和脑膜炎双球菌疫苗，术后要注意预防细菌感染，对怀疑细菌感染的发热患者要积极使用抗生素。

（柯志勇）

第六节 血 友 病

（以 3 岁，12kg，口腔黏膜出血为例）

长期医嘱	临时医嘱
按血友病常规儿科二级护理	血常规+血型
普食	尿常规
5% GS　250 ml ⎱ ivdrip　qd	便常规
EACA　　　1 g ⎰	凝血功能（PT、APTT、TT）
冷沉淀2U ivdrip　q12h（确诊血友病甲）	凝血因子Ⅷ、Ⅸ、Ⅺ测定
	vWF 测定
同型新鲜冰冻血浆 100ml ivdrip qd（血友病乙）	肝功能
	乙肝两对半
泼尼松 10 mg　tid	抗-HCV
	抗-HIV
	同型新鲜冰冻血浆 100ml ivdrip（未确诊时）

【说明】

1. 血友病（hemophilia）的诊断：血友病分甲、乙、丙 3 种，分别为先天性凝血因子Ⅷ、Ⅸ、Ⅺ缺乏所致的出血性疾病。前两者常为 X-连锁隐性遗传，1/3 患者为自发突变所致；后者为常染色体隐性遗传，相对较少见。还有 1 种少见的基因突变（FⅨ Leyden）可引起儿童期血友病乙，青春期后缓解。血友病缺乏的这 3 种凝血因子均涉及内源凝血途径，凝血功能检查表现为活化部分凝血活酶时间（APTT）延长，重症者常达正常上限的 2~3 倍，但轻症者可仅较对照延长数秒。凝血酶原时间（PT）反映的是外源凝血途径和共同途径，凝血酶时间（TT）反映的是共同途径，故血友病患者 PT 与 TT 均正常，血小板检查也无异常。凝血功能检查仅可作为筛查，确诊仍需测定具体凝血因子的活性。凝血因子活性正常参考范围为 60%~150%（0.6~1.5U/ml）；<1% 为重度缺乏，常见儿童期反复自发出血；1%~5% 为中度缺乏，多于手术、外伤时有异常出血，自发关节出血和血肿的可能

性小；5%～20%为轻度缺乏，于大手术时可出血过多；>20%为亚临床型，平时常无症状，也可见于女性携带者。一般血友病甲出血症状较严重；血友病乙Ⅸ因子活性多为轻、中度缺乏，出血症状较轻；血友病丙出血症状更轻且与Ⅺ因子水平相关性不大。对于出血症状不甚严重的血友病甲，尚需检测von Willebrand因子（vWF）。vWF为Ⅷ因子的载体，其血浓度降低（von Willebrand病）也影响Ⅷ因子水平。无条件检测凝血因子活性的单位可用凝血功能纠正试验来判断属于何种类型的血友病：正常血浆经硫酸钡吸附后含因子Ⅷ和Ⅺ，不含Ⅸ；正常血清则含因子Ⅸ和Ⅺ，不含Ⅷ；如患者凝血功能试验异常被硫酸钡吸附后的正常血浆纠正而不被正常血清纠正，为血友病甲；如被正常血清纠正正而不被硫酸钡吸附后的正常血浆纠正，为血友病乙；两者均可纠正，则为血友病丙。

2. 血友病患者的一般处理：血友病患者有出血倾向，因此，防止外伤是最重要的措施。日常活动既要避免受伤又不能过分限制以免影响正常的生长发育，需要向患儿及其监护人进行耐心宣教。在其他疾病的治疗中尽量不采用注射尤其是肌内注射，避免使用阿司匹林等干扰凝血功能的药物，在拔牙、手术前可能需要预防性输注凝血因子。发生关节出血时，需限制该关节活动并将其置于功能位置，局部可以冷敷。发生颅内出血时，在输注凝血因子基础上脱水降颅内压，必要时穿刺或切开引流积血以抢救生命。

3. 凝血因子替代治疗：这是重度血友病尤其合并出血时最根本的治疗措施，越早使用效果越好。血友病甲首选纯化凝血因子Ⅷ（海莫莱士）。具体用法：鼻出血或早期轻度出血每次用10～15U/kg，每12小时静脉滴注1次，用1～3次或至出血停止；关节血肿形成或轻度创伤活动性出血每次用20～25U/kg，每12小时1次共3～4天或至止血、伤口愈合；危及生命的出血如颅内出血、体腔出血、骨折等每次50U/kg，每8小时1次，用10～14天或至伤势痊愈；以上情况首剂均需加倍量。无纯化Ⅷ因子时可用冷沉淀，每单位（袋）20～30ml，含Ⅷ因子80～100U以及丰富的纤维蛋白原。血友病乙可用纯化Ⅸ因子，用法与前述大致相仿，但Ⅸ因子的半衰期长，每天仅需用1次。新鲜冰冻血浆（FFP）含多种凝血因子包括Ⅷ、Ⅸ、Ⅺ。囿于输注容量的限制，FFP 不能用于严重的血友病甲和乙，仅用于血友病丙、轻症血友病乙及血友病分型未明需要应急处理时。目前尚无纯化的Ⅺ因子供应，血友病丙合并出血时可用 FFP，每次 10~15ml/kg，每天 1 次。

4. 凝血酶原复合物：含因子Ⅱ、Ⅶ、Ⅸ、Ⅹ，现有商品供应（普舒莱士），用于血友病乙，或血友病甲出现凝血因子抑制物时。应注意使用凝血酶原复合物有发生 DIC 和栓塞的危险，一旦出现，需要停药或减量使用。

5. 其他止血药物治疗：1-脱氧-8-精氨酸加压素（DDAVP）促使内皮细胞迅速释放 vWF，使轻症血友病甲患者循环中Ⅷ因子水平升高 2~10 倍，可减轻其出血症状，但对重症患者无效。剂量为每次 0.2~0.3μg/kg，加入 NS 中缓慢静注，或皮下注射，也可经鼻给药。如有必要，12~24小时后可重复使用，但要注意心血管反应和低渗性水中毒等副作用。DDAVP 对重症血友病甲无效。轻症血友病患者尤其是在牙科小手术时也可用抗纤溶药物如 6-氨基己酸（EACA）预防或治疗出血，剂量为每次 0.08~0.12g/kg，静脉滴注，用 5~7 天，禁忌用于肾脏出血伴血尿的患儿或支气管、肺出血的患儿。

6. 凝血因子抑制物：严重血友病需反复输注凝血因子，14%~25%患者在 10 岁左右（通常已输注 20~30 次）出现相应凝血因子的抗体（抑制物），此时再按原量输注往往不能达到应有的止血效果。抑制物的出现可通过凝血功能的纠正试验来判断：患者血浆与正常血浆按 1：1 混合，APTT 延长应被部分或完全纠正，如有抑制物出现则不被纠正。如抑制水平较低，可增大Ⅷ因子用量，其中一部分用以中和抑制物，余下部分作为补充而止血。抑制物水平较高时，单用Ⅷ因子是不合适的，此时如出血量小则不用替代治疗而主要用局部处理；出血量大者首选重组活化因子Ⅶ（Ⅶa，直接活化因子Ⅹ）或活化凝血酶原复合物，但要注意 DIC 和栓塞的危险。出现抑制物后可试用环磷酰胺等免疫抑制剂。在每次输注凝血因子前用大剂量 IVIG，或短时口服泼尼松，能否减少抑制物的产生目前尚无定论。

（柯志勇）

第七节 弥散性血管内凝血

（以 5 岁，18kg 为例）

长期医嘱	临时医嘱
按弥散性血管内凝血儿科 　常规护理 一级护理 半流质饮食 低分子右旋糖酐 100 ml 　ivdrip bid 双嘧达莫 37.5 mg tid 阿司匹林 25mg qd	病危通知 血常规+血型 尿常规 便常规+潜血 肝功能 肾功能 外周血涂片红细胞形态 凝血功能（PT、TT、APTT） 纤维蛋白原（FIB）定量 纤维蛋白降解产物（FDP）定量 D-二聚体定量 抗凝血酶-Ⅲ（AT-Ⅲ） α_2-抗纤溶酶 血细菌培养+药敏（prn） CRP 骨髓细胞学检查（prn） ANA+抗 ds-DNA（prn） 血补体（C3+C4）（prn） 5% GS 500 ml ⎱ ivdrip 肝素 15 mg（1875U）⎰（90ml/h，1 小时 　　　　　　　　后24ml/h） 同型新鲜冰冻血浆 200ml ivdrip（肝素 　化后，prn） 5% GS 100 ml ⎱ ivdrip EACA 1.5 g ⎰（肝素化后，prn）

【说明】

1. 弥散性血管内凝血（disseminated intravascular coagula-tion, DIC）的病因检查：DIC 是由多种病因所引起的一种获得性出血综合征，因此，DIC 的治疗首先要明确病因并祛除病因。引起 DIC 的常见原因有：严重感染尤其是败血症、严重创伤包括大面积烧伤和大手术、免疫性疾病如系统性红斑狼疮和血型不合输血、恶性肿瘤、新生儿硬肿症等。这些病因有些通过病史可以确诊，有些则需要进行必要的检查以明确。根据患者的具体情况，可以进行相应的检查：对有发热或有局部感染证据者可做血细菌培养及 CRP，有肝脾淋巴结肿大或血象提示有白血病可能者做骨髓细胞学检查，有系统性红斑狼疮其他证据者做 ANA、抗 ds-DNA 和补体等。严重DIC 时尿常规和便常规可见到红细胞，同时这两项检查也可提示有无作为 DIC 触发因素的泌尿道、消化道感染和肠坏死。

2. DIC 的诊断：诊断 DIC 的实验室检查包括三部分：①凝血及凝血因子消耗的检测，主要包括血小板计数、纤维蛋白原（FIB）定量、凝血酶原时间（PT）与活化部分凝血活酶时间（APTT）等。在 DIC 实验室检查中，血小板计数与 FIB 定量最敏感，与 DIC 严重程度相关，但当凝血因子的消耗在合成代偿范围内时，则这些检查结果可正常，使诊断困难。同时也须注意纤维蛋白原是一种急性相反应蛋白，在炎症或恶性疾病患者其水平可升高到 6g/L，因此这些患者FIB 定量 2~3g/L 时应被视为已低于正常。PT 反映的是外源途径（因子Ⅶ）与共同途径（因子Ⅹ、Ⅴ、FIB 等）有无异常，超过正常对照 3 秒以上有意义，但在出生 4 天内的新生儿超过 20 秒才有意义。APTT 检验的是外源途径（因子Ⅷ、Ⅸ、Ⅺ、Ⅻ等）与共同途径，延长 10 秒以上有意义，但循环中有狼疮抗凝物或使用肝素时也可延长，而在高凝期反而有可能缩短。②纤溶亢进的检测，包括凝血酶时间（TT）、纤维蛋白降解产物（FDP）和 D-二聚体等。TT 是对共同途径最后一步（FIB 转化为纤维蛋白）的评估，TT 延长反映FIB 减少，或使用了肝素。FDP 诊断 DIC 敏感，但特异性欠缺；D-二聚体反映的是发生交联的纤维蛋白的降解，稍欠敏感但特异性高，正常低于 500μg/L，DIC 患者常超过1000μg/L。③凝血酶和纤溶酶的天然抑制物——抗凝血酶-Ⅲ（AT-Ⅲ）和 α_2-抗纤溶酶。凝血酶产生增加时，AT-Ⅲ迅速下降，低于正常参考值 60% 时为异常，轻度低下也见于家族遗传。纤溶酶原激活时，α_2-抗纤溶酶结合到纤溶酶并被迅速清除，故血浆中 α_2-抗纤溶酶可用以评估纤溶酶产生的速率，DIC 纤溶期常低于 60%。一般情况下，AT-Ⅲ 与 α_2-抗纤溶酶低于 40% 时提示严重的 DIC。α_2-抗纤溶酶的恢复较 AT-Ⅲ 快，后者仍低而前者已接近正常时，常常提示 12~24 小时前 DIC 已得以控制，而 48 小时后两者均将转为正常。诊断的最大困难见于慢性轻症 DIC，以上指标大多数不敏感，此时需要结合临床和 FIB、D-二聚体等考虑。严重肝脏病也给 DIC 的诊断带来困扰，因为多种凝血因子、FIB、AT-Ⅲ、α_2-抗纤溶酶等是由肝脏合成，FDP 及 D-二聚体由肝脏清除，而脾大则可导致血小板减少，在诊断 DIC 时要考虑这些因素。

3. DIC 的一般治疗：首先是祛除诱发 DIC 的病因。对于骨髓功能和肝功能正常的病人，一旦病因祛除，24~48 小时内凝血紊乱将得以纠正。低分子右旋糖酐不仅能扩充血容量，还可疏通微循环、降低血液黏滞度，可用 5~10ml/kg 静脉滴注，全日量不超过 30ml/kg。此外，针对原发病还可使用血管活性药物。

4. 抗凝药物：包括抗血小板凝集药物和肝素。前者用于轻症 DIC，在严重 DIC 可作为辅助药物。阿司匹林、双嘧达莫的剂量为 5~10mg/（kg·d），分次口服。肝素是治疗 DIC 的最主要药物，与 AT-Ⅲ 结合后增强后者拮抗凝血酶和 X 因子活性的作用。肝素尤适用于高凝状态或有栓塞症状者和凝血因子消耗呈进行性下降时。其禁忌证包括：原有血友病等先天性出血性疾病、CNS 出血、溃疡出血、肺结核空洞出血、近期眼、脑、脊髓手术等，但对这些禁忌证仍存有争议，需要根据临床具体情况来判定。用法为每次 75~125U/kg（1mg=125U），静脉滴注或皮下注射，每 4~6 小时 1 次；或首剂 75U/kg，1 小时滴完，以后按每小时 15~25U/kg 的速度滴注。用药期间应监测病人的凝血功能和治疗效果。前者常用 APTT 或 TT，理想的目标为 APTT 达 60~85 秒，低于 60 秒用量增加 10%，低于 50 秒需要再用一次负荷量后增加 10%；如超过 90 秒，则需暂停 30 分钟后再以减少 10% 的速度滴注。每 4 小时监测 1 次至平稳后每天测 1 次。肝素治疗需要密切监测凝血功能，临床操作起来比较麻烦，因此也有主张小剂量使用，0.5~1mg/kg持续24小时匀速静脉滴注，出血好转时可分次皮下注射。小剂量肝素治疗的突出优点是比较安全，一般不需要监测是否过量。开始肝素治疗后可用血小板计数、FIB定量和D-二聚体定量评估疗效，原发病控制、一般情况好转后，如FIB、AT-Ⅲ、α_2-抗纤溶酶逐渐恢复，D-二聚体降低，则考虑停药。肝素过量时，可用鱼精蛋白中和。1mg鱼精蛋白中和1mg肝素，由于肝素半衰期短，在实际使用时可先用一半量。

5. 抗凝血因子：肝素抗凝需要通过AT-Ⅲ起作用，患者的AT-Ⅲ水平很低时肝素的作用受到削弱，需要输注AT-Ⅲ浓缩制剂；革兰阴性杆菌感染并DIC时，用肝素联合输注蛋白C浓缩物有更好的效果。

6. 凝血因子：在活动性DIC未控制前，输注浓缩红细胞、血小板和球蛋白、白蛋白等是安全的，而输注凝血因子有加重凝血之虞，但肝素化后凝血因子低下持续出血，则有必要补充凝血因子如新鲜冰冻血浆、凝血酶原复合物等。

7. 抗纤溶药物：目的是阻止纤维蛋白溶解，防止纤溶亢进性出血。抗纤溶药物用于DIC纤溶期已肝素化的情况下，禁用于高凝期。常用的药物有6-氨基己酸（EACA）、对羧基苄胺（PAMBA）、止血环酸等。

（柯志勇）

第八节 噬血细胞综合征

（以 2 岁小儿，体重 12kg 为例）

长期医嘱	临时医嘱
按噬血细胞综合征儿科常规护理	血常规
一级护理	血型鉴定
普食	尿常规
监测血常规 qd~q3d	便常规
心电、血压、血氧监护	生化检查（肝肾功能、血脂）
地塞米松 2.625mg（3.5片），bid	出凝血功能（包括 APTT、FIB、D-二聚体等）
环孢素 30mg ╱ q12h	铁蛋白定量
NS 250ml ╱ ivdrip	EB 病毒抗体（VCA-IgM）
依托泊苷 78mg 周一、四用	EB 病毒 DNA
	其他病原检测（B19 微小病毒、TORCH 等）
	血培养
	CD3、CD4、CD8、CD19、CD16、CD56
	IgM、IgG、IgA、C3、C4
	骨穿检查（多部位、多次）
	噬血相关基因检测
	胸片（正侧位）
	心电图
	肝胆脾胰、泌尿系、腹膜后淋巴结 B 超
	PPD 皮试
	腰穿脑脊液检查+鞘注（必要时）
	输血制品（必要时）
	书面病重通知

【说明】

1. 噬血细胞综合征（HLH）是由于各种病因导致的单核吞噬系统过度反应，以发热、肝脾肿大、肝功能损害、全血细胞减少为临床表现的综合征。根据病因分为：遗传性 HLH 和继发性 HLH，后者又分感染相关 HLH（最主要是 EBV 相关 HLH，其他如巨细胞病毒、细菌、利什曼原虫等）、肿瘤相关 HLH、自身免疫性疾病相关 HLH（又称巨噬细胞活化综合征）。

2. 目前广泛使用的诊断标准是 HLH 2004 标准：①分子诊断 HLH，发现下列基因的有病理意义的突变：PFR1、UNC13D、Munc18-2、Rab27a、STX11、SH2D1A 或者 BRIC4。或者②满足下列 8 条中的 5 条：a. 发热≥38.5℃，b. 脾大，c. 2 系以上的外周血细胞减少，d. 高甘油三酯血症 [TG>2.99mmol/L（265mg/dl）] 或低纤维蛋白原血症（Fbg<1.5g/L），e. 在骨髓、肝、脾、淋巴结等组织见到增多的噬血细胞，f. NK 细胞活性减低或缺如，g. 铁蛋白>500mg/L，h. CD25（可溶性 IL-2 受体）升高。本诊断标准迄今仍在临床广泛应用，但由于未强调免疫损伤、肝功能损害等病理生理改变的诊断价值，存在特异性不高的缺陷。美国血液年会提出 HLH 2009 标准，值得借鉴：①分子诊断 HLH 相关基因或 X 连锁淋巴细胞增殖症；或者②临床满足：a. 下列 4 项中的 3 项：发热、脾大、2 系以上的血细胞减少、肝炎；并且 b. 至少下列 4 项中的 1 项：铁蛋白升高、噬血细胞增多、CD25 升高（年龄相关）、NK 细胞功能降低或缺如；c. 其他支持依据：高甘油三酯血症、低纤维蛋白原症、低钠血症。

3. HLH 相关基因包括 PRF1、Munc 13.4、STX11、STX-BP2、LYST、RAB27a、AP3B1、SH2D1A（SAP）、BRIC（XIAP）等，可送往有资质的检测单位检查。

4. HLH 2004 方案是治疗 HLH 的模板：地塞米松 10mg/（m²·d），分次口服，每 2 周剂量减半，满 8 周后改为每 2 周口服地塞米松 10mg/（m²·d）×3d，维持 1 年；依托泊苷 150mg/m²，2 次/周×2 周，第 3~8 周改为每周 1 次，满 8 周起改为每 2 周 1 次，维持 1 年；环孢素 4~6mg/（kg·d），分次口服，维持 1 年。如有中枢神经系统症状或脑脊液异常，可予鞘内注射甲氨蝶呤和地塞米松，每周 1 次×4 次。

5. 其他抗 HLH 的治疗方案：IVIG 2g/kg 冲击治疗、CHOP 方案、抗胸腺淋巴细胞免疫球蛋白（ATG）等治疗方法可能也有一定疗效。

6. 原发疾病的治疗：抗肿瘤（肿瘤相关 HLH）、抗感染（EBV 或其他感染）等。

7. 辅助治疗：根据病情需要，适当使用退热、护肝、护胃等。

8. 预后：遗传性 HLH 应该在缓解期尽快行造血干细胞移植（HSCT）；对于诱导不能缓解、复发的 EBV 感染相关 HLH 应行 HSCT。其他类型的 HLH，预后相对可能较好，在积极治疗原发病、诱导缓解后视病情停止维持。

（黄礼彬）

第七章　心血管系统疾病

第一节　病毒性心肌炎

（以 6 岁，体重 20kg 为例）

长期医嘱	临时医嘱
按儿科常规一级护理	血常规
普通饮食	便常规
卧床休息（急性期）	尿常规
心电、血氧、血压监护（重症）	心电图
5% GS 100ml　　　　　　20mg	24 小时动态心电图
Vit C　3.0g　　　　　　ivdrip qd	X 线胸部正侧位摄片
三磷酸腺苷（ATP）	超声心动图+心功能测定
5% GS 100ml	前–脑钠素、心肌酶谱测定
磷酸肌酸钠　2.0g　　ivdrip qd	心肌肌钙蛋白 T 或 I 测定
5% GS 100ml	血电解质+肾功能+肝功能
利巴韦林 0.3g　　ivdrip qd	静脉丙种球蛋白 20g ivdrip qd×
1,6-二磷酸果糖（FDP）10ml bid	2　prn
辅酶 Q_{10}（Co-Q_{10}）10mg tid	10%GS 2ml
VitB_1　10mg　　tid	地塞米松 4mg　　iv prn
卡托普利 6.25mg tid	10%GS 2ml
螺内酯 20mg bid	阿托品 0.2mg　　iv prn

【说明】

1. 病毒性心肌炎诊断：是根据有心功能不全，心源性休克或心脑综合征，心脏扩大（胸片或超声心动图），心电图改变及 CK-MB 升高或心肌肌钙蛋白 I 或 T 阳性等诊断依据进行临床诊断。心脏组织或心包穿刺液分离出病毒或特异性病毒抗体阳性是确诊指标，但临床常不易实行，多是依据发病同时或发病前 1～3 周有病毒感染的证据来支持诊断。特别强调的是应除外其他疾病引起的心脏损害，必要时做相应的检查如抗核抗体、类风湿因子、抗链球菌溶血素 O、红细胞沉降率、C-反应蛋白等。

2. 休息：急性期需卧床休息，以减轻心脏负担。一般休息 1～2 个月，如有心脏增大及心力衰竭（心衰）者需要休息至临床症状消失、心脏大小恢复正常，一般3~6个月以上。

3. 护心治疗：常规应用大剂量 VitC，疗程一般3~4周，剂量为0.1~0.2g/（kg·d），静脉滴注，必要时可直接静注 VitC。其他护心药物常用的有磷酸肌酸钠、肌苷、1,6-二磷酸果糖（FDP）、辅酶 Q_{10}（Co-Q_{10}）、ATP、VitE、$VitB_1$ 及中药等。大剂量静脉丙种球蛋白（IVIG）可减轻心肌细胞损害，建议使用，剂量为2g/kg，分2~3天内静脉滴注。

4. 强心药物：需根据病情合理应用。常用洋地黄类，也可用多巴胺、多巴酚丁胺、米力农。应特别注意：心肌炎患者用洋地黄的量应较常规用量少1/3，并应注意补钾，避免洋地黄中毒，心率慢或伴有房室传导阻滞时不用洋地黄。常用剂量：多巴胺2~10μg/（kg·min），多巴酚丁胺剂量2~5μg/（kg·min），米力农0.5~0.75μg/（kg·min）。

5. 糖皮质激素的应用：一般病例不主张用。病情重、出现心源性休克、心衰或严重心律失常如Ⅲ度房室传导阻滞（AVB）、室性心动过速时应早期、足量应用。常选用以下药物：氢化可的松5~10mg/（kg·d），或地塞米松0.1~0.3mg/（kg·d），甲泼尼龙2~3mg/（kg·d），静注。

6. 抗心律失常治疗：若出现明显的心动过缓、Ⅲ度 AVB 时，可应用阿托品（Atropine）或异丙肾上腺素来维持心率，效果不佳时还需及时安装临时起搏器，以便渡过难关。有快速心律失常出现者按相应措施处理（见后）。

7. 抗病毒感染：病毒性心肌炎是感染病毒后引起的心肌损害，早期治疗可用抗病毒药物如利巴韦林，一般用1~2周。

8. 应用血管紧张素转换酶抑制剂（ACEI）类药物：心衰、心脏扩大是心肌炎的主要表现，ACEI 类药物具有阻断肾素-血管紧张素系统及抑制缓激肽分解的作用，从而逆转心肌重构及减轻心脏前后负担，改善心功能，对治疗有心衰或心脏扩大的心肌炎有益。常用卡托普利（Captopril），0.25~4mg/（kg·d），从小剂量开始，逐渐增加至合适剂量。

9. 利尿剂：有心衰、心脏和肝脏增大时可选择应用，注意电解质失衡，常用呋塞米、氢氯噻嗪（HCT）和螺内酯。

（覃有振）

第二节 心律失常

一、期前收缩

（以6岁，体重20kg为例）

长期医嘱	临时医嘱
按儿科常规一级护理	血常规
普通饮食	便常规
普罗帕酮（心律平）100mg tid	尿常规
Co-Q$_{10}$ 10mg tid	心电图
Vit B$_1$ 10mg tid	24小时动态心电图
Vit C 100mg tid	X线胸部正侧位摄片
ATP 20mg tid	超声心动图
	心肌酶谱测定
	心肌肌钙蛋白测定
	血电解质+肾功能+肝功能
	甲状腺功能（T$_3$、T$_4$、TSH、FT$_3$、FT$_4$）

【说明】

1. 分类与病因：期前收缩又称早搏，是小儿最常见的心律失常。根据异位起搏点的不同分为房性、交界性、室性期前收缩。期前收缩可见于无器质性心脏病的小儿，也可因心肌炎、心肌病、先天性心脏病、电解质或酸碱平衡失调、手术或药物、毒物等因素导致。应进行相关的检查以明确病因，以利于病因治疗。

2. 期前收缩的治疗必须针对病因，如低血钾引起的应补充钾盐；洋地黄中毒引起的应停用洋地黄并给予苯妥英钠和钾盐；心肌炎、心肌病等引起的要给予相应的治疗包括护心治疗。

3. 患儿应注意休息，消除精神压力，避免紧张疲劳。

4. 期前收缩次数不多、无自觉症状、活动后减少或消失的患儿可不需要抗心律失常药物治疗，但应定期随访观察。

5. 以下情况可用抗心律失常药物：①频发期前收缩

（>6 次/分）；②多形性期前收缩；③成对或联律期前收缩；④有 R-on-T 现象的期前收缩；⑤连续 3 次以上的期前收缩；⑥并行心律；⑦难以接受的有自觉症状的期前收缩；⑧有预后意义的室性期前收缩如手术后期前收缩、心肌炎伴多种类型期前收缩、复苏后或复律后的期前收缩，长 Q-T 间期伴室性期前收缩、心肌病伴期前收缩、二尖瓣脱垂并期前收缩及洋地黄中毒引起的期前收缩。

6. 根据期前收缩类型选药：房性、交界性首选β受体阻断剂或普罗帕酮（心律平），无效可选用洋地黄类或胺碘酮；室性期前收缩可选用普罗帕酮（心律平）、β受体阻断剂或美西律、莫雷西嗪及胺碘酮。一般选用一种药物，对顽固性者联合用药时要注意药物的相互作用和影响。

7. 口服常用抗心律失常药物剂量：①普罗帕酮每次 5~7mg/kg，每天 3~4 次，疗效稳定后（一般 2 周）改维持量 3~5mg/kg；②β受体阻断剂常用普萘洛尔（心得安），每次 1~4mg/kg，每天 3~4 次；美托洛尔 0.5mg/(kg·d) 分 2 次口服，每周递增 1 次，递增 0.5mg/(kg·d)，最大耐受量 3mg/(kg·d)；③胺碘酮：$10 \sim 20$mg/(kg·d)，分 3 次，4~14 天后渐减量至 $2.5 \sim 5$mg/(kg·d)，以后每 7 天中用 5 天停 2 天；④美西律：每次 3~5mg，每天 3 次；⑤莫雷西嗪每次 2~6mg/kg，每天 3 次。

二、室上性心动过速
（以 6 岁，体重 20kg 为例）

长期医嘱	临时医嘱
按儿科常规一级护理	心电图　即复！
普通饮食	血常规
卧床休息	便常规
心电监护	尿常规
普罗帕酮（心律平）100mg tid	24 小时动态心电图
Co-Q$_{10}$　10mg　tid	X 线胸部正侧位摄片
Vit B$_1$　10mg　tid	超声心动图
Vit C　100mg　tid	心肌酶谱测定
ATP　20mg　tid	血生化（电解质+肾功能）
	肝功能
	甲状腺功能（T$_3$、T$_4$、TSH、FT$_3$、FT$_4$）
	10% GS　10ml ⎫ iv st！
	普罗帕酮（心律平） ⎬ 缓慢
	20mg ⎭
	心内电生理检查+射频消融术 prn

【说明】

1. 室上性心动过速诊断：发作时的心电图可诊断，阵发性发作者需行动态心电图检测或心电监护来协助诊断。为明确室上性心动过速的类型、发病机制和选药治疗，常需进行心电生理检查，主要是心内电生理检查，食管心房调搏术近年少用。

2. 终止发作药物：常用药物有普罗帕酮（心律平）、腺苷、维拉帕米（异搏定）、β受体阻断剂、洋地黄类或胺碘酮。无心力衰竭（心衰）者首选心律平、腺苷、异搏定，也可选用胺碘酮，有预激综合征则首选β受体阻断剂。有心衰者首选洋地黄类。常用静脉剂量为：心律平每次 1～3mg/kg，无效者可重复 1～2 次。腺苷首剂 50μg/kg，如果无效，每次递增 50~100μg/kg，青少年用 6~12mg 快速静注（ATP 则用每次 0.2~0.4mg/kg）。异搏定每次 0.1~0.2mg/kg，20 分钟后可重复一次，禁用于小婴儿及严重心衰或低血压儿。β受体阻断剂常用普萘洛尔（心得安），每次 0.1~0.2mg/kg；也可用美托洛尔（倍他乐克），每次静注 0.05~0.1mg/kg，一般 2.5mg 2 分钟内注完；艾司洛尔，首次负荷量 0.5mg/kg，1 分钟内注完，继之以 0.05mg/(kg·min) 静滴 4 分钟，5 分钟内无效可重复 1 次。胺碘酮（Cordarone）每次 2.5~5mg/kg（时间大于 30 分钟），无效可重复 1 次。洋地黄类常用毛花苷丙，一般先用 0.02~0.04mg/kg 的半量，根据情况决定是否用剩余的半量。洋地黄类中毒引起的室上性心动过速则禁用洋地黄类药物。

3. 预防复发：发作终止后常需口服药物 6~12 个月来预防。常用地高辛、普萘洛尔（或倍他乐克）、心律平或胺碘酮等。

4. 药物效果不佳者可能需要进行射频消融术，小儿心律失常进行射频消融术有严格的适应证，选择时应慎重。目前适用于 3 岁以上，发作频繁、药物难以满意控制或引起血流动力学障碍者及逆传型房室折返型室上性心动过速的病儿。术前向家长详细交待手术事宜和术中、术后可能发生的并发症，取得家属理解及同意签名。停用抗心律失常药物 5 个半衰期以上，术前禁食 8 小时。小儿常不能充分合作，需静脉镇静麻醉，应选择对心脏传导系统无影响的药物。

三、室性心动过速

（以 6 岁，体重 20kg 为例）

长期医嘱	临时医嘱
按儿科常规一级护理	心电图　即复！
卧床休息	10%GS 10ml
半流质或普通饮食	利多卡因 20mg 〉 iv st! 缓注
心电、血氧监护	血常规+血型
无创血压监护	便常规
吸氧 prn	尿常规
5% GS 100ml	24 小时动态心电图
Vit C 3.0g 〉 ivdrip qd	X 线胸部正侧位摄片
ATP 20mg	超声心动图
胺碘酮 0.1g tid	心肌酶谱测定
或心律平 100mg tid	血生化（电解质+肾功能）即复！
Co-Q$_{10}$ 10mg tid	肝功能
Vit B$_1$ 10mg tid	甲状腺功能（T$_3$、T$_4$、TSH、
	FT$_3$、FT$_4$）
	书面病重通知
	心内电生理检查+射频消融术 prn

【说明】

1. 病因治疗：室性心动过速的病因中，部分病因不明，但常见于心脏手术、心导管检查、心肌炎、心肌病、电解质酸碱平衡失调、药物中毒、Q-T 间期延长综合征等，需做相应的检查确诊，并进行相应的原发病治疗及护心治疗。

2. 室性心动过速是一种严重的快速心律失常，可发展成心室颤动，可突然猝死，需及时诊断并心电监护，有助于及时抢救处理。

3. 终止发作：抗心律失常药物首选利多卡因，每次 0.5~1mg/kg 缓注，必要时可每隔 10~30 分钟重复，转复后以 30~50μg/(kg·min) 静脉滴注维持。其他可选药物有静脉缓注心律平、胺碘酮。洋地黄中毒所致者首选苯妥英钠（大仑丁），静脉用 10~15mg/kg。Q-T 间期延长综合征所致者首选β受体阻断剂。伴有血压下降或心力衰竭者首选同步直流电击复律，1～2瓦秒/kg，转复后再用利多卡因 30～50μg/（kg·min）静脉滴注维持。

4. 预防复发：可口服心律平、胺碘酮、美西律或莫雷西嗪。

5. 药物治疗无效的患儿可做心内电生理检查+射频消融术来治疗。术前注意事项、麻醉与室上速相同。

四、Ⅲ度房室传导阻滞 （AVB）
（以6岁，体重20kg为例）

长期医嘱	临时医嘱
按儿科常规一级护理	血常规+血型
半流质或普通饮食	便常规
卧床休息	尿常规
心电监护	心电图
无创血压监护	24 小时动态心电图
吸氧	X 线胸部正侧位摄片
5%GS 100ml ⎫ ivdrip qd	超声心动图
甲泼尼龙 60mg ⎭	心肌酶谱+BNP 测定
阿托品 0.3mg tid	血电解质或血气分析 即复！
Vit B₁ 10mg tid	肝功能检测
Vit C 0.1g tid	甲状腺功能（T_3、T_4、TSH、FT_3、
FDP 10ml bid	FT_4）
	5%GS 10ml ⎫ iv 慢注！ prn
	阿托品 0.3mg ⎭
	5%GS 250ml ⎫ ivdrip, 0.05～2μg/
	异丙肾上腺素 1mg ⎭ （kg·min） prn
	书面病重通知
	安装人工心脏起搏器 prn

【说明】

1. 患儿无症状，心率又不太缓慢，可不必药物治疗，但要随访观察。患儿有症状，心室率<50 次/分，可用阿托品或异丙肾上腺素。阿托品口服用量每次 0.01～0.02mg/kg，每

日3次，或每次 0.01~0.05mg/kg 静注。异丙肾上腺素一般以 0.05~2μg/(kg·min) 来维持，根据心率来调整。

2. 术后或心肌炎引起者常用糖皮质激素，目的是减轻炎症或水肿，有利于传导系统传导。常静脉用甲泼尼龙 2~3mg/(kg·d)，氢化可的松 5~10mg/(kg·d)，或地塞米松 0.1~0.3mg/(kg·d)。1~2 周后改为口服泼尼松 1~2 mg/(kg·d)，疗程 4~8 周。

3. 安装人工心脏起搏器的指征：反复发生阿-斯综合征，伴有心力衰竭，心室率显著缓慢（婴儿<50 次/分，儿童<40 次/分）而药物治疗无效者。一般先安装临时心脏起搏器，观察 2~4 周仍无恢复窦性心律时考虑安装永久起搏器。

（覃有振）

第三节 心力衰竭

（以 6 岁，体重 20kg 为例）

长期医嘱	临时医嘱
按儿科常规一级护理	书面病重通知
低盐普食或半流质饮食	血常规+血型
半卧或平卧位	便常规
绝对卧床休息	尿常规
吸氧	心电图
心电监护	X 线胸部正侧位摄片
无创血压监护	超声心动图+心功能测定
经皮血氧饱和度监测	血气分析
5%GS 100ml ⎱	前-脑钠素+心肌酶谱测定
Vit C 3.0g ⎰ ivdrip qd	心肌肌钙蛋白 T 或 I 测定
ATP 20mg	血生化（电解质+肾功能）
5% GS 100ml ⎱	即复!
磷酸肌酸钠 2.0g ⎰ ivdrip qd	肝功能
地高辛 0.1mg bid（按洋地黄常规）	10%GS 10ml ⎱ iv st! 慢注
氢氯噻嗪（HCT）25mg bid	毛花苷丙 0.2mg ⎰
螺内酯 20mg bid	10%GS 10ml ⎱ iv 慢注 prn
卡托普利 6.25mg tid	呋塞米 20mg ⎰
FDP 10ml bid	5%GNS 20ml ⎱
Co-Q₁₀ 10mg tid	多巴胺 40mg ⎰ iv 4ml/h prn
Vit B₁ 10mg tid	多巴酚丁胺 40mg ⎰
记 24 小时出入量	

【说明】

1. 病因治疗：小儿心力衰竭（心衰）的病因不同，都应做相应的检查并做相应的对因治疗。

2. 心衰患儿强调卧床休息，必要时需要镇静剂镇静，常用水合氯醛、苯巴比妥钠或地西泮，必要时可用吗啡。

3. 强心治疗：常用洋地黄制剂。用药前应了解患儿近 2 周内洋地黄使用的情况，用药时根据具体情况应用合理剂量，并注意个体化。急性心衰用快速洋地黄类制剂，常用毛花苷丙 0.02~0.03mg/kg（2 岁以上），先给半量，余下半量分 2 次给予（隔 4~6 小时），第二天用地高辛维持量。慢性心衰可直接用慢饱和法强心治疗，即每天口服地高辛维持量。都要注意洋地黄的副作用，密切观察临床表现并定期查心电图和（或）血地高辛浓度。除洋地黄药物外，可选用血管活性药如多巴胺及多巴酚丁胺，多巴胺常用剂量 2~10μg/（kg·min）；多巴酚丁胺 2~5μg/（kg·min），逐渐增至 10~15μg/（kg·min），常常是多巴胺和多巴酚丁胺各 5μg/（kg·min）联合应用，取得较好效果，一般主张短期内使用。还可用米力农 0.5~0.75μg/（kg·min），顽固性心衰甚至需用硝普钠、酚妥拉明或肾上腺素，硝普钠剂量 0.2μg/（kg·min），逐渐增加，酚妥拉明剂量 2~6μg/（kg·min），肾上腺素剂量 0.1~1μg/（kg·min）。

4. 利尿剂是心衰治疗的重要措施之一，急性心衰可静脉用强利尿剂如呋塞米，一般者可用氢氯噻嗪（HCT）和螺内酯口服，对改善症状有益。用法用量：呋塞米每次 0.5~1mg/kg，bid；HCT 每次 1~2mg/kg，bid 或 tid；螺内酯 1~2mg/（kg·d），分 2~3 次服用。需注意利尿后可能发生电解质失衡，尤其是低钾血症，必要时补充钾剂，调整剂量。

5. 血管紧张素转换酶抑制剂（ACEI）类药物：具有阻断肾素-血管紧张素系统及抑制缓激肽分解的作用，从而逆转心肌重构及减轻心脏前后负担，改善心功能，已成为治疗心衰尤其是慢性心衰的基本用药。常用卡托普利（Captopril），0.25~4mg/（kg·d），从小剂量开始，隔 3~5 天加量，逐渐增加至合适剂量。也可用依那普利 Enalapril 0.05~0.1mg/（kg·d），逐渐增量。

6. β受体阻断剂的应用：可以阻断交感神经系统过度激活，减低心肌耗氧，改善心脏舒张功能，可使β受体密度上调，恢复心脏对β受体激动剂的敏感性，并可抑制心肌肥厚及细胞凋亡和氧化应激反应，改善心肌细胞生物学特性，从而增强心脏功能，是治疗慢性心衰的重要药物。常用美托洛尔，初始量为 0.5mg/（kg·d），分 2 次口服，每周递增 1 次，递增 0.5mg/（kg·d），最大耐受量 3mg/（kg·d），持续至少 6 个月，直到心脏缩小接近正常。也可用普萘洛尔，1~

4mg/（kg·d），分2~3次用。

7. 记录 24 小时出入量，避免液体入量过多加重心脏负担。

8. 应用护心药物，常用静滴磷酸肌酸钠、FDP 等，也可用中成药如参脉注射液或黄芪注射液。口服药有 FDP、Vit B、Co-Q$_{10}$等。

（覃有振）

第四节 先天性心脏病

一、左向右分流型先天性心脏病
（以 4 岁，体重 15kg 为例）

长期医嘱	临时医嘱
按儿科常规一级护理	血常规+血型
普通或半流质饮食	出、凝血时间
吸氧 prn	便常规
心电、血压、血氧监护　prn	尿常规
地高辛 0.08mg bid（按洋地黄常规）	心电图
卡托普利 6.25mg tid	X 线胸部正侧位摄片
氢氯噻嗪　12.5mg　bid	超声心动图+心功能测定
螺内酯　10mg　bid	前-脑钠素+心肌酶谱测定
Co-Q$_{10}$　10mg　tid	血生化（电解质+肾功能）
Vit B$_1$　10mg　tid	肝功能
Vit C　0.1g　tid	凝血酶原时间、白陶土部分 　凝血活酶时间
	肝炎系列病毒+HIV 检测
	碘过敏试验
	青霉素 AST
	心导管检查 prn
	介入性治疗术或手术治疗

【说明】

1. 内科治疗：左向右分流型先天性心脏病是最常见的先天性心脏病，常见有室间隔缺损、房间隔缺损和动脉导管未闭。小分流者可无症状，做随访观察；大分流时常有临床症状，或伴有肺动脉高压、心衰。需要吸氧、降肺动脉高压、强心、利尿和护心治疗。降肺动脉高压选用内皮素受体拮抗剂如波生坦，注意肝功能；慎用西地那非，可用血管紧张素转换酶抑制剂（ACEI）如卡托普利或钙离子通道阻滞剂如硝苯地平等。由于多为慢性心衰，强心治疗多用慢饱和法，即每日口服地高辛维持量。利尿剂可选用呋塞米，由于常常需长期应用，故常是 HCT 和螺内酯合用，以防失钾过多。（剂量同前）。

2. 经心导管介入治疗术：是近年来迅猛发展起来的治疗左向右分流型先天性心脏病的技术，该治疗术无需开胸（心），不用体外循环，具有创伤小、简便、安全有效、恢复快的特点，随着技术的日益成熟，已逐渐成为根治该类先心病的首选方法，介入治疗术有其适应证。①动脉导管未闭：年龄≥6个月，体重≥4kg，左向右分流不合并需外科手术的心脏畸形的动脉导管未闭。②房间隔缺损：年龄≥3岁；直径4~36mm的左向右分流的2孔型；缺损边缘至冠状静脉窦、上下腔静脉及肺静脉的距离≥5mm，至房室瓣≥7mm；房间隔的直径>所选用封堵器左房侧的直径；不合并需外科手术的其他畸形。③室间隔缺损：年龄≥3岁，缺损直径小于14mm，对心脏有血流动力学影响的单纯性室间隔缺损，室间隔缺损上缘距主动脉右冠瓣≥2mm，无主动脉脱垂及反流。

3. 介入治疗术或外科手术都要进行术前谈话及家属同意签名。

4. 心导管及介入性治疗术术前准备：常规做出凝血功能和肝炎病毒抗原、抗体的检测。在麻醉师配合下做好全麻常规，术前6~8小时禁食，麻醉前半小时给予麻前用药。

5. 心导管术后密切观测生命体征及伤口情况，预防感染。

二、无分流型先天性心脏病
（以 4 岁，体重 15kg 为例）

长期医嘱	临时医嘱
按儿科常规二级护理	血常规+血型
普通饮食	出凝血时间
Co-Q$_{10}$ 10mg tid	便常规
Vit B$_1$ 10mg tid	尿常规
测血压 bid	心电图
	X 线胸部正侧位摄片
	超声心动图+心功能测定
	心肌酶谱测定
	血生化 （电解质+肾功能）
	肝功能
	凝血酶原时间、白陶土部分凝血活酶时间
	肝炎系列病毒+HIV 检测
	碘过敏试验
	青霉素 AST
	心导管检查 prn
	介入性治疗术或手术治疗

【说明】

1. 该类先天性心脏病一般不必常规强心治疗，但病情严重导致心衰时仍应按心衰治疗。

2. 心导管术及介入治疗的注意事项同左向右分流型先天性心脏病。

三、发绀型先天性心脏病
（以 4 岁，体重 15kg 为例）

长期医嘱	临时医嘱
按儿科常规一级护理	血常规+血型
普通饮食或半流质饮食	出凝血时间
卧床休息	便常规
心电、血压、血氧监护	尿常规
吸氧 prn	心电图
FDP　10ml　bid	X 线胸部正侧位摄片
Co-Q$_{10}$　10mg　tid	超声心动图+心功能测定
Vit B$_1$　10mg　tid	心肌酶谱测定
VitC　0.1g　tid	血生化（电解质+肾功能）
	肝功能
	凝血酶原时间、白陶土部分凝血活酶时间
	肝炎系列病毒+HIV 检测
	碘过敏试验
	青霉素 AST
	心脏 MRI 或 CT　prn
	心导管检查+造影术　prn
	外科手术

【说明】

1. 发绀型先天性心脏病常是复合畸形，常需心脏 MRI 或 CT 甚至心导管检查+造影术才确诊。无创性检查可确诊者不必创伤性检查，尤其是婴幼儿。

2. 心导管术注意事项与前述相同，但对于发绀严重病儿，手术当天吸氧及术前 3 天静脉滴注低分子右旋糖酐 10~15ml/kg。

3. 法洛四联症病儿注意有无缺氧发作，为预防发作，常用普萘洛尔（心得安）口服，剂量每次 0.5~2mg/kg，每日 3 次。

4. 根据不同类型选择手术时机进行外科手术。

（覃有振）

第五节 感染性心内膜炎

（以 6 岁，体重 20kg 为例）

长期医嘱	临时医嘱
按儿科常规一级护理	血常规+血型
半流质或普通饮食	便常规
心电、血压、血氧监护	尿常规
5%GS 100ml ⎫ ivdrip q4h AST PG Na 160 万 U ⎭	血培养+药敏 ×3 次
	红细胞沉降率（ESR）
5%GNS 100ml ⎫ ivdrip q8h AST 氨苄西林 1.5g ⎭	C-反应蛋白（CRP）
	降钙素原（PCT）
FDP 10ml bid	类风湿因子
Co-Q$_{10}$ 10mg tid	前-脑钠素、心肌酶谱
Vit Bco 1 片 tid	心电图
记 24 小时出入量	X 线胸部正侧位摄片
	超声心动图+心功能测定
	血生化（电解质+肾功能）
	肝功能
	静脉丙种球蛋白 5g ivdrip prn
	青霉素 AST
	外科手术 prn

【说明】

1. 检查与诊断：感染性心内膜炎可发生在正常的心脏，但常发生在原有心脏病的基础上，如先天性心脏病、风湿性心脏病及手术后等，应常规查超声心动图、胸片等。红细胞沉降率、C-反应蛋白、PCT 是反映感染的证据，动态观察有助于判断病情。目前诊断感染性心内膜炎的主要临床指标是血培养阳性、超声心动图发现心内膜受累的证据和血管栓塞征象。血培养应在抗生素应用前做，一般做 3 次；已用了抗生素者，在病情允许情况下停用抗生素后采血，提高阳性率。

2. 抗感染治疗：原则是早期、联合、足量，根据药敏试

271

验选用敏感杀菌药，以静脉用药为主，疗程要足。病原菌不明时选用大量青霉素加氨苄西林。青霉素用量一般 20~40 万 U/（kg·d）（不超过 2000 万 U/d），分 3~4 次用；氨苄西林 150~300mg/（kg·d），分 2~3 次。用药 3 天无效应换药，病原菌明确者选用敏感药物。一般抗感染药物应连用 4~8 周，用至体温正常，血象及红细胞沉降率正常，血培养阴性后逐渐停药。

3. 支持疗法：供应充足的热量，可静脉输注丙种球蛋白提高抵抗力。

4. 手术治疗：对瓣膜功能不全引起的中重度心衰，赘生物阻塞瓣膜，反复发生栓塞，真菌感染，经抗生素治疗无效及新发生的心脏传导阻滞者应进行外科手术。

（覃有振）

第六节　风湿性心脏病

（以6岁，体重20kg为例）

长期医嘱	临时医嘱
按儿科常规一级护理	书面病重通知
普通饮食	血常规+血型
卧床休息	便常规
心电、血压、血氧监护	尿常规
吸氧 prn	心电图
5%GS 100ml ⎱ ivdip bid，AST	X线胸部摄片
青霉素　120万U ⎰	超声心动图+心功能测定
5%GNS 100ml ⎱	BNP+心肌酶谱测定
Vit C 3.0g　 ivdip qd	血电解质+肾功能+肝功能
ATP 20mg ⎰	CRP
泼尼松　10mg tid	ASO
地高辛　0.1mg bid	ESR
氢氯噻嗪　25mg bid	咽拭子培养+药敏试验
螺内酯 20mg bid	5%GNS 20ml ⎱
Co-Q$_{10}$ 10mg tid	多巴胺　40mg ⎰ iv 4ml/h prn
Vit B$_1$　10mg tid	多巴酚丁胺 40mg ⎰
卡托普利 12.5mg bid	手术或介入治疗

【说明】

1. 风湿性心脏病是急性风湿热反复发作后发展而成，病变可以累及二尖瓣、主动脉瓣、三尖瓣和肺动脉瓣，以二尖瓣和主动脉瓣多见。诊断时应常规进行心电图、胸片、超声心动图和心功能测定。

2. 休息：风湿性心脏病常引起心脏扩大和心力衰竭者，需要卧床休息，心脏扩大者休息3~6个月，合并心力衰竭者要绝对卧床休息至病情控制后继续休息6个月，逐渐增加活动量。

3. 心力衰竭的治疗：风湿性心脏病常合并心力衰竭，除吸氧、休息和调理饮食外，应给予洋地黄制剂强心治疗，并合用利尿剂和 ACEI 类药物。风湿性心脏病引起的心力衰竭往往示慢性心力衰竭，常采用洋地黄慢饱和法，即用地高辛维持量（1/4 饱和量），分 2 次口服，经 5~7 天后达到稳定的血浓度。急性心力衰竭时仍应先用快速洋地黄饱和，12 小时后再用维持量。利尿剂可改善心力衰竭的临床症状，常用氢氯噻嗪和螺内酯，必要时加用呋塞米（速尿），剂量同前。ACEI 类药物是治疗慢性心力衰竭的基本用药，可逆转心肌重构及减轻心脏前后负荷，改善心功能，常用卡托普利（剂量同前）。多巴胺和多巴酚丁胺 $[5~10\mu g/(kg \cdot min)]$ 可增加心肌收缩力、扩张血管，短期内应用有助于改善心功能。

4. 抗风湿治疗：风湿性心脏病并心力衰竭时常伴有风湿活动，风湿活动的实验室指标如 C-反应蛋白增高、红细胞沉降率（ESR）增快，需要抗风湿治疗。常规应用糖皮质激素，如泼尼松 $1~2mg/(kg \cdot d)$，最大量 $\leqslant 60mg/d$，分次口服，用至心力衰竭控制、实验室指标正常为止，一般疗程为 6~12 周。

5. 预防复发和清除隐匿的链球菌感染：注意清洁卫生，防治龋齿。风湿活动期一般应用青霉素 10 天，剂量 5~10 万 U/(kg·d)，静脉滴注或肌注均可。青霉素过敏者可用红霉素类药物。平时每月注射长效青霉素 120 万 U 以防止链球菌感染，宜作终身药物预防。对青霉素过敏者可改用红霉素类药物口服，每月口服 6~7 天。

6. 护心治疗：可用能量合剂、FDP、$VitB_1$、辅酶 Q_{10} 等。

7. 外科手术或介入治疗：瓣膜病变严重，经内科治疗无效的病例需要外科手术治疗。左心房内无血栓、瓣叶无钙化的单纯二尖瓣狭窄者，可以经心导管球囊扩张成形术进行介入治疗。

（覃有振）

第七节　急性心包炎

（以 6 岁，体重 20kg，化脓性心包炎为例）

长期医嘱	临时医嘱
按儿科常规一级护理	书面病重通知
普通饮食	血常规+血型
半坐卧位休息	便常规
无创性血压监测	尿常规
吸氧 prn	心电图
5%GS 100ml 头孢呋辛 0.75g ｝ivdrip bid	X 线胸部摄片
	超声心动图+心功能测定
5%GS 100ml 丁胺卡那　150mg ｝ivdrip qd	BNP+心肌酶谱测定
	血生化（电解质+肾功能）
HCT　12.5mg　bid	血培养+药敏试验
螺内酯　20mg　bid	肝功能
Vit C　0.1g　tid	CRP
Vit B$_1$　10mg　tid	ASO
	ESR
	抗核抗体
	类风湿因子
	PPD 5U（皮试）
	静脉丙种球蛋白 5g ivdrip prn
	心包穿刺
	心包穿刺液常规+生化检测
	心包穿刺液培养+药敏试验

【说明】

1. 病因诊断：急性心包炎常是全身性疾病的一部分，可由多种致病因子所引起，分为感染性和非感染性两类。前者包括细菌、病毒、结核、真菌和寄生虫等感染，后者有结缔组织病、肿瘤、创伤等。细菌、结核感染及结缔组织病是常见病因。最常见的细菌感染是金黄色葡萄球菌、肺炎球菌、链球菌和流感嗜血杆菌。结缔组织病以风湿热、类风湿病及系统性红斑狼疮多见。心包积液为脓性提示细菌感染，浆液性提示结缔组织病，血性提示结核、肿瘤或病毒所致。选择相关的检查有助于病因的诊断。

2. 抗炎治疗：明确为化脓性心包炎需用抗生素，根据临床经验宜选用耐青霉素酶的青霉素或头孢菌素（头孢拉定、头孢呋辛等）或氨基糖苷类药物，有药敏时依药敏试验结果选药，用至临床症状消失、实验室指标正常为止，疗程一般4~6周。临床上，具体病因不明时也习惯先抗炎治疗。结核性心包炎应进行抗结核治疗，治疗原则与活动性肺结核相同，应联合用药，疗程要足，常采用异烟肼和利福平联合治疗或异烟肼+利福平+吡嗪酰胺三联疗法：异烟肼 10~20mg/（kg·d），顿服，疗程 1~1.5 年；利福平 10mg/（kg·d），疗程 3~6 个月；吡嗪酰胺 20~30mg/（kg·d），3~6 个月。结缔组织病引起者按其常规治疗如糖皮质激素等。心包炎急性期常常加用泼尼松 1~2mg/（kg·d），有利于心包液吸收，减少粘连发生。

3. 心包穿刺：①诊断作用：心包穿刺可证实诊断及鉴别心包积液的性状，尽可能明确病因；②治疗作用：抽出心包积液，解除心脏压塞。抽液不宜过快，第一次抽液≤200ml，以后每次≤500ml，以防心脏突然承受大量血流充盈引起心力衰竭。如中至大量心包积液，为避免反复穿刺抽液，可用硅胶管置于心包内引流，引流心包液≤30ml/min。抽液后可将适量抗生素和（或）激素注入心包内，以减轻炎症、减少心包粘连。如积液太黏稠，抽液或引流不畅，易形成粘连、包裹及心包缩窄，应尽早施行心包切开术引流。心包切开术还可取得活检组织有利于做出病因诊断。

4. 应用利尿剂：适量短期应用利尿剂，可减轻心脏前负荷，减轻内脏（肝脏）淤血。

5. 支持疗法：供应足量的蛋白质和维生素，必要时输注丙种球蛋白、白蛋白，以提高患儿的抵抗力及补偿损失的蛋白质。

（覃有振）

第八节 高 血 压

（以 6 岁，体重 20kg 为例）

长期医嘱	临时医嘱
按儿科常规一级护理	血常规+血型
普食或低盐饮食	便常规
心电、无创性血压监测	尿常规
HCT　25mg　　bid	心电图
硝苯地平 5mg tid	X 线胸部摄片
卡托普利（Captopril）	腹部（尿路）平片
12.5mg tid	超声心动图
或美托洛尔　12.5mg　bid	双肾、肾上腺 B 超
Vit B$_1$　10mg　tid	血生化（电解质+肾功能）
Vit C　0.1g　tid	肝功能
	血胆固醇、甘油三酯
	血醛固酮、肾素、血管紧张素
	血皮质醇测定 prn
	中段尿培养
	24 小时尿肌酐测定
	24 小时尿香草基杏仁酸测定
	24 小时尿 17 羟类固醇及 17 酮类固醇
	静脉肾盂造影 prn
	同位素肾扫描 prn
	MRI 或 CT（双肾、肾上腺、大血管）prn
	血管彩色多普勒或动脉造影 prn

【说明】

1. 病因：小儿高血压以继发性为主，主要是肾脏、肾上腺、内分泌疾病及血管狭窄，所以检查应从这些方面展开，常规检查与选择性检查相结合，尽快确诊病因，利于重要的原发病治疗。疑有肾脏疾病时应做尿培养、肾功能、腹部（尿路）平片、双肾 B 超、CT 或 MRI、同位素肾图、静脉肾盂造影。疑有肾上腺病时应做 24 小时尿 17 羟类固醇、17 酮类固醇、肾上腺 B 超或 CT。疑有主动脉病变时应做超声心动图、MRI、血管彩色多普勒或主动脉造影。疑有内分泌病时应做血皮质醇、肾素、血管紧张素、醛固酮测定。疑为嗜铬细胞瘤时应做 24 小时尿香草基杏仁酸测定。

2. 高血压的治疗：包括非药物治疗和药物治疗。非药物治疗可作为初步治疗，如减轻体重、限制钠盐摄入和体育锻炼。药物治疗针对不同患者采用不同的药物，一般先用一种药，小量开始逐渐加量，无效时更换另一种药物或合用另一药。降压药物分利尿药、β受体阻断剂、α受体阻断剂、ACEI 类药物、血管紧张素 II 受体拮抗剂、钙离子通道阻滞剂和血管扩张剂。降压药物选择：①轻度高血压：单用利尿剂，常用 HCT 每次 $1 \sim 2mg/kg$，每日 $2 \sim 3$ 次，或每次螺内酯 $1 \sim 2mg/kg$，每日 $2 \sim 3$ 次；心率较快则首选β受体阻断剂常用普萘洛尔每次 $0.5 \sim 1mg/kg$，每日 $2 \sim 3$ 次，也可用美托洛尔 $0.5 \sim 2mg/(kg \cdot d)$，每日 $2 \sim 3$ 次。②中度高血压（血压持续在该年龄、性别组的 $95 \sim 99$ 百分位值）：利尿剂加β受体阻断剂或 ACEI 类药物或钙离子通道阻滞剂。③中度以上高血压（血压持续≥99 百分位值）：利尿剂、β受体阻断剂加 ACEI 类药物或钙离子通道阻滞剂，部分需要加血管扩张剂酚妥拉明。ACEI 类药物常用卡托普利，$0.25 \sim 4mg/(kg \cdot d)$，每日 $2 \sim 3$ 次；钙离子通道阻滞剂常用硝苯地平，每次 $0.25 \sim 0.5mg/kg$，每日 3 次；酚苄明剂量 $0.4 \sim 1mg/(kg \cdot d)$。④高血压危象（是指血压持续显著升高，合并有眼底改变或急剧进展的心、肾功能衰竭或脑症状者）：应静脉给予降压药。常用α受体阻断剂酚妥拉明，每次 $0.1 \sim 0.5mg/kg$，静脉缓注或 $1 \sim 4\mu g/(kg \cdot min)$ 的速度滴注。或血管扩张剂硝普钠，用 5%GS 稀释后以 $0.5 \sim 8\mu g/(kg \cdot min)$ 的速度滴注（避光），根据血压情况调整速度。乌拉地尔（压宁定），$2 \sim 12\mu g/(kg \cdot min)$。

3. 原发病的治疗。

（覃有振）

第八章　神经系统疾病

第一节 高热惊厥

（以 1 岁，10kg 婴儿为例）

长期医嘱	临时医嘱
按儿科高热惊厥常规护理	书面病重通知
一级护理	血常规+CRP
持续心电、呼吸、血氧、	血型鉴定
血压监护	尿常规
吸氧（低流量至中流量）	便常规
侧卧、牙垫防咬伤	急诊生化+肝肾功能
记 24 小时出入量（prn）	血气分析　st!
观察瞳孔、意识	降钙素原（PCT）
	微量血糖监测
	出凝血功能（包括 APTT、FIB、D-二
	聚体等）
	感染部位病原学检查
	退热治疗：25%安乃近 滴鼻 st!
	地西泮 3mg iv st!（惊厥未缓解者）
	20%甘露醇 50ml　ivdrip（0.5 小时）
	眼底检查
	头颅影像学检查（CT 或 MRI 平扫+
	增强）
	脑电图
	腰穿脑脊液检查（必要时）
	胸片（正侧位/床边、prn）

【说明】

1. 高热惊厥是指患儿在体温 38℃ 以上，突然出现惊厥，并排除颅内感染、颅内病变、全身器质性疾病如水电解质紊乱等造成的惊厥，多见于 6 月至 5 岁的婴幼儿，常有热性惊厥的家族史。分为单纯型和复杂型，后者可以表现为起病年龄早或晚（如可见于小于 6 月、>5 岁）、局灶性发作、发作时间长（超过 10 分钟），在 24 小时内反复发作。

2. 由于大部分热性惊厥病人发作时间短且有自限性，送到医院时已经往往停止抽搐；仍有惊厥者需紧急予止惊治疗：有静脉通道者，首选地西泮 0.3~0.5mg/(kg·次) iv，或咪达唑仑 0.1~0.3mg/(kg·次) iv；若无静脉通道则推荐肌注咪达唑仑 0.1~0.3mg/(kg·次)，或 10% 水合氯醛 0.5~0.6ml/kg 保留灌肠，也可以选地西泮 0.3~0.5mg/kg 保留灌肠。如仍未能控制，可予咪达唑仑 50~200μg/(kg·h) 维持。不主张肌注苯巴比妥止惊。

3. 病因治疗：如有细菌感染依据，可予抗生素治疗。

4. 脑电图检查：主要推荐用于复杂型高热惊厥患者，需与癫痫伴热性惊厥附加症鉴别。一般建议在病情稳定 2 周后检查。如有出现癫痫性放电改变，可能提示易发展为癫痫。

5. 预防再发：① 间歇预防：既往有高热惊厥者，可在发热病程的前 1~3 天口服地西泮 0.1~0.3mg/(kg·次) tid，或苯巴比妥 3~5mg/(kg·d)，分 2 次口服。② 对于频繁发作的复杂型高热惊厥可给予长期预防：丙戊酸钠 15~30mg/(kg·d)，分 2 次口服，维持 1~2 年，注意查血药浓度、血常规和肝肾功能。

（张洪宇）

第二节　病毒性脑炎

（以 4 岁，16kg 儿童为例）

长期医嘱	临时医嘱
按儿科病毒性脑炎常规护理	书面病重通知
一级护理	血常规+CRP
停留胃管（prn）	尿常规
流质或半流质饮食	便常规
记 24 小时出入液量	PPD 皮试
持续心电、呼吸、血氧、血压监护	血生化
监测瞳孔变化 q2~4h	肝肾功能
吸氧（prn）	血气分析（prn）
吸痰（prn）	血单纯疱疹病毒Ⅰ型、Ⅱ型 IgM
5%GS　100ml ⎫ ivdrip	血巨细胞病毒 IgM
阿昔洛韦　150mg ⎭ q8h	血弓形虫 IgM
10%GS　500ml ⎫	血 EBV-IgM
三磷酸腺苷（ATP）　20mg ⎪ ivdrip	血 MP-IgM
辅酶 A（CoA）　100U ⎬ qd	腰椎穿刺+测压
维生素 C　1.0g ⎭	CSF 常规+生化（同时测血糖）+涂片找细菌+找抗酸杆菌+墨汁染色+细菌培养

临时医嘱（续）

有条件可做血及脑脊液单疱病毒核酸检测

脑电图

头颅 MRI（首选）或 CT（紧急腰穿前）

苯巴比妥　100mg　im

或地西泮　5mg　iv，iv 时需注意病儿呼吸，iv 时间>3min

或 10%水合氯醛 8ml 灌肠

　　上述止惊剂不可同时或紧接着使用

地塞米松　3mg　iv　q8h

20%甘露醇 50ml 快速 ivdrip q8h

5% GS　5ml ⎫ iv（prn）

呋塞米　10mg ⎭

　　二组交替使用

眼底检查（prn）

X 线床边胸部摄片（prn）

【说明】

1. 病毒性脑炎治疗主要是针对高热、惊厥、呼吸衰竭的对症支持疗法。

2. 病儿应隔离在病室内，根据当地实际情况采用空调、风扇、冰块等降温措施，使室温控制在 26~28℃ 之间。高热除采用室内降温措施外，还可用温水擦浴（水温较病儿体温低 2~3℃），35%~50%酒精擦浴、头部冰帽、冷盐水灌肠等物理降温措施，但要注意避免引起病儿寒战。药物降温可选用对乙酰氨基酚 [10~15mg/(kg·次)，q6~8h]，布洛芬 [5~10mg/(kg·次)，q6~8h] 等。病儿体温控制在 38.5℃ 以下即可，若高热不能顺利控制时可用亚冬眠即氯丙嗪及异丙嗪各 1mg/(kg·次) 肌注，必要时每 4~6 小时重复 1 次，以达到镇静及辅助退热作用。

3. 急性期病儿宜给予清凉流质或半流质饮食，昏迷不能吞咽的病儿用鼻饲。有意识障碍者，需进行口腔、皮肤护理，防止继发感染及压疮发生。昏迷不能闭眼者，用清水或生理盐水冲洗双眼，或红霉素眼膏涂眼，并用消毒凡士林纱布盖于局部，防暴露性角膜炎。

4. 惊厥要查明原因，因高热引起者给予降温；因脑水肿引起者给予脱水；因呼吸道分泌物阻塞，换气不足而使脑细胞缺氧引起者，应吸痰、给氧，必要时行气管插管或气管切开并给予机械通气人工呼吸。止惊药物如苯巴比妥、地西泮、水合氯醛不宜同时应用。

5. 有呼吸道分泌物堵塞者，应给予吸痰、吸氧，并应侧卧位作体位引流或臀部提高 15°（角），防吸入性肺炎。若病人出现呼吸衰竭，需鉴别是因脑部炎症、脑水肿、颅内高压或脑疝引起的中枢性呼吸衰竭，还是因黏稠分泌物积聚堵塞呼吸道、喉痉挛、肺炎、肺不张等所引起的周围性呼吸衰竭，对于前者应及时给予脱水剂和（或）皮质激素，而对于后者则应及时吸引局部分泌物，稀释痰液，在呼吸道通畅的前提下给氧。气管插管适用于呼吸突然停止或呼吸衰竭发展迅速者。无自主呼吸或呼吸微弱有严重通气障碍者，应采用人工呼吸器辅助呼吸。气管插管指征：①反复抽搐，有窒息可能者；②有呼吸停止可能者（呼吸浅慢、不规则、频繁双吸气、叹息样呼吸）；③分泌物多者经吸痰、鼻管吸氧呼吸无改善时；④并发肺炎、发绀、低氧血症严重者；⑤血气分析提示呼吸衰竭者（$PaCO_2 > 6.67kPa$，$PaO_2 < 8.00kPa$）。呼吸中枢兴奋剂，用于自主呼吸存在而呼吸减弱者，必要时4~6小时重复1次，但应注意防止剂量过大而引起抽搐。东莨菪碱能改善微循环，对呼吸中枢有兴奋作用，剂量为0.02~0.04mg/（kg·次），根据病情隔10~60分钟重复使用。

6. 呼吸道分泌物黏稠易堵塞气道、合并肺部感染，除及时翻身、拍背、吸引局部分泌物外，可予青霉素等抗生素控制感染。

7. 若病儿出现脑水肿、颅压增高显著，可用20%甘露醇，0.5~1.0g/（kg·次），2~4次/日，疗程3日。呋塞米1mg/（kg·次）可与20%甘露醇交替使用。早期加用糖皮质激素，地塞米松0.6mg/（kg·d），分4次静注，疗程3日。还可用呼吸机过度通气，将$PaCO_2$控制于20~25kPa，一般数分钟内颅内压即可显著降低。

8. 高热、呕吐、惊厥、汗多的病儿给予静脉补液，为防脑水肿，补液量不宜过多，一般为50~80ml/（kg·d），并酌情补充钾盐，注意电解质平衡。必要时可以采用全静脉营养。

9. 抗病毒治疗中，一般首选阿昔洛韦。阿昔洛韦是治疗单纯疱疹病毒、水痘-带状疱疹病毒的首选药物，每次剂量：新生儿~3个月20mg/kg，3个月~12岁500mg/m^2，>12岁10mg/kg，每8小时1次；更昔洛韦主要针对巨细胞病毒治疗有效，每次5mg/kg，每12小时1次；利巴韦林可能对控制RNA病毒感染有效，每天10mg/kg，每天1次。3种药物均需连用10~14天，静脉滴注给药。

（陈秋莉）

第三节　化脓性脑膜炎

（以 13 个月，10kg 小儿为例）

长期医嘱	临时医嘱
按儿科化脓性脑膜炎常规护理	书面病重通知
一级护理	血常规+CRP
半流质饮食	尿常规
记 24 小时出入量	便常规
持续心电、呼吸、血氧、血压监护	血生化+肝肾功能
监测瞳孔变化 q2~4h	血培养+药敏试验
吸氧（prn）	咽拭子培养
吸痰（prn）	PPD 皮试
VitBco　1 片　qd	腰椎穿刺+测压
10%GS　50ml ⎫	脑脊液常规+生化+涂片+细菌
头孢曲松　0.5g ⎭ ivdrip　q12h	培养+墨汁染色找隐球菌+
10%GS　250ml ⎫	找抗酸杆菌
Vit C　0.5g ⎭ ivdrip　qd	X 线胸部摄片
地塞米松 1.5mg　iv　q6h	头颅 MRI（首选）或 CT（紧
	急腰穿前）
	硬脑膜下穿刺（prn）
	眼底检查（prn）
	20% 甘露醇 50ml　ivdrip
	q6~12h
	5% GS 5ml ⎫ iv（prn）
	呋塞米　10mg ⎭ 二组交替

【说明】

1. 抗感染治疗中，应根据临床表现及脑脊液细菌涂片力争早期明确病原菌。对病原菌尚不明确的患儿，抗生素首选能兼顾常见的 3 种化脓菌（肺炎球菌、流感杆菌、脑膜炎双球菌）且对血脑屏障穿透最好的头孢曲松，剂量 100mg/（kg·d），分 1~2 次静滴，或头孢噻肟 200 mg/（kg·d），分 4 次静滴。效果不理想可联合使用万古霉素 60mg/（kg·d）。

2. 对脑脊液或血培养阳性的患儿，根据细菌的药敏结果调整用药。

3. 疑铜绿假单胞菌化脑者，可首选头孢他啶，剂量150~200mg/（kg·d），分 3~4 次静滴，或美罗培南每次40mg/kg，每 8 小时 1 次；疑金黄色葡萄球菌化脑者，可首选万古霉素，剂量 60mg/（kg·d），分 3 次静滴。疗程均为3 周。

4. 抗生素疗程：肺炎链球菌和流感嗜血杆菌脑膜炎有效抗生素疗程 10~14 天，脑膜炎双球菌者 7 天，金黄色葡萄球菌和革兰阴性杆菌脑膜炎应 21 天以上。有并发症适当延长疗程。

5. 若病儿有明显中毒症状，颅内压高，或脑脊液较混浊，早期加用糖皮质激素，地塞米松 0.6mg/（kg·d），分 4次静注，疗程 3 日。

6. 若病儿颅压增高显著，可用 20% 甘露醇，0.5~1.0g/（kg·次），2~4 次/日。为避免脑脊液粘连不宜长期使用，疗程 2~3 日。呋塞米［剂量 1mg/（kg·次）］可与 20% 甘露醇交替使用。

7. 中毒症状明显时，加强支持疗法，给予静脉注射人血免疫球蛋白。呕吐频繁者注意止吐治疗并维持水、电解质平衡。

8. 神志不清者，如胃肠功能良好可给鼻饲牛奶，并适当静脉输液维持水、电解质及酸碱平衡，供给足够能量。

9. 并发硬脑膜下积液，积液量多或有颅内压增高症状时每日或隔日穿刺放液，每次每侧不超过 15ml。若有硬脑膜下积脓或脑室管膜炎者，可进行局部冲洗或侧脑室穿刺引流，并予适量抗生素脑室内注入。抗生素选择同前所述，剂量约为全身用量的 1/200~1/50。

10. 有高热、惊厥者应适当退热、止惊治疗。有呼吸或循环衰竭时，必须立即进行抢救。

（陈秋莉）

第四节 急性颅内压增高症（颅内压增高及脑疝）

（以6岁，20kg儿童为例）

长期医嘱	临时医嘱
按儿科急性颅内压增高症常规护理	书面病重通知
一级护理	血常规+CRP
绝对卧床	尿常规
禁食或流质饮食	便常规
记录24小时出入量	血生化
持续心电、呼吸、血压、血氧监护	肝肾功能
检查意识、瞳孔　q4h	血糖测定
20%甘露醇 100ml　ivdrip　q6~12h	头颅CT或MRI检查（颅内压缓解后进行）
10%GS　5ml ⎱ iv 与甘露醇交替 呋塞米　20mg ⎰	腰椎穿刺+测压（排除颅内占位并脱水后）
地塞米松5mg　iv	脑脊液常规、生化、细菌和真菌培养、涂片
以上二组交替应用	血单纯疱疹病毒Ⅰ型、Ⅱ型 IgM
	血巨细胞病毒 IgM
	血弓形虫 IgM
	脑电图
	心电图
	脑部寄生虫（如包虫、囊虫、肺吸虫等）全套检查（血清、脑脊液）
	X线床边胸部摄片（prn）
	眼底检查
	脑外科会诊（prn）

【说明】

1. 颅内压增高时腰椎穿刺需谨慎，如为明确病因所必须，则先行脱水后，再用细针穿刺，拔针芯时宜慢，半堵出口。如CT或MRI已明确为颅内占位性病变，则避免腰椎穿刺，故腰穿前应先行影像学检查。除第一次测压外，采脑脊液不宜超过 2ml，送检内容可按诊断需要选择。

2. 头颅影像学检查为明确病因所必需的，应在脱水治疗颅高压缓解后进行。

3. 保持排便通畅，避免用力增加腹压，必要时用开塞露。

4. 昏迷病儿要注意呼吸道护理，勤吸痰，必要时作气管插管或气管切开。

5. 意识障碍、瞳孔散大、血压升高为颅内高压危象表现，且为脑疝之先兆。若出现以上表现，需进行紧急降颅压处理，包括：①用呼吸机过度通气，将 $PaCO_2$ 控制于 20～25kPa，一般数分钟内颅内压即可显著降低。②20% 甘露醇 0.5～1.0g/（kg·次），2～4 次/日。③呋塞米 1mg/（kg·次）可与 20% 甘露醇交替使用。④地塞米松 0.3～0.5mg/（kg·次），q4～q6h，iv。如不奏效，应请脑外科会诊必要时采用手术减压。

6. 在应用甘露醇和呋塞米时，要每日检查血电解质，以及时纠正可能发生的电解质紊乱。

7. 颅内压增高时，常有心律失常，应常规检查心电图。

（陈秋莉）

第五节 癫　痫

（以全身强直—阵挛性发作，6 岁，20kg 儿童为例）

长期医嘱	临时医嘱
按儿科癫痫常规护理	血常规
二级护理	尿常规
普通饮食	便常规
记录抽搐次数、时间	血生化
丙戊酸钠　200mg　q12h	肝肾功能
	血糖测定
	血寄生虫（囊虫、包虫等）抗体测定或皮试
	腰椎穿刺+脑脊液常规、生化
	脑血管造影（prn）
	心电图
	脑电图或 24 小时动态脑电图
	头颅 MRI 或 CT 检查
	血丙戊酸钠浓度测定

【说明】

1. 确立癫痫诊断，须弄清三个问题：①首先要确定是否为癫痫；②若系癫痫，进一步确定其发作类型或其归属的癫痫综合征；③尽可能寻找病因。

2. 脑电图是诊断癫痫最重要的实验室检查，有助于癫痫的分类和病灶定位。一次脑电图正常结果不能排除癫痫诊断，有条件的医院可应用 24 小时动态脑电图和视频脑电图监测。反之，脑电图不是诊断癫痫的唯一依据，应结合临床表现诊断癫痫。

3. 癫痫的治疗及预后与病因有关，故应尽可能查明病因。尤其是有局灶症状和体征者，更应进行颅脑影像学检查，包括 CT、MRI 甚至功能影像学检查。根据需要选做遗传代谢病筛查、基因分析、染色体检查、血生化检查、脑脊液检查等。

4. 决定是否用药。

（1）仅有发展为癫痫的危险时常规不用。

（2）单次癫痫发作常规不用，但若存在以下危险因素应尽早给予抗癫痫药物治疗：①发病年龄小，婴儿期起病，伴神经系统残疾，如脑性瘫痪、精神运动发育迟滞；②患先天性遗传代谢病或神经系统退行性病变，如苯丙酮尿症、结节性硬化等；③首次发作呈癫痫持续状态或成簇发作者；④某些癫痫综合征，如大田原综合征、West 综合征等；⑤有癫痫家族史者；⑥伴头颅影像学 CT 或 MRI 异常，尤其是局灶性异常者；⑦脑电图明显异常者，如背景活动异常、频繁出现癫痫性放电。

（3）两次或多次发作可考虑单药治疗，但以下例外：①发作间隙>1年；②有明确诱发因素；③不能坚持服药；④患者或家属不想用药。

5. 如何选择药物。

（1）根据发作类型：泛化性发作选丙戊酸钠、拉莫三嗪；部分性发作选卡马西平、氨己烯酸、丙戊酸镁（复杂部分性发作）、托吡酯（与他药合用）；安定类可作为辅助用药，而苯巴比妥和苯妥英钠因为副作用大，就趋于淘汰。

（2）根据癫痫类型：特发性癫痫，原则上可选丙戊酸钠；症状性癫痫，原则上可选卡马西平。

（3）根据对治疗的反应：根据患者对药物的反应进行调整。换药时，需减量后撤退，减量期间若有发作可考虑联合用药。

6. 癫痫用药原则：单药治疗；小剂量开始，逐步递增至有效；取得患者家属的配合；进行血药浓度监测。

7. 常用抗癫痫药用法：

丙戊酸钠：20～50mg/（kg·d），分2～3次。

卡马西平：10～20mg/（kg·d），从3mg/（kg·d）开始用，逐渐加量。

苯巴比妥：1～3mg/（kg·d）。特殊情况下短期用，一般不推荐用。

苯妥英钠：小儿少用。成人只可按常规剂量单用，最大0.2g/d。

氯硝西泮：成人从 1mg/d 起加量；小儿从 0.3mg/d 起加至有效为止。

托吡酯：100~150mg/d，小儿 3~4mg/(kg·d)，从小剂量起 1 周加 1 次。

拉莫三嗪：未合用丙戊酸钠：50mg/d，每周加 1 次至 200mg/d；小儿 2mg/(kg·d)，逐渐加至 5~15mg/(kg·d)；合用丙戊酸钠：减半。小儿则从 0.2 加至 1~5mg/(kg·d)。

8. 应用抗癫痫药前应常规检查肝、肾功能和血常规。并在随访中定期复查监测。

9. 抗癫痫药物应用时间，控制发作 2~5 年后应考虑停止治疗，逐渐减量停药。

（陈秋莉）

第六节 癫痫持续状态

（以 6 岁，20kg 儿童为例）

长期医嘱	临时医嘱
按儿科常规护理	书面病危通知
特级护理	地西泮 6mg iv st
禁食	10%水合氯醛 10ml 保留灌肠
吸氧	（prn）
吸痰	10%GS 20ml
持续心电、呼吸、血氧、血压	苯巴比妥 200mg／iv（prn）
监护	或：NS 150ml
检查瞳孔 q15min	苯妥英钠 100mg／ivdrip（prn）
10%GS 250ml	20%甘露醇 100ml ivdrip（快）
三磷酸腺苷 20mg／ivdrip qd	血常规+血型
辅酶 A 100U	血生化
维生素 B$_6$ 100mg	血气分析 st！
	肝肾功能
	腰椎穿刺（发作控制后）
	CSF 常规、生化、细菌学检查
	眼底检查
	头颅 CT 检查
	脑电图
	心电图
	脑寄生虫（如包虫、囊虫、肺吸虫
	等）全套检查（血清、脑脊液）
	血抗癫痫药物浓度测定
	药物或毒物分析

【说明】

1. 抽搐发作持续>30 分钟，或反复发作间歇期意识不恢复者，称为癫痫持续状态，如不及时处理会危及生命。治疗原则为立即止惊、给氧，保持呼吸道通畅，维持生命功能，寻找及祛除病因。要做好机械通气的准备。

2. 癫痫持续状态时应选用脂溶性高、入脑快、分布半衰期长、消除半衰期短、呼吸抑制和心脏抑制作用弱的抗癫痫药物。静脉注射是最好的给药途径。肌内注射吸收慢而不可靠，不提倡。如地西泮入脑迅速、止惊快，故一般为首选药，用量为 $0.3\sim0.5mg/(kg\cdot次)$，iv 慢（速度 $\leq1\sim2mg/min$，新生儿 $\leq0.2mg/min$），一次总量不超过 10mg（婴幼儿 $\leq2mg$），必要时 $0.5\sim1$ 小时后可重复 1 次，24 小时内可用 $2\sim4$ 次；如用药后 10 分钟无效，可用 10% 水合氯醛灌肠，用量为 $0.5ml/(kg\cdot次)$。苯巴比妥起效较慢，但维持时间长，可与水合氯醛同时应用。苯巴比妥负荷量为 20mg/kg，可在 $1\sim2$ 小时内分 2 次静脉注射（速度 $<50mg/min$）；丙戊酸钠剂量：首剂 15mg/kg 静脉推注，之后按约 $1mg/(kg\cdot h)$ 的速度静脉滴注维持，总量 $20\sim30\ mg/kg$。苯妥英钠剂量为 $10\sim20mg/(kg\cdot次)$，稀释于生理盐水中静脉注射，速度 $1mg/(kg\cdot min)$。应用止惊药时应密切观察有无呼吸抑制。

3. 保护脑和其他重要脏器的功能，包括生命体征、血气、血糖、血渗透压及电解质；防治并发症，如呼吸、循环衰竭或颅内压增高、脑疝。

4. 有高热者要积极降温处理。

5. 发作控制后须继续观察随访，复查脑电图，结合临床确定癫痫类型，给予长期正规的治疗。

6. 病因检查因人而异。原已明确为癫痫并在治疗中的病儿应追问是否突然停药、是否存在急性感染等，应详细问清用药史并做血药浓度测定。初次发作即表现为持续状态的，要排除中毒、急性中枢感染、急性全身性感染、代谢紊乱或心脏疾病等，作相应的检查。

（陈秋莉）

第七节　注意缺陷多动障碍

（以合并对立违抗和品行障碍，10 岁，30kg 儿童为例）

长期医嘱	临时医嘱
按儿童精神科注意缺陷多动障碍常规护理	范德比特（或康奈氏）儿童行为量表（包括父母/教师问卷）
二级护理	智商测定
普通饮食	血常规
心理治疗和学习困难训练　qd	尿常规
哌甲酯缓释胶囊　18mg　qd	便常规
利培酮　　0.5mg　qn	血生化+肝肾功能
	脑电图或 24 小时动态脑电图
	头颅 MRI 或 CT 检查

【说明】

1. 注意缺陷多动障碍（简称 ADHD）是终身性疾病，治疗的目标主要包括改善注意力以提高学习效率、增加自我控制能力、发展有效的交流行为、改善人际关系以提高自信心、增加依从性和任务的完成率等。

2. 药物治疗是多动症治疗的重要方法，甚至是首先采用的方法。药物治疗简单有效，单纯的药物治疗可以达到 80% 的治疗效果。治疗的药物包括兴奋剂、非兴奋剂、精神类药物和辅助治疗药物。

（1）兴奋剂首选哌甲酯。过去广泛应用的哌甲酯速释片虽然价格便宜，但每天需服用 2~3 次，依从性太差。近来逐渐被疗效更佳、每天只需服用 1 次的哌甲酯缓释胶囊取代，剂量 18~54mg，qd。哌甲酯不良反应最常见的是食欲缺乏，可与开胃、助消化药物同服减轻此反应；若难以承受可考虑换药。

（2）非兴奋剂首选托莫西汀。该药约 2 周起效，疗效较哌甲酯稍弱但不良反应较少。托莫西汀有一定抗抑郁作用，可改善伴抑郁表现的 ADHD 患儿的症状。剂量为 1~

1. 2mg/kg，qd。

（3）精神类药物主要用于有合并症的 ADHD 患儿。伴对立违抗和（或）品行障碍者可加用利培酮 0. 5～1mg，qn；伴抑郁症状的可加用或换用丙米嗪、氟西汀或舍曲林等药物。

3. 父母管理训练和系统家庭干预。在 ADHD 的治疗中，父母是非常重要的角色。他们常常存在许多难以克服的困难和压力，需要帮助他们发展各种策略来降低儿童的违抗、挑衅和逆反行为。家庭治疗通常也是多维治疗的方法之一，特别适合家庭中有明显应激于冲突的 ADHD 儿童。家庭治疗需对父母进行系列培训，包括提高父母的各种应对技巧，提高家庭功能，支持父母双方在家庭中的作用，训练儿童社交技能的各种技巧。

4. 课堂行为管理与教育干预作为 ADHD 的多维治疗的方法之一，对于减少儿童在学校中的不良行为，提高学习效率有着肯定的作用。包括对老师的训练、加强家校联系、课堂行为管理、同伴干预计划、自我管理干预以及基于家庭实施的干预方法。

5. 对于伴有学习困难的 ADHD 患儿，建议在药物治疗基础上进行针对性的科目性学习困难训练。

6. 其他治疗干预。体育运动训练纳入到 ADHD 的多维治疗体系中，可以顺应这些儿童精力充沛、好运动的特点，通过体育运动提高他们的自信心好帮助他们提高运动协调能力，甚至他们的注意力和行为问题都有明显改善。神经生理功能训练是近年发展起来的新的治疗方法，如脑电生物反馈治疗就是其中一种。它通过抑制脑部 θ 波而提升 β 波，逐渐达到注意力集中。

（张洪宇）

第八节 抽动障碍

（以发声和多种运动联合抽动障碍，6 岁，20kg 儿童为例）

长期医嘱			临时医嘱
按儿科抽动障碍常规护理			血常规
二级护理			尿常规
普通饮食			便常规
心理治疗和游戏活动		qd	血生化+肝、肾功能
韵律操练习		qid	ASO、红细胞沉降率测定
氟哌啶醇	1mg	bid	血类风湿因子测定
苯海索	1mg	bid	心电图
可乐定透皮贴	1 片	qw	心脏彩超
			脑电图或 24 小时动态脑电图
			头颅 MRI 或 CT 检查
			眼科会诊
			针灸科会诊

【说明】

1. 本病确切病因未明。诊断本病需行血抗 "O"、红细胞沉降率、血类风湿因子、心电图、心脏彩超等检查排除风湿热的舞蹈症；眼科会诊排除结膜炎、沙眼等眼科疾患；脑电图检查以排除癫痫。

2. 减轻心理压力。病情较轻者可以通过解除造成心理紧张的各种因素后减轻症状。还需对患儿及其家庭进行咨询以取得合作，增加治疗信心。特别强调，家长对患儿症状不必过分关注，更不要批评指责，因为这反而会使患儿更加紧张导致症状加重。在学校，老师需理解患儿病情，不可当着其他同学的面批评、挖苦患儿，应鼓励患儿树立战胜疾病的信心。

3. 在日常生活中要安排好规律作息，避免过度兴奋和疲劳、睡眠不足。特别强调家长不可纵容孩子长时间看电视或玩电脑、手机游戏，因部分儿童容易诱发本病。

4. 药物治疗：氟哌啶醇为首选药物，治疗有效率为

297

70%~85%。每日剂量范围变异较大，2~12mg/d；从小剂量开始，逐渐加量。治疗过程中出现不良反应时应停止加量，一般应同服等剂量的苯海索以预防锥体外系不良反应的发生。其他常用药物有：

硫必利：100~600mg/d，分2~3次，大多数于2周左右出现疗效，有效率为50%~60%。优点是不良反应较轻，很少出现锥体外系症状。

托吡酯：2~3mg/（kg·d），多数病例症状有相当程度的减轻，疗效稳定。缺点是部分患儿会出现轻度学习成绩下降。

利培酮：起始剂量0.5~1mg/d，可逐渐加量至2~3mg/d。6岁以下儿童慎用（6岁以下未获FDA批准）。

可乐定透皮贴：早期用于治疗高血压。近年用于治疗儿童抽动障碍，特别是伴发多动症的患儿有一定疗效。

丙戊酸钠：20~30mg/（kg·d），疗效不太稳定。

5. 对于伴发情绪障碍者，如严重焦虑、易激惹或抑郁的患儿可加用多塞平、氟西汀等药物；若有自伤自残或攻击行为，应立即予以制止并给予保护措施，若有受伤需及时外科会诊或送急诊治疗。

6. 中医治疗：中医将抽动障碍归属于"肝风证"、"慢惊风"等范畴。中药和针灸对本病有一定疗效。

7. 韵律操练习：每日定期进行韵律性身体锻炼，好运动可以抑制抽动症状的发生，以减轻症状。可以让患儿学习在深吸气时向两侧伸直双臂或同时进行"直立－下蹲"动作。每次10~15分钟，1天4次。学会深呼吸并控制呼吸节律对发音抽动和较轻的运动抽动都有比较好的效果，关键在坚持。

（张洪宇）

第九章　内分泌系统疾病

第一节　1 型糖尿病

（以 20kg 儿童为例）

长期医嘱	临时医嘱
按儿科常规二级护理（糖尿病酮症酸中毒则一级护理） 糖尿病饮食 三餐前、后及睡前测微量血糖 凌晨 2AM 微量血糖	书面病重通知（糖尿病酮症酸中毒时） 血糖 st！（空腹或随机任意） 血常规 CRP 和（或）PCT（合并感染时） 尿常规（包括尿糖、尿酮体） 便常规 血酮体 动脉血气分析（糖尿病酮症酸中毒时）st！ 急诊生化（糖尿病酮症酸中毒时）st！ 血胰岛素（空腹） 血 C 肽（空腹） 胰岛细胞抗体（ICA） 胰岛素自身抗体（IAA） 谷氨酸脱羧酶抗体（GADA） 糖化血红蛋白（HbA1c） 肝功能 肾功能 尿微量白蛋白 血脂组合（prn） 甲状腺功能（prn） 8AM 血皮质醇（prn） 免疫功能（细胞和体液免疫）（prn） 视力、眼底检查 短效胰岛素 2U 三餐前 30 分钟皮下注射 （或速效胰岛素类似物 2U 三餐前皮下注射） 中效胰岛素 3U 睡前皮下注射

【说明】

1. 初发尚未确诊者，应查尿糖、血糖，如有"三多一少"症状、尿糖阳性，餐后任意血糖≥11.1mmol/L或空腹静脉血浆血糖＞7.0mmol/L或2小时口服葡萄糖耐量试验（OGTT）≥11.1mmol/L可诊断糖尿病。1型糖尿病患儿在就诊时空腹血糖已显著升高，多数在就诊时并非酮症酸中毒，因此一般不再适合行OGTT，仅肥胖者、疑为2型糖尿病且空腹血糖在正常范围者才需行此项检查。如上述，除典型症状外，相当部分儿童期的1型糖尿病患儿以酮症酸中毒起病，故无论有否尿酮阳性，应进一步检测血酮体及血气分析。空腹胰岛素、C肽降低提示1型糖尿病。胰岛细胞抗体，包括抗胰岛细胞抗体（ICA）、抗胰岛素自身抗体（IAA）、抗谷氨酸脱羧酶抗体（GADA）可作为1型糖尿病的标记而与2型糖尿病相鉴别，但抗体阴性不能借以排除1型糖尿病的诊断。糖尿病患儿如血糖控制不理想，可发生包括小血管病变、视网膜病、白内障、肾病等多种远期并发症，因此，对于既往已确诊为糖尿病而本次因血糖控制不佳或发生酮症酸中毒入院的患儿，或虽为初发，但症状隐匿，病程不详者，应进一步做有关远期并发症方面的检查，包括尿微量白蛋白、血脂、甲状腺功能、肝肾功能、眼底检查等。糖化血红蛋白（HbA1c）反映近2个月内血糖情况，也是作为患儿近期病情是否得到满意控制的监测指标之一。

2. 糖尿病的治疗强调综合性，包括5个方面：合理应用胰岛素、饮食管理、适当运动、自我血糖监测、糖尿病知识教育和心理支持。其主要目的包括：消除高血糖所引起的临床症状，纠正和预防酮症酸中毒，纠正代谢紊乱，维持病情平稳，使患儿能正常生活和获得正常生长，预防并发症。

3. 胰岛素治疗：1型糖尿病患儿应终生胰岛素替代治疗，但胰岛素剂量应根据疾病的时期（疾病处于急性期、暂时缓解期、强化期或永久糖尿病期）及年龄、生活方式作相应调整，强调个体化。初发病例如有酮症酸中毒，应及时处理（见后），当酮症酸中毒缓解后，开始胰岛素皮下注射治疗。胰岛素治疗方案很多，归结起来为：①分次皮下注射方案：包括短效（速效）胰岛素+中效胰岛素方案，每日2次注射，短效（速效）与中效胰岛素之比常为1:2，早餐前胰岛素量为一日总量之2/3，晚餐前为1/3。基础-餐时大剂量［基础胰岛素为中效或长效，睡前注射，三餐前则短效（速效）胰岛素注射］方案，其中基础胰岛素（中效或长效）为一日总量的30%～50%。②持续皮下胰岛素输注方案，使用胰岛素泵持续皮下输注短效（速效）胰岛素，全日总量分为基础和餐前大剂量，两者可先按1:1分配，基础剂量按不同时段划分，初始时可先按（7AM～9PM）、（9PM～次晨7AM）两段这样简单划分，三餐前大剂量则均分，以后根据具体血糖监测情况再调整。初始胰岛素每日总剂量为0.5～1.0U/kg，青春前期儿童为0.75～1.0U/kg，青春期儿童则因胰岛素抵抗所需剂量经常>1.0U/kg。一般餐前空腹血糖5岁以下患儿控制在5.5～11mmol/L，5岁以上控制在3.89～7.2mmol/L为宜，餐前尿糖则最好控制在"++"以下，但如尿糖持续阴性，则应检查有否存在低血糖。尿糖反映的是排尿前数小时前的血糖，与血糖无确切相关性，既不能反映低血糖也不能反映高血糖危象，因此一般以监测血糖为可信。为了解血糖波动状况，常需同时监测睡前血糖，必要时甚至要监测半夜、凌晨血糖（当怀疑为清晨或Somogyi现象时）。如血糖超过上述范围或某一餐前尿糖持续超过"++"，则应增加胰岛素用量。胰岛素剂量的调整不宜大起大落，每次在原方案基础上以0.05～0.1U/kg幅度增加，每日增加的总幅度在原总量的1/10以内为宜。胰岛素剂量的调整应因人、因时而异。年龄小者（5岁以下）对胰岛素敏感，剂量应偏低以防发生低血糖损害脑发育，而青春期存在对胰岛素抵抗，所需剂量较大。运动可使局部胰岛素吸收增多，因此运动前的一次胰岛素用量可减少10%～20%，运动后可适当进食一些点心。当存在感染、手术等应激情况，胰岛素用量适当增加10%～15%，以后逐渐恢复至原治疗剂量。胰岛素皮下注射部位可选择大腿外侧、上臂、腹壁，按顺序轮番注射，注射点不宜重复以防局部皮下脂肪萎缩。在长期胰岛素治疗中应注意：①清晨现象：因晚间胰岛素不足，且体内胰岛素的反调节激素（如生长激素、皮质醇）于近黎明时分泌增多，而出现清晨5至9时高血糖。疑诊者可于半夜起监测血糖，如血糖呈逐渐增高则可确诊。确诊后增加晚餐前或睡前胰岛素用量即可解决。②Somogyi现象：因胰岛素过量，半夜发生低血糖后致使反调节激素分泌增加，导致清晨反跳性的高血糖。监测半夜至清晨血糖可确诊，且患儿常有低血糖症状。③低血糖处理：低血糖是1型糖尿病常见的急性并发症，轻症可无症状或头昏，严重或持续时间较长则可抽搐、昏迷，年幼儿还可导致永久性脑损伤，因此应极力避免，一旦发生应积极处理。如低血糖（≤3.3mmol/L）同时伴症状时，给予10g糖类口服（相当于4颗小硬糖、120ml果汁或糖水、牛奶），15分钟内可缓解症状。如低血糖伴抽搐、昏迷，应立即皮下注射胰高血糖素1mg（或0.1～0.2mg/kg），15分钟后血糖可回升，如无效应立即给予10%葡萄糖20～50mg/kg静脉注射，以后以2～5mg/(kg·min)静脉滴注维持直至血糖纠正。注意防止纠正过度而导致高血糖。

4. 饮食管理：饮食管理应是计划饮食而非限制饮食，食物热量要适应患儿的年龄，满足其生长发育与日常活动所需。一般12岁以下儿童每日总热卡（卡）为1000＋（80～100）×年龄，热卡分配为早餐1/5，午、晚餐各2/5，每餐中留出小部分（5%）作为餐间点心可使血糖平稳。饮食中蛋白质15%～20%，脂肪30%，碳水化合物50%～55%。蛋白质不宜摄入过多，只需满足生长即可，但在3岁以下幼儿应稍多，一般每日量为：婴儿2g/kg，10岁以下1g/kg，青春后期0.8～0.9g/kg。青春期应保证其快速生长所需，鼓励进食豆类蛋白。对于已出现持续性微量白蛋白尿、高血压或其他肾脏并发症者，蛋白摄入量应控制。脂肪中10%以下为饱和脂肪酸（肉类、牛奶），10%以下为多不饱和脂肪酸（植物油、深水鱼类）、10%以上为单不饱和脂肪酸（芝麻、花生油内），对控制血脂、预防心血管疾病有益。碳水化合物以含纤维素高的糙米、玉米等为好，可减少血糖波动。蔗糖等精制糖应避免。水果内富含维生素及抗氧化剂，且适量果糖并不会引起血糖显著升高，因此应鼓励进食水果，尤其在青春期，而不必推荐额外添加维生素及微量元素。

5. 糖尿病并发酮症酸中毒的处理：酮症酸中毒是导致糖

尿病患儿死亡的主要原因。儿童新发 1 型糖尿病病例常以酮症酸中毒为首发症状，而病发前数日至数周可有明确或不被人注意的多饮多尿、消瘦病史。已确诊者则多因胰岛素减量、停药或因感染而诱发酮症酸中毒。临床表现为呼吸深快、脱水、休克、呼气带酮味，腹痛，可伴或不伴呕吐。处理的关键是改善血循环、纠正水、电解质失衡与补充胰岛素。①液体疗法：酮症酸中毒时脱水量按 100ml/kg 计算，一般为等渗性脱水。首先以生理盐水 20ml/kg（最大量 1000ml）1 小时内静脉快速滴注以扩容。第 2~3 小时按 10ml/kg 静脉滴注 0.45% 氯化钠溶液。当血糖降至 17mmol/L 后，改含 0.2% 氯化钠的 5% 葡萄糖液静脉滴注。在开始补液的 12 小时内至少补充累计损失量的 1/2，以后的 24 小时内视病情按 60~80ml/kg 补给生理量和继续损失量。来诊时外周循环稳定的患儿，可采用 48 小时均匀补液法，在 48 小时内均衡补充累计损失量+维持量，液体张力 1/2~2/3 张。当适当补充液量纠正循环障碍后酸中毒会随之改善，因此不必常规补碱。但如酸中毒严重，pH<7.1 或碳酸氢根<12mmol/L，可适当给予补碱，予 1.4% 碳酸氢钠 2ml/kg 静脉滴注，先用半量，当 pH≥7.2 时停止补碱，可避免酸中毒纠正过快加重脑水肿。如血钾<4mmol/L，可立即补钾；如血钾>5mmol/L，则见尿后补钾，剂量 3~5mmol/(kg·d)。②胰岛素治疗：目前采用小剂量胰岛素静脉滴注治疗法。应在补液已经开始、休克已经纠正基础上应用胰岛素治疗。儿童按每小时 0.1U/kg 速度，婴幼儿可按每小时 0.05U/kg，可先将 25U 胰岛素加入等渗盐水 250ml 中匀速静脉滴注（按上述计算剂量），此补液应不占用扩容等的液体疗法通道而另管滴注，并最好以输液泵维持。充分补液可使血糖下降 5mmol/L。扩容后胰岛素静脉滴注期间应每 1~2 小时监测血糖 1 次（可用微量法），使血糖下降控制在每小时 2~5mmol/L 幅度为宜，血糖下降过快可发生脑水肿。小剂量胰岛素静脉滴注应持续至酮症酸中毒纠正（pH>7.3，血糖<12mmol/L）。当血糖降至≤17mmol/L，应在 0.45% 氯化钠中加入 5% 葡萄糖配成 0.2% 的含钠葡萄糖溶液输注，使血糖维持在 8~12mmol/L 为好。病情稳定、患儿能进食后，可开始皮下注射胰岛素治疗，以短

效胰岛素每次 0.25～0.5U/kg，每 4～6 小时 1 次皮下注射。首次皮下注射胰岛素后半小时停止静脉输注胰岛素。以后按前述长期胰岛素治疗方案重新调整用量。③在抢救期间，除血糖外，尚应密切监测尿酮、血酮、血钠、血钾、血 pH（动脉血气分析），并注意监测神志、呼吸、心率、血压等生命体征，记录 24 小时出入量。

6. 糖尿病并发高渗性非酮症性昏迷的处理：儿童较少见，临床表现为急性发热、呕吐、脱水、进行性谵妄及昏迷，特征为血糖极高，可达 41.6～83.3mmol/L，血钠 >155mmol/L，血渗透压>300mmol，可有酸中毒，但血、尿酮体阴性或弱阳性。处理原则为小剂量持续静脉滴注胰岛素（与酮症酸中毒相同）以及静脉补液纠正脱水。如有血压低、休克，按一般方法扩容。补液按高渗性脱水原则，累积损失量与生理需要量（2 日量）在 48 小时内匀速补完，过快可发生脑水肿，液体选择 0.45% 氯化钠溶液。期间密切监测血糖、血渗透压、血钠变化。

（李燕虹）

第二节 2型糖尿病

（以 50kg 儿童为例）

长期医嘱	临时医嘱
按儿科常规二级护理	血糖（空腹及任意）st！
糖尿病饮食	血常规
测血压 qd	尿常规（包括尿糖、尿酮体）
测三餐前、后微量血糖	便常规
测睡前微量血糖（prn）	血生化（包括血尿酸）
二甲双胍 0.5g　tid	肝功能
（或其他降糖药）	肾功能
	糖化血红蛋白（HbA1c）
	胰岛细胞抗体（ICA）
	胰岛素自身抗体（IAA）
	谷氨酸脱羧酶抗体（GADA）
	血脂组合
	尿微量白蛋白
	血酮体（prn）
	空腹及餐后 2 小时胰岛素（已经有空腹高血糖者）
	空腹及餐后 2 小时 C 肽（已经有空腹高血糖者）
	口服葡萄糖耐量试验（OGTT）+胰岛素（C 肽）释放试验（空腹血糖正常或正常高限者）
	视力、眼底检查

【说明】

1. 2 型糖尿病是指以胰岛素抵抗为主伴胰岛素分泌不足，或胰岛素分泌不足伴有或不伴有胰岛素抵抗所致的糖尿病，一般多见于成人，近年随儿童肥胖症日趋增加，儿童 2 型糖尿病的发生率也呈增加趋势，某些国家甚至超越了 1 型糖尿病。类似于 1 型糖尿病，儿童 2 型糖尿病患儿也可有"三多一少"症状，但因患儿多为肥胖者，消瘦可不明显，而黑棘皮等胰岛素抵抗的表现会较为突出、多见。因2型糖尿病患儿的消瘦等症状不明显，其他症状也较隐匿，易被忽视，就诊时病程往往已经较长，在初次就诊时一些糖尿病的长期并发症如小血管病变、眼底病变、肾脏病变等可能已发生，因此患儿可能会因上述并发症的症状而非因"三多一少"的症状而就诊，部分患儿也可发生酮症酸中毒并以此为初发症状而就诊。与1型糖尿病诊断相同，只要有糖尿病症状同时空腹血糖≥7.0mmol/L，或任意血糖≥11.1mmol/L，或糖化血红蛋白≥6.5%，可诊断为糖尿病。无糖尿病典型症状、空腹血糖正常者，需行OGTT及胰岛素释放试验，若服糖后2小时血糖≥11.1mmol/L，可诊断。2型糖尿病患儿治疗前空腹胰岛素与C肽水平正常或偏高，而餐后2小时胰岛素及C肽一般均增高，胰岛素（或C肽）释放试验显示胰岛仍有胰岛素分泌储备。胰岛细胞抗体阴性，可以此与1型糖尿病鉴别。因2型糖尿病患儿的临床表现隐匿，部分病史已经较长的患儿初次就诊时可能已发生了一些糖尿病的远期并发症，因此即使对于初诊的患儿，也应进行远期并发症方面的相关检查并检测糖化血红蛋白以了解近期病情。多数患儿同时伴有超重（BMI 85~94th百分位）或肥胖（BMI>95th百分位），应同时检查血脂、血尿酸及监测血压。女孩肥胖、2型糖尿病者也常合并多囊卵巢综合征表现，当有月经紊乱、高雄激素等临床症状提示时应作相关检查。

2. 2型糖尿病的治疗也是综合性的，包括药物、饮食控制、体育锻炼、监测血糖及教育。①药物：2型糖尿病首选口服降糖药降血糖，尤其当空腹血糖仍在正常值范围。二甲双胍是最常用的双胍类药物，也是唯一被批准用于儿童2型糖尿病的降糖药，能增强周围组织对胰岛素的敏感性，改善空腹血糖、血脂及BMI，一般不引起低血糖，最适合用于胰岛素抵抗综合征和肥胖的糖尿病患儿，剂量10mg/（kg·次）（最大0.5g）bid~tid。当2型糖尿病患儿并发糖尿病酮症酸中毒、心力衰竭、肝硬化及感染、手术时应停用二甲双胍。当使用口服降糖药血糖难以控制、空腹血糖也显著增高或已经出现糖尿病酮症酸中毒时，应改用胰岛素治疗，剂量、方法同1型糖尿病，但当酮症酸中毒纠正以及经短期胰岛素治疗血糖控制良好后，可再改回口服降糖药治疗。②饮食控制与运动：肥胖是导致胰岛素抵抗从而发生 2 型糖尿病的主要原因，因此控制体重增长最为重要。饮食控制与运动可减少肝脏葡萄糖的输出，改善糖耐量，并可增加周围组织对胰岛素的敏感性，已有单靠饮食控制与运动疗法治疗 2 型糖尿病成功的例子。饮食以低热卡、低脂肪、低碳水化合物、高蛋白为宜，以便在控制体重增长的同时保证供给生长足够的营养。同时尽力培养良好的饮食习惯，避免过饱、不吃夜宵、零食等。鼓励患儿坚持每日做 30～60 分钟以上的有氧运动，如跳绳、跑步、打球、游泳等。

（李燕虹）

第三节 甲状腺功能亢进

（以20kg儿童为例）

长期医嘱	临时医嘱
按儿科常规二级护理（心血管症状严重或有严重并发症时为一级护理）	书面病重通知（心血管症状严重或有严重并发症者）
普食	血常规
卧床休息（prn）	尿常规
甲巯咪唑（他巴唑）7.5mg bid（或丙基硫氧嘧啶25mg tid）	便常规
普萘洛尔（心得安）10mg tid	甲状腺功能（总 T_3、总 T_4、游离 T_3、游离 T_4、TSH）
	血抗甲状腺过氧化物酶抗体（TPO-Ab）
	血抗甲状腺球蛋白抗体（TG-Ab）
	血抗甲状腺微粒体抗体（TM-Ab）
	血促甲状腺素受体抗体（TR-Ab）
	血生化
	肝功能+肾功能
	心酶检测（prn）
	心电图（prn）
	甲状腺彩超
	眼科会诊测突眼度（有突眼者）

【说明】

1.95%的儿童与青少年甲状腺功能亢进（简称甲亢）为毒性弥漫性甲状腺肿（Graves病），是一种原因尚未完全明了的自身免疫性疾病。其他病因包括甲状腺炎及某些基因突变（如TSH受体的功能性突变等）。甲亢临床症状包括烦躁、多汗、手有细微而迅速的震颤、乏力、怕热、食欲增加但体重反而下降、消瘦、心悸、严重者出现心律紊乱、精神易紧张、性格改变、注意力不集中与学习退步。此外可出现甲状腺肿大、甲亢眼征（突眼、眼睑退缩、瞬眼减少、结膜充血等）、肌无力等肌肉症状。症状典型者临床不难诊断。确诊需要通过系列检查。与甲状腺功能减退症不同，某些甲亢患儿 T_4 可以正常，而以 T_3 增高为主，故临床疑诊甲亢时，甲状腺功能检查除 TSH、T_4 外，应包括 T_3。甲亢者血 TSH 降低，总 T_3、T_4 升高。在急性感染时可因甲状腺结合球蛋白增高而使得总 T_3、T_4 升高（尤其 T_4），但此时游离 T_3、T_4 不受影响，因此对甲亢诊断的特异性更高。初发的患儿除甲状腺功能外，可行自身免疫抗体等方面的检查。部分患儿可检测到血自身免疫抗体（包括 TPO-Ab、TG-Ab、TM-Ab、TR-Ab）阳性。自身免疫性甲状腺炎者则常常 TPO-Ab、TG-Ab 阳性而 TR-Ab 阴性。抗体检测阳性对诊断有意义，但阴性者不能否定甲亢诊断。甲状腺彩超检查可提示是否自身免疫性甲状腺炎及发现某些结节性甲状腺疾病，后者可能需要 ECT 等进一步的检查。甲亢心血管系统症状严重者（常见于初发患儿），应检测心酶等了解心功能受损程度。突眼严重者应在治疗前检测及开始治疗后定期复查突眼度，以便对比突眼病情变化。以往已确诊长期服药而本次复发者，除上述检查外，尚需检查血常规、尿常规、肝功能，以监测药物的毒副反应。

2. 甲亢治疗包括抗甲状腺药物治疗、放射线核素^{131}I 及手术（甲状腺次全切除）治疗。儿童甲亢治疗首先采用药物治疗，抑制甲状腺素合成的药物首选甲硫脲类药物，包括甲巯咪唑（他巴唑，Tapazol）、丙基硫氧嘧啶（PTU）。Tapazol 开始剂量为 $0.5 \sim 1 \text{mg}/(\text{kg} \cdot \text{d})$，因半衰期长，可分成一日 2 次或一日一次口服，$4 \sim 6$ 周血 T_3、T_4 恢复正常后减至开始剂量的 $30\% \sim 50\%$ 维持治疗，疗程至少 2 年以上。PTU 开始剂量为 $5 \sim 10 \text{mg}/(\text{kg} \cdot \text{d})$，半衰期短，故一般分 3 次口服，以后剂量调整方法与 Tapazol 同。药物的副反应包括药疹、关节痛、白细胞与血小板减少、甚至系统性红斑狼疮综合征、血管炎表现、药物性肝炎，多发生在开始用药的一个月内，但已服用维持量者仍应定期监测血细胞及肝功能。一般常先选用 Tapazol，如出现白细胞总数降至 $3.0 \times 10^9/\text{L}$ 以下，中性粒细胞绝对数降至 $1.5 \times 10^9/\text{L}$ 以下或皮疹经抗过敏治疗无好转，则转用 PTU，但需注意两者可能有交叉过敏。药物难以控制或反复复发者，可考虑选择放射性^{131}I 或手术治疗。初发或复发时，心血管系统症状严重者，可给予 β 受体阻断剂：普萘洛尔（心得安），$1 \sim 2$ mg/（kg·d），分 3 次口服，$2 \sim 3$ 周甲亢症状控制后可逐渐停用，但有哮喘及心脏传导阻滞者禁用普萘洛尔。

（李燕虹）

第四节 甲状腺功能减低症

（以 5kg 先天性甲状腺功能低下婴儿为例）

长期医嘱	临时医嘱
按儿科常规二级护理 母乳喂养 左旋甲状腺素钠（L-T$_4$）50μg （1 片）qd	血常规 尿常规 便常规 甲状腺功能（游离 T$_3$、游离 T$_4$、TSH） 血生化（包括空腹血糖） 肝肾功能 血脂组合（prn） 甲状腺球蛋白（Tg） 抗甲状腺抗体（TG-Ab，TPO-Ab）及 TR-Ab（prn） 甲状腺放射性核素（$^{99m}TcO_4$）显像（prn） 甲状腺 B 超（prn） X 线胸部摄片（prn） 心电图（prn）

【说明】

1. 甲状腺功能减低症（以下简称甲低）按病变解剖部位可分为原发性甲低（由于甲状腺本身病变导致）、继发性甲低（垂体 TSH 分泌不足）、第三级甲低（下丘脑 TRH 分泌不足），后二者又称中枢性甲低，儿童多为原发性甲低。根据不同发病机制、起病年龄又可分为先天性与获得性甲低，前者又可按疾病的转归再分为持续性以及新生儿暂时性甲状腺功能减低症。甲状腺功能减低的症状的出现时间和轻重程度与患儿残存的甲状腺分泌功能有关，甲状腺发育不良者常在出生后 3~6 个月显露症状，偶有数年后出现症状。甲低可导致组织代谢低下、生长迟缓、中枢神经系统发育障碍和智力受损，且年龄越小，影响越大，3 岁以前呈现症状者智力

第九章 内分泌系统疾病

多严重落后，3 岁以后才显露症状者则以生长迟缓为主而智力落后多不突出。开始治疗的时间早晚与预后（尤其智能发育）关系密切，因此应强调早诊断和早治疗。

2. 先天性甲低是引起儿童智力发育及生长发育落后的常见疾病之一，也是可预防、可治疗的疾病。先天性甲低约 90% 是由于甲状腺发育障碍（包括甲状腺素合成途径障碍）所致，其他原因包括 TSH 缺乏、TRH 分泌缺陷、TRH 抵抗、甲状腺或靶器官反应低下、碘缺乏。典型先天性甲低者在新生儿期可出现少哭、少动、便秘、腹胀、脐疝等而给临床提供疑诊线索，面色蜡样苍白及难治性贫血可比黏液性水肿更常见。中枢性甲低者可因合并其他垂体促激素缺乏而出现低血糖、小阴茎、隐睾以及面中线发育异常，如唇裂、腭裂、视神经发育不良等。婴儿期则主要表现为智力和体格生长落后，同时还可有黏液性水肿、特殊面容等（眼距宽、塌鼻梁、唇厚舌大、面色苍黄）。但刚出生的新生儿甲低者可无特异性临床症状或者症状轻微，需依靠新生儿群体筛查早期发现。足月正常新生儿应在出生后 3 天足跟采血，滴于专用滤纸血片上测定 TSH，该方法只能检出原发性甲低和高 TSH 血症，无法检出中枢性甲低、TSH 延迟升高的患者。危重新生儿或接受过输血治疗的新生儿可能出现筛查假阴性结果，必要时应再次采血复查。对甲低筛查阴性病例，如临床观察到有可疑症状，应抽取静脉血再次检查甲状腺功能。低/极低体重儿由于下丘脑-垂体-甲状腺轴反馈建立延迟，可能出现 TSH 延迟升高，为防止新生儿筛查假阴性，可在生后 2~4 周或体重超过 2500g 时重新采血复查测定 TSH、FT_4。确诊性检查为测定血清 FT_4 和 TSH 浓度，若血 TSH 增高，FT_4 降低者，诊断为先天性甲状腺功能减低症。若血 TSH 增高，FT_4 正常，可诊断为高 TSH 血症。若 TSH 正常或降低，FT_4 降低，诊断为继发性或者中枢性甲低。其他辅助检查包括：甲状腺 B 超、放射性核素（$^{99m}TcO_4$）显像，有助于明确有无甲状腺发育不良、缺如或异位。甲状腺球蛋白（Tg）有助于反映甲状腺组织存在和活性。如确定或怀疑孕母存在自身免疫性甲状腺疾病，可测患儿血相关抗体。如患儿并非先天性甲低，而怀疑是由于桥本甲状腺炎或其他累及甲状腺功能的情况所致获得性甲状腺功能低下者，也要检测血 TG-Ab、TM-Ab。对于年龄较大的患儿（2 岁以上）可作 X 线左手正位摄片了解骨龄以辅助诊断。甲低患儿（尤其合并其他垂体激素缺乏的中枢性甲低者）可出现低血糖、血胆固醇和甘油三酯升高，必要时可作相应检查。除心音低钝外，长期、严重甲低患儿还可出现心脏扩大，心电图可显示低电压、T 波平坦或倒置、P-R 间期延长、QRS 波增宽，甚至可出现心包与胸腔积液，必要时作胸部 X 线检查。

3. 先天性甲低，无论原发性还是继发性，一旦确诊应立即开始替代治疗。新生儿筛查 TSH 值超过 40mU/L，或者甲状腺 B 超、甲状腺放射性核素显像甲状腺缺如或发育不良者，可不必等静脉血复查结果，立即开始左旋甲状腺素钠（L-T_4）治疗。不满足上述条件的筛查阳性新生儿应等待静脉血复查结果后再决定是否给予治疗。对于 TSH 大于 10mU/L，而 FT_4 正常的高 TSH 血症，复查后如果 TSH 仍然增高者，应予治疗。治疗首选 L-T_4，新生儿甲低初始治疗剂量 10～15 μg/（kg·d），每日一次口服，目的是尽早使 FT_4、TSH 恢复正常。对于伴有严重先天性心脏病患者，初始治疗剂量可减少。婴儿期 L-T_4 剂量一般为 5～10μg/（kg·d），1～5 岁 5～6μg/（kg·d），5～12 岁 4～5μg/（kg·d）。对于幼儿及年长儿下丘脑-垂体性甲低，L-T_4 治疗需从小剂量开始。如伴有肾上腺皮质功能不足者，需同时给予生理需要量皮质素治疗，以防突发性肾上腺皮质功能衰竭。开始 L-T_4 替代治疗后 2～4 周抽血复查，根据血 FT_4、TSH 浓度调整治疗剂量。如无需调整，1 岁内每 2～3 个月复查一次，1 岁以上每 3～4 个月复查一次，3 岁以上 6 个月复查一次。同时需要定期追踪体格发育情况，在 1 岁、3 岁、6 岁时进行智能发育评估。如系持续性甲低（一般为甲状腺缺如、发育不良或甲状腺素合成障碍等），应终生替代治疗。如怀疑属于暂时性甲低，可在正规治疗 2～3 年后尝试停药 1 个月，复查甲状腺功能，并酌情检查/复查甲状腺 B 超或甲状腺放射性核素显像，如停药后复查的 TSH 增高或伴有 FT_4 降低者，应给予甲状腺素终生治疗。如甲状腺功能正常者，可继续停药并定期随访 1 年以上。

（李燕虹）

第五节 先天性肾上腺皮质增生症（含肾上腺危象）

（以 2 个半月，3kg，失盐型 21-羟化酶缺陷患儿为例）

长期医嘱	临时医嘱
按儿科常规一级护理	书面病重通知（发生肾上腺危象时）
母乳或人工喂养	血生化（st!）
停留胃管管饲（prn）	血气分析（st!）
氢化可的松 1mg（早上）	血常规
氢化可的松 1mg（下午）	CRP 或 PCT（合并感染时）
氢化可的松 1mg（睡前）	尿常规
氟氢可的松 0.1mg bid	便常规
氯化钠 1g 溶于水中分次口服	肝肾功能
	8AM 血皮质醇
	8AM 血促肾上腺皮质激素（ACTH）
	血孕酮（P）、睾酮（T）
	血雄烯二酮
	血 17-羟基孕酮
	血脱氢表雄酮（DHEAS）
	血肾素-血管紧张素（基础）
	血醛固酮（基础）
	染色体
	ACTH 兴奋试验（prn）
	中剂量地塞米松抑制试验（prn）
	盆腔 B 超（子宫、卵巢）或腹股沟 B 超（睾丸）
	肾上腺 B 超或 CT
	心电图（prn）

【说明】

1. 对于先天性肾上腺皮质增生症（CAH）患儿，检查的主要目的是：明确诊断、了解有否肾上腺危象、治疗量是否合适。初次就诊入院、临床有线索疑为 CAH 的患儿，需行系列检查以确诊，包括查血电解质状况、皮质醇和 ACTH 水平、系列肾上腺源性激素及血肾素、醛固酮水平。血肾素-醛固酮检测方法如下：基础值于晨 8am、空腹抽血检测，取血前必须安静、卧位 3 小时以上，因此小婴儿有时需在检查前夜先给予地西泮或苯巴比妥钠等镇静剂。血肾素、醛固酮标本在抽取后应以冰壶保存立即送检。典型、失盐型 CAH 患儿仅需查基础肾素、醛固酮水平即可。对于非典型、非失盐型 CAH 患儿，则尚需要检测激发后的肾素、醛固酮水平，在取完基础值肾素等标本后，予呋塞米 0.3 ~ 1mg/kg 静脉缓慢注射或肌内注射，并保持立位（婴幼儿可竖抱），2 小时后再抽血检测，此为激发值。对于出生时有性别模糊现象者需行染色体检查、盆腔或睾丸 B 超等了解性腺的位置、性质。就诊时年龄已经较大者（多为单纯男性化型 CAH）则需要影像学（盆腔或睾丸 B 超）了解有否残余瘤。经典型 21-羟化酶缺陷患儿可有体重不增、电解质紊乱（低钠、高钾血症）的表现，血皮质醇、醛固酮降低而 ACTH、T、P、17-羟基孕酮、雄烯二酮、DHEAS、肾素增高，B 超可见肾上腺增生，诊断不难。对于轻型、非典型 21-羟化酶缺陷者，则需进行 ACTH 兴奋试验以诊断。ACTH 持续滴注法：于晨 8AM 起 ACTH 0.5U/kg（≥25U）加入 250 ~ 500ml 葡萄糖中 6 ~ 8 小时静脉滴注，滴注前、滴注结束后分别查血皮质醇、17-羟基孕酮、雄烯二酮、DHEAS、孕酮、睾酮。快速 ACTH 兴奋试验法：于晨 8AM 静脉注射人工合成 ACTH1-24，剂量为 0.5μg/m^2（≥1μg），于注射前（0 分钟）及注射后 60 分钟取血检测相关项目（同 ACTH 持续滴注法）。正常人兴奋后皮质醇上升超过基础值的 1 倍以上，而 17-羟基孕酮等不会异常升高，轻型 CAH 患儿兴奋后皮质醇也可正常升高，但 17-羟基孕酮、T、DHEAS 增高更显著，17-羟基孕酮常 > 10ng/ml。对于部分患儿（尤其是年龄较大、单纯男性化的 CAH 患儿）需进行中剂量地塞米松抑制试验，以与肾上腺肿瘤等鉴别。患儿口服地塞米松 60 ~ 80μg/(kg·d)（最大量为 3mg/d），分 3 ~ 4 次（q6 ~ 8h）口服，于服药前及服药后第三天晨抽血检测血 T、雄烯二酮、DHEAS。对于地塞米松抑制后血 T 等肾上腺来源雄激素减少不显著者，应行肾上腺 B 超甚至 CT 检查，某些女性患儿甚至需接受卵巢的影像学检查以寻找肿瘤来源。无论是否已确诊 CAH，如有呕吐、失水表现，入院后应立即查血钠、钾，根据失盐、高血钾程度指导补液治疗。但对于既往已确诊 CAH 者，需定期检测血 17-羟基孕酮、雄烯二酮、T、P 以及血钠、钾水平、基础肾素以了解激素替代（包括氢化可的松和氟氢可的松）的替代量是否合适，此外需定期监测骨龄、盆腔（女性）或睾丸（男性）B 超以了解有否残余瘤/残余瘤进展情况，以及体格生长、性征发育情况。

2. CAH 的治疗包括糖皮质激素及盐皮质激素替代治疗。糖皮质激素首选氢化可的松，$10 \sim 15 mg/(m^2 \cdot d)$，分 3 次口服（一般分别以全日量 1/2、1/4、1/4 方式分次口服）。对于年龄较大、骨骺已闭合、生长已停止者，可采用相当量的泼尼松（$5 \sim 7.5 mg/d$）或地塞米松（$0.25 \sim 0.5 mg/d$），每日 1~2 次口服。糖皮质激素需终身替代，剂量要个体化，根据生长状况、血 17-羟基孕酮、雄烯二酮、T、P 及血电解质、肾素水平调整用药量。在手术或感染等应激状况时，应增加至原剂量的 2~3 倍，如同时伴有会影响血容量的因素或有呕吐等影响口服时，应改为经静脉途径给予糖皮质激素，应激过后一周逐渐减少到原剂量。大病或手术时（全麻下的外科手术、大的创伤等），氢化可的松的剂量甚至需加至通常量的 10 倍以预防肾上腺危象。在需要接受手术和麻醉时，术前 1 天及术日在术前予氢化可的松 2mg/kg iv，术中氢化可的松 2.5mg/kg 加入 10%GS 静脉匀速滴注。术后傍晚氢化可的松 2.5mg/kg iv。术后第一天氢化可的松 2~5mg/kg iv，第 2 天能口服后渐减量，于术后第 3 天减至替代量的 2 倍，第 4 天 1.5 倍，第 5 天恢复原替代量。手术日和其后 3~4 天内应监测血电解质 1 天 2 次，血压 q4h。除 11-羟化酶及 17-羟化酶缺陷者外，其余 CAH 者均需同时给予盐皮质激素替代治疗，可给予氟氢可的松，剂量为 $0.02 \sim 0.05 mg/d$，分 1~2 次口服，新生儿及小婴儿一般需要剂量较大，可至 $0.15 \sim 0.2 mg/d$，幼儿及儿童 $0.05 \sim 0.1 mg/d$，可根据血钠、钾及肾素水平、血压等监测而调整剂量。服用盐皮质激素同时，应保证足够的钠盐摄入，儿童期饮食中钠盐一般已足够，不必额外补充，但婴儿则宜每日补充 1~2g 氯化钠。

3. 并发肾上腺危象的处理：患儿多因应激状态而发生肾上腺危象，诱发因素包括手术（可以是小手术）、感染（可以是轻微上呼吸道感染）、呕吐、腹泻或应用利尿药等可导致血容量减少的因素等。肾上腺危象首先表现为呕吐、腹痛（可被误认为急腹症，但多无固定压痛），其后迅速发展为严重脱水、休克、淡漠、昏迷，常伴高热。血生化检查显示高钾、低钠、酸中毒。肾上腺危象的处理关键为迅速纠正血容量不足和电解质紊乱以及补充足量的肾上腺皮质激素。①皮质激素：必须选择氢化可的松。地塞米松等制剂因盐皮质激素作用弱而不推荐使用。因高剂量的氢化可的松已足以克服失盐状态，故氟氢可的松可以暂时不必联合使用或减量（50mg 氢化可的松 = 0.1mg 氟氢可的松）。氢化可的松首剂：小于 3 岁 25mg，3~12 岁 50 mg，青春期可用成人量 100mg，静脉注射。以后的每日维持量为：小于 3 岁 25~30 mg/d，学龄儿 50~60 mg/d，青春期 100 mg/d，分为 4 次静脉滴注或注射/肌注（视剂型而定），在休克等血流灌注异常表现缓解后至少维持 3 天（视应激病因所致危象表现的轻重差异决定），病情稳定后减至半量，一周后渐减至维持量，此过程如患儿已经清醒、配合口服时，药物可口服给予。②液体疗法：有休克者，先给予生理盐水 20~25ml/kg，半小时内静脉快速滴入以扩容。如有高氯性酸中毒者，可给予等量的 0.45% 氯化钠和等张（1.4%）碳酸氢钠溶液扩容。有低血糖者给予 50% 葡萄糖溶液 2~4ml/kg，加入上述液体中滴注。以后的静脉补液总量依据损失量及生理需要量补入。有严重低钠血症患儿（血钠<120mmol/L 或出现中枢神经系统症状，如淡漠、嗜睡、抽搐、昏迷），可按一般低钠血症处理，给予 3% 氯化钠提高血钠直至 120mmol/L。高钾血症一般不必另外处理，多可随激素补充及高张生理盐水的输注而被纠正，但当一些患儿高钾严重（>7 mmol/L），并且出现有致命性心律失常时 [包括严重的心动过缓、心房静止和窦-室传导（无 P 波）、室性心动过速或室颤]，应给予钙拮抗剂或胰岛素等治疗。

（李燕虹）

第六节 皮质醇增多症

（以 50kg 儿童为例）

长期医嘱	临时医嘱
按儿科常规二级护理	血常规
普食	尿常规
测血压 bid	便常规
硝苯地平（心痛定）10mg q8h	0am（或 4pm）血皮质醇
（或卡托普利等其他降压药）	8am 血皮质醇
	8am 血促肾上腺皮质激素（ACTH）
	血生化（包括空腹血糖）
	肝肾功能
	血脂组合
	血睾酮（T）、雌激素（E_2）
	24 小时尿游离皮质醇
	地塞米松抑制试验（过夜或小剂量）
	鞍区 CT 或 MRI（prn）
	肾上腺 B 超或 CT（prn）
	X 线胸部摄片（prn）

【说明】

1. 皮质醇增多症是肾上腺皮质长期分泌超生理量的皮质激素而导致的一系列临床综合征，系因下丘脑-垂体-肾上腺皮质轴功能紊乱或异位促肾上腺皮质激素（ACTH）所致。因下丘脑-垂体-肾上腺皮质轴紊乱而致的皮质醇增多症又可分为 ACTH 依赖型及非 ACTH 依赖型，前者称 Cushing 病，促肾上腺皮质激素释放激素（CRH）或 ACTH 分泌过多，病因可以是垂体肿瘤或下丘脑分泌紊乱；后者称 Cushing 综合征，因外源性摄入过多皮质激素，或由肾上腺疾病所致，包括肾上腺皮质腺瘤或癌、原发性色素性结节性肾上腺增生症。此外，皮质醇增多症可以是多种内分泌紊乱综合征的一部分，如 Zollinger-Ellison 综合征伴多发性内分泌腺瘤、Mc-

Cune-Albright 综合征者可合并有皮质醇增多症。与成人不同，儿童皮质醇增多症以非 ACTH 依赖型更常见。

2. 儿童皮质醇增多症的临床表现包括向心性肥胖、生长停滞、肌无力、肌萎缩、皮肤紫纹或瘀斑，并可出现高血糖、高血钠、低血钾，雄激素增多者表现多血质，Hb 及白细胞增加，在男孩可出现假性性早熟表现，阴毛或腋毛早现、出现胡须、体味和痤疮等，但睾丸容积并未达到青春期水平，在女孩则可出现异性性早熟或女性男性化表现，除阴毛、腋毛早生和痤疮外，也可以出现胡须、嗓音低沉、多毛、阴蒂肥大等。少数以分泌雌激素为主的肾上腺肿瘤则导致男性乳房发育、女性假性性早熟。儿童皮质醇增多症的临床表现有异于成人患者，短期内的身高生长减慢/停滞并伴有体重增加，会是儿童皮质醇增多症的主要表现，其次为疲倦、肌无力、骨痛（骨质疏松），而鉴于儿童脸型特点和皮肤弹性较好等因素，满月脸、紫纹等在成年患者较常见的症状，儿童可能不显著或不被注意到，高血压也较成人少见。对于临床疑诊的病例，可分三步做系列实验室检查明确诊断。①明确是否皮质醇增多症：测定 8AM、0AM（或 4PM）皮质醇，24 小时尿游离皮质醇及过夜或小剂量地塞米松抑制试验。8AM 皮质醇增高可提示为皮质醇增多症，8AM 与 0AM（或 4PM）皮质醇相差少于 1 倍提示昼夜节律消失，对诊断更有意义，儿童患者以皮质醇昼夜节律消失更常见，但需注意的是，小婴儿可因昼夜节律未形成完善而出现假阳性结果。连续两日的 24 小时尿游离皮质醇增多（$>100\mu g/m^2$）比单次血皮质醇增高更有意义，但会有 5%~10% 的假阴性率，且小婴儿留尿困难。对于血、尿皮质醇增高、昼夜节律消失者，应进一步做地塞米松抑制试验，过夜地塞米松抑制试验为：地塞米松 0.3mg/m^2（最大 1mg）于夜晚 11 点顿服，次日晨 8AM 查血皮质醇及 ACTH，皮质醇不能被抑制至低于 5μg/dl（140nmol/L）以下为皮质醇增多症；小剂量地塞米松抑制试验：给予地塞米松 5μg/（kg·次）（最大 0.5mg），q6h 口服，共 2 天，测药前及药后 8AM 的皮质醇和 ACTH，如果药后皮质醇仍高于 5μg/dl（140nmol/L）或基础值的 50% 以上为皮质醇增多症。抑制后的 ACTH 也有助于区分是否 ACTH 依赖型。②明确是否 ACTH 依赖型：测定 8AM 血 ACTH，必要时作大剂量地塞米松抑制试验。8AM ACTH < 3.3pmol/L 提示为非 ACTH 依赖型皮质醇增多症，而 ACTH 正常或增高则提示为 ACTH 依赖型皮质醇增多症，如 ACTH 异常增高（>20pmol/L）提示为异位 ACTH 分泌。对于 ACTH 正常或增高者，应进行大剂量地塞米松抑制试验，给予地塞米松 80~120μg/(kg·d)，分 4 次（q6h）口服，共 2 天，试验前后测定 8AM 血 ACTH 及皮质醇，如试验后 ACTH 能 < 2.2pmol/L、皮质醇能被抑制 50% 以上，提示为 ACTH 依赖型皮质醇增多症，否则提示为异位 ACTH 分泌。③病灶定位：ACTH 依赖型者应进行鞍区 CT、MRI 等影像学检查，而非 ACTH 依赖型者则应着重检查肾上腺，包括 B 超、CT、核素闪烁造影等，若实验室检查提示有 ACTH 异位分泌则应进行胸部 X 线甚至 CT 检查，或腹部影像学检查。

3. 垂体肿瘤者可选择放疗或经蝶窦手术摘除。采用一些拟神经递质或拮抗神经递质的药物可减少 CRH-ACTH 分泌或抑制皮质醇合成而减轻症状，但药物治疗只能使病情得到暂时缓解，停药后易复发，因此只能作为手术前准备或患儿暂未能接受手术时使用。常用的药物有：赛庚啶，2~7 岁，2mg bid~tid（<12mg/d），7~14 岁，4mg bid~tid（<16mg/d）。溴隐亭，1.5~2.5mg bid~qid。甲吡酮，250mg~1g tid~qid。酮康唑，4~8mg/(kg·d)，分 2~3 次口服，使用期间应注意肝肾功能损害。肾上腺肿瘤者应手术治疗，术前应使用钙离子通道阻滞剂或肾素-血管紧张素转换酶抑制剂等降压药控制血压。因肿瘤分泌过多皮质醇可使对侧肾上腺受抑制，术后至少 1 周内应酌情补充皮质激素以防术后出现肾上腺危象，1 周后逐渐减量。有些患儿因肾上腺永久性萎缩而需终生替代治疗。

（李燕虹）

第七节　中枢性尿崩症

（以 15kg 患儿为例）

长期医嘱	临时医嘱
按儿科常规二级护理	血常规
普食	尿常规（包括尿 pH、比重）
记 24 小时出入量	便常规
醋酸去氨加压素（商品名：弥凝）	晨尿渗透压
50μg tid	血生化（包括血渗透压、血糖、血钙、TCO$_2$）
	肝肾功能
	血浆 AVP 测定
	尿生化（包括尿钠、尿钙）
	禁水-加压素试验
	PPD 5U 皮试
	X 线胸部摄片
	双肾 B 超（prn）
	鞍区 MRI（或 CT）
	垂体前叶功能（prn）

【说明】

1. 尿崩症表现为多饮多尿，入院后的处理主要为通过系列检查确定是否尿崩症、区分中枢性或肾性尿崩症。在进行禁水及加压素试验之前，先记录、观察整日的饮水量及尿量，可初步判断是否真正多饮多尿及程度，对于怀疑为精神性多饮者还可适当禁饮 1~2 周，以便增加对禁水-加压素试验的应答，减少误诊。血常规、尿常规（包括尿 pH、比重）、血生化（包括钠、钾、CO$_2$、渗透压、尿素氮、肌酐、血糖、钙）及尿钙、尿钠检查可初步排除如肾小管性酸中毒、慢性肾功能不全、高钙尿症等肾脏疾病及糖尿病等所致多尿，晨尿渗透压<300 mmol/L 提示尿崩症。经上述初步检查临床考虑为尿崩症后，再根据禁水-加压素试验结果鉴别出精神性烦渴症，并判别中枢性或肾性尿崩症。初步诊断为

323

中枢性尿崩症后，才再进一步作有关结核感染及鞍区（下丘脑-垂体轴）影像学等方面检查，以便明确病因。一些同时伴有其他垂体前叶功能低下表现的患儿，须作相关检查。尿崩症的诊断目前主要依据禁水-加压素试验结果，血浆 AVP 测定可结合试验结果辅助诊断。

2. 禁水-加压素试验方法及结果判断：①禁水试验：开始试验的前一日先查尿渗透压、血渗透压、血钠。如果血渗透压已经>300mmol/L，或血钠已经>150mmol/L，则不能进行禁水试验。试验日晨 8AM 仔细测量体重和血压、留尿送检尿比重和尿渗透压、查血渗透压、血钠并开始严格禁饮，以后每 1 小时仔细测体重和血压并收集尿一次，记录尿量，测尿比重、尿渗透压，当相邻两次尿渗透压之差<30mmol/L 或尿渗透压≥800mmol/L（2 岁以下≥600mmol/L），再次采血查血渗透压、血钠。年龄小（2 岁以下婴幼儿）、烦渴、多尿严重者（尿量>4L/24 小时），禁饮 4~6 小时即可有结果，而年龄较大、尿量 2~4L/24 小时者，可能需要延长禁饮时间至 7~8 小时才有结果，某些大患儿可以从试验日前晚间 7PM 或 0AM 开始禁饮。试验过程必须严密观察患儿情况，如果出现严重烦躁不安、血压下降等血容量不足表现，或显著脱水，体重下降>5%，应立即终止试验并补液。根据禁水试验结果可鉴别精神性烦渴症与尿崩症，精神性烦渴症者禁水试验后尿量减少，尿比重上升，尿渗透压>800mmol/L（2 岁以下>600 mmol/L），血钠、血渗透压维持正常。尿崩症患儿禁水后尿量不减少，体重下降超过 3%，尿比重不超过 1.010，血钠超过 145mmol/L，血渗透压常>295mmol/L，尿渗透压低于 300mmol/L。部分性尿崩症患儿禁水后尿量可稍减少，尿渗透压可>300mmol/L，但<800mmol/L。②加压素试验：本试验主要用于鉴别中枢性与肾性尿崩症，可与禁水试验联合也可单独进行，若与禁水试验联合进行，则禁水试验结束后可自由饮水（但需要注意防止患儿过度饮水，一般允许患儿的饮水量为禁水试验过程尿量的 1.5~2 倍），同时皮下或缓慢静脉内注射水溶性垂体加压素 0.1~0.2U/kg 或 5U/m²，于注射后两小时内每 30 分钟（如果患儿条件允许）收集和测量尿量，送检尿比重、尿渗透压。中枢性尿崩症者一般于注

射加压素 0.5~1 小时后尿量减少，尿比重超过 1.020、尿渗透压上升幅度≥给药前的 9%，可诊为中枢性尿崩症，超过 50%以上为完全性中枢性尿崩症，9%~50%之间为部分性中枢性尿崩症。尿渗透压上升幅度<给药前的 9%，可诊为肾性尿崩症。若加压素试验单独进行，则试验前禁饮 4~6 小时，直至尿渗透压升高达到平台后，即连续两次尿渗透压间变化不超过 30mmol/L 时，开始注射垂体加压素。

3. 中枢性尿崩症的治疗包括病因和药物治疗。有原发病基础的中枢性尿崩症患儿，首先应针对病因治疗（如针对肿瘤、朗格汉斯细胞组织细胞增生症等的治疗）。药物治疗包括：①中枢性尿崩症的治疗首选加压素替代治疗，包括鞣酸加压素（长效尿崩停）与 1-脱氨-8-右旋精氨酸血管加压素（DDAVP，为合成的 AVP 类似物）。长效尿崩停是含缓释剂鞣酸的天然加压素，每毫升含 5U 加压素，供皮下注射。本品注射一次后，可维持 3 天或更长，如果用药过量或药效尚未消失就再次注射，可导致水中毒，出现脑水肿、抽搐等，因此，应等上一次注射之后，又出现尿量增多才再行下一次注射。对该药的反应个体差异较大，一般剂量可以从每日 0.1~0.2ml 开始，每次增加 0.1ml，以后根据年龄、体重及治疗效果逐渐调整。某些患儿因已养成多饮习惯，使用本品后，仍旧多饮，也可造成水中毒，须注意叮嘱患儿勿再多饮。此外，长效尿崩停为油剂，每次使用前须充分摇匀。更换另一瓶药物时可能需要重新调整剂量。DDAVP 是人工合成的 AVP 类似物，有喷鼻剂、针剂、口服 3 种制剂。目前一般采用口服制剂，商品名为弥凝，剂量 0.1~1mg/d（一般 0.1~0.2mg/d），每日 1 次或分 2 次口服，药效可维持 8~15 小时，此药稳定、安全、便利，是目前较理想的药物。喷鼻剂剂量 2~40μg/d。静脉或皮下注射剂量 0.5μg/m²。中枢性尿崩症经加压素替代或非激素治疗后，能正常生活、生长发育，但一般需长期坚持用药，部分患儿需终生用药。②非激素药物治疗对部分性中枢性尿崩症有效，但目前已较少用。常用的是氢氯噻嗪（双氢克尿噻，HCT），3~4mg/(kg·d)，分 2~3 次口服。HCT 通过排尿利钠，使机体处于相对低钠状态，从而增加肾小管对水钠的重吸收，因此使用本药期间宜适当限制钠盐摄入，长期服用时需补充钾。本品也适用于肾性尿崩症。氯磺丙脲，$150mg/(m^2 \cdot d)$，每日 1 次口服，为口服降糖药，使用期间须注意有否低血糖症状。氯贝丁脂（安妥明），$15\sim25mg/(kg \cdot d)$，分 2 次口服，其作用机制可能为兴奋 AVP 分泌或提高肾小管对 AVP 的敏感性，故也仅适用于部分性中枢性尿崩症。安妥明有肝脏毒性，使用时须注意肝功能改变。卡马西平，$10\sim15\ mg/(kg \cdot d)$，具有增加 AVP 释放作用。

（李燕虹）

第八节 性 早 熟

（以 6 岁，20kg 女孩，中枢性性早熟为例）

长期医嘱	临时医嘱
按儿科常规二级护理	血常规
普食	尿常规
曲普瑞林 1.6mg im 或 H（视 GnRH 类似物种类及注射方式而定）q28d	便常规
	血生化+肝肾功能
	血雌激素（E_2）（如为男性则测睾酮）
	甲状腺功能（TSH、游离 T_3、游离 T_4）
	促性腺激素释放激素（GnRH）或促性腺激素释放激素类似物（GnRHa）激发试验
	血 AFP、β-HCG 等肿瘤标志物（prn）
	血 17-羟孕酮、DHEAS、雄烯二酮（prn）
	X 线左手正位摄片（骨龄）
	盆腔 B 超（子宫、卵巢、卵泡）
	肾上腺 B 超（prn）
	鞍区 MRI 或 CT

【说明】

1. 性早熟指女性在 8 岁、男性在 9 岁前出现第二性征，按发病机制分为促性腺激素释放激素（GnRH）依赖性性早熟和非 GnRH 依赖性性早熟，前者称中枢性真性性早熟，后者称外周性或假性性早熟。对于性早熟的诊断首先应确定是中枢性真性性早熟还是假性性早熟，其次为病因诊断。男孩睾丸容积大于 4ml 是真性性早熟的重要特征，但如仅一侧睾丸增大需警惕睾丸肿瘤，需睾丸彩超等进一步的影像学检查。女孩则需行盆腔 B 超检查，如卵巢容积大于 1ml，并有多个直径大于 4mm 的卵泡提示为真性性早熟。但确定是否中枢性性早熟需依靠下丘脑-垂体-性腺轴的实验室检查，如进入青春期的时间已经较长，查基础的黄体生成素（LH）、促卵泡素（FSH）已经升高至青春期水平可诊为真性性早熟，但青春早期性早熟患儿的基础 LH、FSH 可不增高，因此需作 GnRH 激发试验，以 LHRH $2.5 \sim 3\mu g/kg$（最大 $100\mu g$）静脉注射，于注射前及注射后 30、60、90、120 分钟采血测定 FSH、LH，如激发后 LH 增高，女性 >12U/L，男性 >25U/L（采用放射免疫测定方法测定时），或 LH>5U/L（免疫化学发光法时），或者 LH/FSH>0.6~1 时，可诊断为垂体-性腺轴已经启动。目前也常以 GnRH 类似物（GnRHa）替代 GnRH 作激发试验，多选用达必佳 $2.5 \sim 3\mu g/kg$ 皮下注射。如确诊为中枢性性早熟，尤其是男性及 6 岁以下的女性患儿，应作鞍区影像学检查以除外中枢器质性病变。如男性阴茎增大或女性乳房发育伴乳晕与小阴唇着色、处女膜增厚等雌激素增多表现而睾丸或卵巢容积未达到真性早熟标准、基础或 GnRH 激发后的 LH 峰值不增高则提示假性早熟。此外，假性早熟者，尤其是性腺肿瘤者，性激素水平可异常升高。视假性性早熟的病因，患儿可表现出阴毛早现、异性性征出现（男性乳房发育或女性男性化）等，可根据临床表现选择作肾上腺、性腺方面的相关激素（如肾上腺来源激素等）及影像学检查排除有否占位性病变。对于女孩尚需鉴别单纯性乳房早发育，此征为单侧或双侧乳房发育，多见于 2 岁以下女孩，乳房可在数月至数年内自行消退，但可反复出现，基础 FSH 有时升高，GnRH 激发后 FSH 可显著升高但 LH 不升高，不伴有生长加速及骨龄提前，故一般不需治疗，但有些患儿可向完全性中枢性真性早熟转化，需要定期追踪和复查。

2. 中枢性性早熟的治疗目的是改善成年身高，避免早初潮和预防因早熟而带来的社会心理问题。无论真性或假性早熟，均有性激素的升高，因此均可导致骨龄提前、生长时间损失而可能导致成年矮身材。通过抑制性激素分泌可阻止骨龄进展，防止骨骺过早愈合，争取身高增长的时间，从而改善成人身高。GnRHa 自 20 世纪 80 年代初开始被推荐应用于治疗中枢性性早熟，目前已被认为是治疗特发性中枢性性早熟的较有效药物而首选。目前主要采用缓释剂型 GnRHa 治疗，其较天然 GnRH 作用强而持久，可持续作用 4~5 周，致使 GnRH 受体产生降调节并使受体后负反馈机制的激活通路被阻断，LH 分泌受抑制从而使性腺合成和释放信号中断，产生暂时性、药物性的"性腺切除"作用。目前市售的主要制剂有：达必佳和达菲林（曲普瑞林），均为第 6 位的 L-甘氨酸被 D-色氨酸替代；抑那通（亮丙瑞林），为第 6 位的 L-甘氨酸被 D-亮氨酸替代。剂量为首剂 80~100μg/kg（最大 3.75mg），首剂 2 周后可视患儿情况加强 1 次，以后每 4 周 1 次（不超过 5 周），维持剂量需要个体化。治疗中定期复查垂体-性腺轴活动的指标，包括乳房发育状况或测量睾丸容积、基础及 GnRH（或 GnRHa）激发后 LH 峰值、基础性激素（睾酮或雌激素）水平、B 超测量卵巢和卵泡大小以及评估骨龄、身高生长速度的进展状况。疗效好者呈现身高年龄对骨龄的追赶，身高年龄增长>骨龄增长。治疗一般需 2 年以上，停药指征视骨龄大小、年龄及对身高的要求而定。

（李燕虹）

第九节 生长激素缺乏症（GHD）

（以 20kg 儿童为例）

长期医嘱	临时医嘱
按儿科常规二级护理 普食 基因重组人生长激素 2U 皮下 注射 qn（睡前 30 分钟）	血常规 尿常规（包括尿比重、pH） 便常规 尿渗透压（疑合并有中枢性尿崩 症时） 空腹血糖（prn） 血浆视黄醇结合蛋白、前白蛋白 （需要评估营养状态时） 甲状腺功能（游离 T_3、游离 T_4、 TSH） 血生化（疑有合并多种垂体功能 减退时） 肝功能 肾功能 染色体分析（女孩必须做） 血胰岛素样生长因子 1（IGF-1） GH 激发（药物激发）试验 性腺轴评估（prn） 肾上腺轴功能评估（prn） X 线左手正位摄片（骨龄） 鞍区 MRI 或 CT（prn）

【说明】

1. 生长激素缺乏症（GHD）系因下丘脑-垂体轴功能障碍，垂体前叶生长激素（GH）分泌不足所致的矮小，是造成儿童矮身材的重要原因之一。GHD 中原发性者约占 75%，病因为基因突变、下丘脑或垂体发育异常等，其中基因突变及下丘脑、垂体发育不良者又称为先天性 GHD，30% ~ 50% 原发性 GHD 病因不明，称为特发性 GHD。继发性 GHD 约占 1/4，原因为下丘脑-垂体轴线肿瘤侵犯或手术、放疗损伤；

创伤；炎症，如细菌、病毒、真菌、寄生虫感染及自身免疫性垂体炎。此外，临床也常根据是否合并有其他垂体激素缺乏而分为单纯性 GHD（仅 GH 缺乏，多为特发性 GHD）及多种垂体激素缺乏症（除 GHD 外，可合并其他一种至多种垂体激素缺乏症，甚或全垂体功能减退，多见于如垂体后叶异位等下丘脑-垂体轴先天发育不良，或下丘脑-垂体轴线的占位、损伤等）。

2. GHD 的诊断依据：①身高落后于同年龄、同性别正常健康儿童身高生长曲线的第 3 百分位数以下（或低于平均数减两个标准差）；②年生长速率<7cm/年（3 岁以下），<5cm/年（3 岁至青春期），<6cm/年（青春期）；③骨龄落后于实际年龄 2 年以上；④智力发育正常；⑤匀称性矮小、面容幼稚；⑥两项 GH 药物激发试验 GH 峰值均<10μg/L；⑦血清 IGF-1 水平低于正常。

3. GH 激发试验是诊断 GHD 的主要手段，检测单次 GH 的水平不能反映 GH 的分泌状况。生理性激发试验（睡眠和运动）已不作为确诊手段。常用的药理性激发药物包括生长激素释放激素（GHRH）（1～2μg/kg，iv）、胰岛素（0.1 U/kg，iv）、精氨酸（0.5g/kg，用生理盐水稀释成 10%溶液，于 30 分钟内匀速静脉滴注）、左旋多巴（10mg/kg，口服）、可乐定（0.075～0.15mg/m^2，口服）、吡啶斯的明（1mg/kg，口服）等，可单独应用，也可联合激发，如 GHRH+精氨酸、GHRH+吡啶斯的明、吡啶斯的明+左旋多巴。给药前和给药后 30、60、90、120 分钟抽血测 GH。因每项试验均有一定假阳性率，故必须两项药物性激发试验均异常才能诊断 GHD，若两次的 GH 激发峰值<5μg/L 为完全性 GHD，<10μg/L 而≥5μg/L 为部分性 GHD。因甲状腺功能低下可影响 GH 激发试验造成假阳性结果，因此在作 GH 激发试验前应注意并纠正。

4. 血 IGF-1 在血中水平昼夜变化小，相对稳定，又能较好反映内源性 GH 分泌状态，可以作为 GHD 的筛查或辅助诊断的指标。但 IGF-1 会受年龄、性别、营养状态及遗传因素的影响，且各实验室宜建立自己相应的不同年龄、不同性别的正常参考值范围。一般以 IGF-1 低于正常均值的两个标准差（-2SD）以下有意义。

5. 在诊断 GHD 前还需注意排除营养不良、全身系统（包括肝、肾、心脏等）的慢性器质性疾病、骨骼疾病、染色体异常（如 Turner 综合征、21-三体综合征等），并需要注意有否小于胎龄儿的病史，可根据患儿具体临床表现选择相应的检查项目。因 Turner 综合征患儿不一定有典型外表，因此凡有生长迟缓的女孩均应常规作染色体检查以防漏诊。

6. 诊断 GHD 后，如考虑伴有其他垂体前叶功能低下可作相关检查，包括垂体-肾上腺、垂体-性腺轴功能检查。已确诊 GHD 的患儿，均应行鞍区 CT、MRI 以明确有否空蝶鞍、垂体发育不良、肿瘤等病因。

7. GHD 治疗主要是 GH 替代治疗，目前采用基因重组人生长激素（rhGH），儿童期 0.075～0.15U/（kg·d）[25～50μg/（kg·d）]，青春期 0.075～0.2U/（kg·d）[25～70μg/（kg·d）]，每晚睡前 30 分钟皮下注射，常用注射部位：大腿中部外侧面，也可选择上臂和腹壁等处。1 个月内不要在同一部位注射 2 次，两针间距 1.0cm 左右，以防短期重复注射导致皮下组织变性，影响疗效。GH 治疗效果评估包括短期及远期指标，短期指标主要包括身高标准差分值（SDS）、身高生长速度，一般 GH 治疗第一年有效反应的指标为：①身高 SDS 增加 0.3～0.5 以上；②生长速度增加>3cm/年；③生长速率 SDS>1。远期指标主要指成年身高水平。GH 治疗过程需根据体重、对治疗的反应、IGF-1 水平等调整 GH 剂量。治疗期间可出现暂时甲状腺功能减退，或使原有的肾上腺皮质功能减退显露/加剧（尤其是下丘脑-垂体轴发育不良或已经合并有多种垂体激素缺乏症者），需要定期复查甲状腺和肾上腺功能。此外，还需注意监测有否 GH 治疗的不良反应（如良性颅高压、糖代谢异常等）。

（李燕虹）

第十节 糖原贮积症

（以 10kg，Ⅰ型糖原贮积症为例）

长期医嘱	临时医嘱
按儿科常规二级护理	血常规
按需喂养	尿常规（包括 pH）
生玉米粉 20g q6h	便常规
测微量血糖 q6h	血生化（包括空腹血糖、血尿酸）
	血乳酸
	血气分析（prn）
	血酮体（β-羟丁酸）
	血脂组合
	肝功能
	肾功能
	肾小管功能
	口服葡萄糖耐量试验
	胰高血糖素试验（或肾上腺素试验）
	肝、脾、肾 B 超
	心功能（心脏彩色多普勒）
	肝脏活检（prn）

【说明】

1. 糖原贮积症是因糖原合成和分解代谢过程中催化酶的缺陷，引起糖原在全身各种组织中堆积而发生低血糖以及因相关中间代谢异常而继发的相应生化和临床异常。因缺陷酶的不同而分为 10 型，除第Ⅸb 型系 X 性连锁隐性遗传外，余均为常染色体隐性遗传。糖原贮积症的临床表现包括：①低血糖发作，其严重程度差别大，可从严重致命的低血糖发作到仅为检验值低下的亚临床表现，临床症状也可以与血糖低下程度不完全平行。不同类型的患儿低血糖程度不一。严重低血糖可导致智力受损。②乳酸酸中毒，因糖正常代谢通路中断，肝对乳酸降解能力下降，发生高乳酸血症性酸中毒，伴肾小管酸中毒（Ⅰ型）时可更严重，可发生发作性致命性严重酸中毒。③脂代谢异常，高脂血症（以甘油三酯升高为主），体脂异常堆积，呈娃娃面容。不同类型的临床特征不同，Ⅰ型有肝肿大，严重低血糖，酸中毒，高脂血症，高尿酸血症、生长迟缓。糖原在肾小管内堆积发生肾小管酸中毒表现。Ⅰa型伴血小板Ⅲ因子缺陷而有出血倾向，Ⅰb型有白细胞吞噬功能缺陷，远期可发生肝细胞腺瘤。Ⅱ型有肥厚性心肌病表现，早年死于心衰，可有肝大。Ⅲ型的肝病症状似Ⅰ型，但程度较轻，部分患儿因肌肉受累而类似肌营养不良。Ⅳ型主要表现为肝大，早期发生门脉性肝硬化而死亡。Ⅵ型的肝病表现似Ⅰ型，但程度更轻，又称"良性肝肿大"。Ⅴ型和Ⅶ型累及横纹肌，运动后无力、痉挛，可有肌红蛋白尿，但无低血糖，运动后无乳酸升高。其他少见型包括Ⅷ型：肝大，有进行性锥体外系受累症状，尿中儿茶酚胺排出增多；0型患儿的糖原合成酶缺陷，肝糖原贮量极低，可发生严重低血糖。除Ⅳ型外，其他各型均无黄疸和脾肿大。

2. 糖原贮积症的主要诊断依据是糖原堆积所累及器官的病理和生化表现以及代谢缺陷所致的生化异常，不同类型所累及的器官不一。确诊的检查包括口服葡萄糖耐量试验、胰高血糖素试验、肝或肌肉活检、基因检测及酶活性测定。口服葡萄糖耐量试验：葡萄糖2g/kg（最大50g）口服，服糖前及服糖后3小时内每30分钟查血糖及乳酸，Ⅰ型服糖后乳酸下降，0、Ⅵ、Ⅸ型服糖后乳酸增加。胰高血糖素试验：空腹给予胰高血糖素0.03～0.1mg/kg（最大1mg）皮下注射，于0、15、30分钟时采血测血糖。正常人半小时内血糖升高至少为基值的1倍或高于3.8mmol/L。Ⅰ、Ⅲ、Ⅳ、Ⅷ、Ⅹ型患儿本试验后血糖不能升达正常值。拟诊Ⅲ型者可在餐后2小时再重复此试验，此时血糖升高可对Ⅲ型有诊断意义。肾上腺素试验（肾上腺素0.01mg/kg皮下注射）也有相同作用，但因其心血管副作用而应用受限，在无法取得胰高血糖素情况下可采用。肝或肌肉活检后以无水酒精固定组织后送检具有诊断意义。基因检测或测定白细胞或皮肤成纤维细胞内相应酶的活性可以确诊并分型。

3. 治疗主要目的在于控制低血糖发作，预防和减少对脑的损伤。低血糖发作时立即予葡萄糖静脉注射。除低血糖时紧急处理外，尤其需防止夜间低血糖。小婴儿可以日间少量多餐，夜间经胃管管饲葡萄糖以维持血糖正常。1 岁以上可予生玉米淀粉（不煮）每次 1.75~2.0g/kg 调成混悬液或糊，4~6 小时一次服食，能有效控制低血糖。在睡前或夜间加服可防止夜间低血糖。定期监测肝影像学改变，早期发现肝腺瘤（癌）。其他治疗包括控制酸中毒和预防肾尿酸盐结石形成等对症处理。肝移植有较好效果，早期施行者可使全身脏器继发性改变逆转。

（李燕虹）

第十章　免疫性疾病

第一节 严重联合免疫缺陷病（SCID）

（以 5 个月，5kg 婴儿为例）

长期医嘱	临时医嘱
按照儿科常规一级护理	血常规
按需喂养	尿常规
小施尔康滴剂 1ml qd	便常规
胸腺五肽 1mg im qod	血免疫球蛋白（IgG、IgA、
5%GS 50ml ⎱ ivdrip qid	IgM）
苯唑西林钠 ⎰ AST（有感染时用）	外周淋巴细胞计数
150mg	T 淋巴细胞计数+T 细胞亚群
5%GS 50ml ⎱ ivdrip bid	检测
头孢他啶 300mg ⎰（有感染时用）	B 细胞计数（CD19 或 CD20）
复方新诺明 100mg bid（prn）（有	NK 细胞计数
感染时用）	血补体 C3、C4
小苏打片 0.5g bid（prn）	硝基四唑氮蓝还原试验
氟康唑 50mg qd（prn）（有感染	（prn）
时用）	肝功能
	肾功能
	红细胞沉降率
	巨细胞病毒抗原
	巨细胞病毒抗体（IgM）
	EB 病毒抗体（IgM）
	血、痰、脓液等细菌培养+药
	敏试验
	血、痰、脓液等真菌培养+药
	敏试验
	血、痰、脓液等厌氧菌培养+
	药敏试验
	HLA 配型
	X 线胸部正侧位摄片
	PPD 2U 皮试
	IVIG 400mg/kg ivdrip（prn）

【说明】

1. 严重联合免疫缺陷病（severe conbined immunodefieiency disease，SCID）是联合免疫缺陷病中最严重的类型，是危及生命的综合征。SCID 是由于许多分子的缺陷，从而严重影响到 T 淋巴细胞、B 淋巴细胞的数量和功能，也可影响自然杀伤细胞（NK），导致体液免疫、细胞免疫同时存在严重缺陷。

2. 常见的 SCID 类型是 X-连锁隐性遗传 SCID（XL-SCID），该类型的突变是 X-连锁编码 IL-2 受体 g 链的基因突变，IL-2、IL-4、IL-7、IL-9、IL-15 和 IL-21 受体均具有 g 链。XL-SCID 只在男性患病，女性为携带者。SCID 其他的类型则属于常染色体隐性遗传，或者是一些更为少见的自然突变。腺苷脱氨酶（ADA）缺乏症发生率居于第 2 位。

3. 临床与实验室检查特点：大部分患儿在生后 3 个月内就频繁出现各种感染，包括中耳炎、肺炎、败血症、腹泻和皮肤感染等，易发生白色念珠菌病、卡氏肺孢子菌肺炎、巨细胞病毒感染，并处于移植物抗宿主病的高危状态。血清免疫球蛋白极低，几乎无细胞免疫功能，胸腺<2g，并缺乏皮、髓质差别，胸腺和淋巴结几乎无淋巴细胞且 NK 细胞数减少。

4. 治疗：SCID 的治疗包括替代治疗、免疫重建治疗和基因治疗。替代治疗对维持生命起到重要的作用。仅适用于对某一特殊免疫成分缺乏的补充。输注丙种球蛋白提高患者 IgG 水平；高效价免疫血清球蛋白可用于预防高危患儿；血浆输注除了补充 IgG 外，尚可补充 IgM、IgA、补体和其他免疫活性成分。对于存在 ADA 缺陷的 SCID 患儿，可采用酶替代疗法，反复输注经 X 线照射（25 Gy）的正常红细胞，每 2~4 周输注 1 次，以补充 ADA，可使一部分患者获得临床改善。干细胞移植已经取得较好的疗效，基因治疗处于探索和临床验证阶段。

5. 患者接种活疫苗后易发生全身性疫苗病，因此禁忌予以各种活疫苗（如麻疹、脊髓灰质炎、水痘、卡介苗、流行性腮腺炎、风疹等）接种。

（陈红珊）

第二节 X连锁无丙种球蛋白血症（XLA）

（以5个月，6kg婴儿为例）

长期医嘱	临时医嘱
按儿科常规二级护理	血常规
按需喂养	尿常规
小施尔康滴剂 1ml qd	便常规
5%GS 50ml ⎫ ivdrip qid 苯唑西林钠 150mg ⎭ AST（有感染时用）	血免疫球蛋白（IgG、IgA、IgM）
5%GS 50ml ⎫ ivdrip bid 头孢他啶 300mg ⎭（有感染时用）	外周淋巴细胞计数和B细胞计数（CD19或CD20）
	外周血T细胞绝对计数
	T细胞亚群测定
	血蛋白电泳
	BTK基因突变检测
	BTK蛋白检测
	补体C3、C4
	硝基四唑氮蓝还原试验（prn）
	肝功能
	肾功能
	红细胞沉降率
	血、痰、脓液等细菌培养+药敏试验
	X线胸部正侧位摄片
	鼻咽部X线摄片
	PPD 2U 皮试
	IVIG 2.5g ivdrip（prn）

【说明】

1. XLA属于原发性体液免疫缺陷病，大多数情况男性发病，女性携带。典型病例出生后半年左右开始反复化脓感染或迟至幼年发病，患者体内缺少成熟B细胞，基本上不能自主产生免疫球蛋白，必须依靠免疫替代疗法维持体液免疫水平。该病严重危害患者健康，危及患者生命。80%～90% 临床诊断病例可检出相关致病基因 BTK（Bruton's tyrosine kinase，BTK）发生突变，而其他 10%～20% 的病人存在其他问题。

2. 临床及实验室检查特点：男性患儿，4～12 个月发病，主要表现为反复化脓性感染，对一般病毒的抵抗力尚好，真菌感染和卡氏肺孢子菌肺炎较少，易发生过敏性和自身免疫性疾病，血清 IgG<2g/L，IgA 和 IgM 含量甚微或测不出，外周血成熟 B 细胞缺如，外周血 T 细胞绝对计数正常，淋巴细胞计数、补体水平和白细胞吞噬功能正常。血蛋白电泳显示丙种球蛋白比例极低。BTK 基因突变分析是 XLA 的确诊试验。

3. 治疗：早期使用大剂量 IVIG 400～600mg/（kg·次），每 3～4 周 1 次，长期维持。也有推荐小剂量 IVIG 100～200mg/（kg·次），每 3～4 周 1 次。剂量应个体化，使免疫球蛋白维持在正常的上限水平，如在感染期间或长期发热时，免疫球蛋白分解增加、与病原体反应使消耗增多；在严重腹泻时，免疫球蛋白从粪便中丢失增多，都应增加 IVIG 的剂量。总之，以控制感染为原则。在无 IVIG 时，可选用 IMIG，一般剂量：100mg/（kg·次），每 3～5 天 1 次，控制感染后改维持量：每月 100mg/kg；如感染严重需较大剂量可用负荷量（为一般剂量的 2～3 倍），以微量注射泵按 0.05～0.2ml/（kg·h）速度缓慢皮下注射，控制感染后改维持治疗。

4. 用抗生素前应尽可能留取血、痰、脓液等标本行细菌培养+药敏试验，以指导用药。未有培养结果前，抗感染宜联用对革兰阳性和阴性均有效的抗生素，疗程应适当延长。如培养阴性，治疗效果欠佳应注意真菌、卡氏肺孢子菌、结核杆菌和病毒等机会感染的可能，可预防用药。

5. 加强营养支持治疗。

（陈红珊）

第三节 先天性胸腺发育不全症（DiGeorge 综合征）

（以 5 个月，6kg 婴儿为例）

长期医嘱	临时医嘱
按儿科常规二级护理	血常规
按需喂养	尿常规
胸腺五肽 1mg im qod 或每周 2 次，症状改善后，1mg/kg 每周 1 次	便常规
	血生化
5%GS 50ml ⎫ ivdrip qid	血免疫球蛋白（IgG、IgA、IgM）
苯唑西林钠 150mg ⎭ AST（有感染时用）	T 淋巴细胞计数+T 细胞亚群检测
5%GS 50ml ⎫ ivdrip bid	补体 C3、C4
头孢他啶 300mg ⎭（有感染时用）	硝基四唑氮蓝还原试验（prn）
复方新诺明 100mg bid（prn）（有感染时用）	肝功能
小苏打片 0.5g bid（prn）	肾功能
氟康唑 60mg qd（prn）（有感染时用）	血甲状旁腺素测定（prn）
维生素 D 600U qd	红细胞沉降率
碳酸钙 500mg qd	巨细胞病毒抗原
	巨细胞病毒抗体（IgM）
	EB 病毒抗体（IgM）
	FISH 法染色体检测
	多重连接探针扩增技术（MPLA）
	血、痰、脓液等细菌培养+药敏试验
	血、痰、脓液等真菌培养+药敏试验
	血、痰、脓液等厌氧菌培养+药敏试验
	X 线胸部正侧位摄片
	头颅 MRI
	心脏彩色超声多普勒
	食管碘油造影（prn）
	PPD 2U 皮试
	IVIG 2.5g ivdrip（prn）

【说明】

1. 本病因胚胎期第 3、4 对咽囊发育障碍导致胸腺（常伴甲状旁腺）发育不全或不发育，常同时受累地致畸性的还有大血管（右主动脉弓）异常、食管闭锁、腭垂裂、先天性心脏病（房、室间隔缺损）、人中短、眼距宽、下颌骨发育不良、耳位低等。胸腺严重发育不良者可类似严重联合免疫缺陷病的表现，对低毒力或机会病原体也易感染，接收未经辐射的全血后易发生移植物抗宿主反应。血清免疫球蛋白水平正常，T 淋巴细胞数量和功能显著下降，具有明显的感染倾向。采用 FISH 方法检测染色体 22q11.2 基因缺失，可作为准确、快速的诊断手段。头颅 MRI 检查可发现部分病例小脑蚓部和后颅凹变小及前角附近小囊肿形成。作为传统 PCR 测序技术和 FISH 技术的补充和增强，MPLA 可有效地对患者和携带者的致病基因拷贝数进行相对定量检测，帮助临床确诊患者、完善遗传病的基因诊断体系，提高患者和携带者的检出率。

2. 感染的预防和治疗：如有严重免疫缺陷可定期用复方新诺明预防感染，发生感染时应注意考虑到可能为细菌、病毒、真菌等混合感染，积极寻找病原体的同时应予广谱抗生素抗感染治疗。IVIG 仅在严重感染时使用。

3. 胸腺肽是主要由胸腺上皮细胞分泌的一种免疫增强剂，能促进淋巴细胞成熟、促进 T 细胞在各种抗原或促有丝分裂原激活下各种淋巴因子的分泌和抗体的形成、提高细胞因子受体水平。目前临床应用的有口服和注射制剂，以后者疗效更确切。注射用胸腺肽主要由小牛或猪胸腺提取精制而成，胸腺五肽为人工合成，免疫增强的疗效好，但价格较高。用法：0.5～1mg，每日或隔日肌注，10～15 支为一个疗程。

4. 低钙血症的治疗：发生惊厥应立即静脉缓慢推注钙剂，可选用 10% 葡萄糖酸钙 5～10ml 加入等量 10% 葡萄糖液缓慢静脉注射，速度为 1ml/min。症状缓解后改为口服并加用维生素 D 制剂。

5. 先天性心脏病和食管等畸形需手术治疗，如需输血必须先经辐照，以防移植物抗宿主病。

6. 免疫重建：对严重免疫缺陷者（完全性 DGS）可考虑骨髓、脐血干细胞移植或胸腺移植。

（陈红珊）

长期医嘱	临时医嘱
按儿科常规二级护理	血常规
普食	尿常规
泼尼松 1.5~2mg/(kg·d) 分次口服	便常规
（1 个月后减停）	肝、肾功能
布洛芬 8~10mg/(kg·次) tid	血生化
巯嘌呤（6MP）50mg/m² qn（睡前空腹）	血培养+药物敏感试验
或硫唑嘌呤（AZA）60mg/m² qn（睡前空腹）	红细胞沉降率（ESR）检测
	C-反应蛋白（CRP）检测
	血清免疫球蛋白（IgG、IgA、IgM）
	血清补体（C3、C4）
	血 T 淋巴细胞亚群或分化群（CD3⁺、CD4⁺、CD8⁺）
	TORCH 组合-IgM
	类风湿因子（RF）检测
	风湿系列（抗 ds-DNA 抗体、抗核抗体）
	ANCA 组合
	抗磷脂抗体组合
	血白细胞相容性抗原（HLA）B27 检测
	血清铁蛋白检测
	PPD 5U 皮试
	心电图（ECG）
	X 线胸部摄片（正侧位）
	肝、脾、腹膜后淋巴结 B 超
	病变关节 X 线摄片（正侧位）
	骨髓穿刺术+细胞学检查（prn）
	眼科裂隙灯检查（以排除虹膜睫状体炎）

【说明】

1. 幼年型特发性关节炎（JIA）：由国际风湿病联盟儿科委员会在 2001 年统一命名。治疗目的是抑制全身及关节炎症进展，控制并发症，维持和保护关节及重要脏器功能。

2. 药物分类：非甾体类抗炎药（NSAID）（第一线药物）、缓解病情药物（DMARD）（第二线药物）、糖皮质激素和免疫抑制剂。如 JIA 使用 NSAID，获得美国食品和药物管理局（FDA）许可的只有布洛芬、萘普生、托美丁、三水杨酸胆碱类 4 种药物。此类药物不能叠加使用，以免加重副作用。选择原则可根据药物的个体反应、患儿的偏爱和（或）药物的口味。其他可使用的 NSAID 为：①阿司匹林：全身型 JIA 剂量需达 120mg/（kg·d）方有效，近 1/3 患儿不能耐受此药；②尼美舒利（nimesulide），剂量 5mg/（kg·d），分 2～3 次口服，要注意肝功能变化。已有报道该药致急性肝衰竭而死亡；③双氯芬酸（扶他林，votalin），0.5～3mg/（kg·d），分 3～4 次口服。

3. 糖皮质激素：使用指征为全身型 JIA 有重要脏器受累（如心包炎、胸膜炎）、严重多关节剧烈疼痛、活动严重受限或虹膜睫状体炎局部应用激素无效时。该类药物不能改变 JIA 的病程、临床经过和转归，只宜短期全身性使用，作为过渡或联合治疗，待第二线药物起效发挥作用后减量或停药。有文献报道可予大剂量甲泼尼龙冲击治疗，每天 30mg/kg 在 30～60 分钟内静脉滴注，每日或隔日 1 次，使用 3～5 次，疗效可维持至少 3 周。

4. DMARD 是治疗 JIA 的第二线药物，能防止或延缓关节出现骨质侵袭样病变，起效慢，但作用比 NSAID 强。根据双盲对照研究，只有下述 3 种 DMARD 对本病的调控有效：甲氨蝶呤（MTX）、柳氮磺胺吡啶（SASP）和依那西普（etanercept）。MTX 是目前治疗全身型、多关节型幼年特发性关节炎最广泛应用者。MTX 为叶酸拮抗剂，治疗 JIA 的作用机制未完全明确。可能为抑制叶酸代谢、抗体生成、白三烯的生成及白介素-1 的活性。剂量为 10～15mg/（m² · w），静脉或口服，用药后 3～12 周起效。对确诊为 JIA 的患儿，应早期予 MTX 治疗。主要副作用为脱发、口腔溃疡、消化系统副作用、骨髓抑制、肝肾损害，建议每2~3周复查血常规、肝肾功能。其他 DMARD 药物：①SASP：从 10mg/（kg·d）开始，可用至最大量 50mg/（kg·d），该药疗效存在争议。②etanercept：是 FDA 批准的新药，是 TNF 和淋巴毒素-α 的有效抑制剂。对成人类风湿关节炎（RA）的研究显示该药比 MTX 更有效，能缓解或阻止早期 RA 患者出现关节的骨质侵袭病变。但在儿童中的应用经验有限。

5. 对难治性 JIA 其他治疗无效且有关节破坏和永久性致残可能的病例，有学者提出用甲泼尼龙联合环磷酰胺（CTX）、MTX 治疗方案，方法：先予甲泼尼龙 30mg/kg 冲击 3 次，第 3 天予 CTX 400mg/m^2 静脉滴注，每周口服 MTX 10mg/m^2 1 次。每 3 个月冲击 1 次共 12 个月，有效率 61%。

（张　军）

长期医嘱	临时医嘱
按儿科常规二级护理	血常规
普食	尿常规
布洛芬 30~40mg/(kg·d) tid	便常规
柳氮磺胺吡啶 10mg/(kg·d) bid	肝、肾功能
羟氯喹 5~7mg/(kg·d) 一次顿服	血生化
甲氨蝶呤 10~15mg/m² qw（睡前空腹）	血培养+药物敏感试验
	红细胞沉降率（ESR）检测
Vit Bco 1 片 tid	C-反应蛋白（CRP）检测
Vit C 0.1g tid	血清免疫球蛋白（IgG、IgA、IgM）
	血清补体（C3、C4）
	血 T 淋巴细胞亚群或分化群（CD3⁺、CD4⁺、CD8⁺）

$\text{血 T 淋巴细胞亚群或分化群}(CD3^+、CD4^+、CD8^+)$

TORCH 组合-IgM

类风湿因子（RF）

风湿系列（抗 ds-DNA 抗体、抗核抗体等）

ANCA 组合

抗磷脂抗体组合

血白细胞相容性抗原（HLA）B27 检测

血清铁蛋白检测

PPD 5U 皮试

心电图（ECG）

X 线胸部摄片（正侧位）

肝、脾、腹膜后淋巴结 B 超

病变关节 X 线摄片（正侧位）

骨髓穿刺术+细胞学检查（prn）

眼科裂隙灯检查（以排除虹膜睫状体炎）

第十章 免疫性疾病

【说明】

1. 对少关节型 JIA 可先使用 NSAID，对关节病变严重者可予激素关节腔内注射，若无效可采用 DMARD，如仍无效可予其他抗细胞因子疗法。

2. NSAID 的使用见上节叙述。予布洛芬主要是考虑其对各型 JIA 均有效，副作用相对少，对活动性关节炎明显的病儿可予尼美舒利，须定期复查肝功能。

3. 对少关节型 JIA 药物或物理治疗无效、关节有挛缩病例，可采用局部注射皮质激素，如醋酸可的松、甲泼尼龙和曲安奈德，关节滑膜腔内注射，并可反复使用。剂量以甲泼尼龙为例，大关节每次 10~15mg；中等关节 5~10mg；小关节 2.5mg，隔 1~2 周 1 次。本型不主张全身使用糖皮质激素，如关节症状严重，可小剂量短疗程使用。

4. 柳氮磺胺吡啶已被证实为治疗早期轻到中度类风湿关节炎的第二线有效药物，对少关节型或多关节型的 JIA 是有效和安全的，且副作用较少或可逆。剂量从 10mg/(kg·d) 开始，每周渐加量，最大量 50mg/(kg·d)。有研究显示 SASP 对幼年类风湿关节炎的虹膜睫状体炎可能有效，出现疗效的平均时间为治疗后 45 天。其他 DMARD 药物见上节叙述。

5. 甲氨蝶呤可在本型患者使用，疗程为起效后维持用药 1 年。

6. 物理治疗：可予热敷、蜡疗、热透疗法以防治 JIA 关节的强直和畸形、韧带和肌腱挛缩，肌萎缩。

7. 为预防关节畸形，必要时在夜间用夹板将关节固定于功能位，尤其腕、肘、膝关节。已发生强直畸形的关节可作外科牵引、关节成形或其他矫形手术。

（张　军）

长期医嘱	临时医嘱
按儿科常规二级护理	书面病重通知（prn）
优质蛋白饮食	血常规
测 BP qd	网织红细胞计数（有贫血时）
羟氯喹 5～6.5mg/（kg·	血细胞涂片（prn）
d），bid	尿常规
或泼尼松 0.5～2mg/（kg·	便常规
d），bid～tid	肾功能
维生素 D 400U/d，qd	血生化
	肝功能
	ESR
	血补体（C3、C4、CH50）
	血免疫球蛋白（IgA、IgG、IgM）
	风湿系列（ANA、抗 dsDNA 抗体、抗
	Sm 抗体等）
	Cooms 试验（贫血时）
	血脂系列（prn）
	血总蛋白、白蛋白、球蛋白（prn）
	肝炎系列+乙肝两对半（prn）
	HIV+梅毒组合（prn）
	出凝血功能（prn）
	肾小管功能（prn）
	24 小时尿蛋白定量（prn）
	24 小时尿肌酐（prn）
	心电图
	PPD 5U 皮试
	胸部正侧位片
	双肾、膀胱、输尿管 B 超（prn）
	肾活检穿刺术（prn）

第十章　免疫性疾病

【说明】

1. 系统性红斑狼疮（SLE）的诊断标准：目前多采用 1997 年美国风湿病学会（ACR）修订的 SLE 诊断标准，符合以下 4 项或以上即可诊断为 SLE：①颊部红斑：遍及颊部的扁平或高出皮肤的固定性红斑，常不累及鼻唇沟部位。②盘状红斑：隆起的红斑上覆盖有角质性鳞屑和毛囊栓塞，旧病灶可有萎缩性瘢痕。③光过敏：日光照射引起的皮肤过敏。④口腔溃疡：口腔或鼻咽部无痛性溃疡。⑤关节炎：非侵蚀性关节炎，累及 2 个或以上的周围关节，以关节肿痛或渗液为特点。⑥浆膜炎：胸膜炎：胸痛、胸膜摩擦音、胸膜渗液；心包炎：心电图异常、心包摩擦音或心包渗液。⑦肾脏病变：持续性蛋白尿（大于 0.5g/d 或>+++）；细胞管型：红细胞、血红蛋白、颗粒管型或混合型管型。⑧神经系统异常：非药物或代谢紊乱（如尿毒症、酮症酸中毒或电解质紊乱）所致抽搐和精神症状。⑨血液学异常：溶血性贫血伴网织红细胞增多；白细胞减少，至少两次测定少于 $4×10^9/L$；淋巴细胞减少，至少两次测定少于 $1.5×10^9/L$；血小板减少，少于 $100×10^9/L$（除外药物影响）。⑩免疫学异常：抗 dsDNA 抗体阳性/抗 Sm 抗体阳性/抗磷脂抗体阳性（具备抗心磷脂抗体或狼疮抗凝物或至少持续 6 个月梅毒试验假阳性中 1 项即可）。⑪ANA：免疫荧光法或其他相应方法检测 ANA 抗体效价异常，并排除了药物因素。

2. 神经精神性系统性红斑狼疮（NPSLE）的诊断标准：建议参考 1999 年 ACR 对 NPSLE 命名和定义的分类标准，包括 19 种中枢神经和周围神经病变：①中枢神经系统病变（12 种）：无菌性脑膜炎、脑血管病、脱髓综合征、头痛（包括偏头痛和良性颅内高压）、运动失调（舞蹈病）、脊髓病、惊厥发作、急性精神错乱、焦虑状态、认知功能障碍、情感障碍、精神病；②外周神经系统病变（7 种）：急性炎症脱髓鞘多发神经根病（Guillain-Barre syndrome）、自律神经紊乱、单神经病（单发/多发）、重症肌无力、颅骨病变、神经丛病、多发性神经病。

3. SLE 病情活动度的评估：应用 SLEDAI 评分进行 SLE 活动度的评估，评分以评估前 10 天以内的症状和检查为准（总分 105 分）：①5~9 分为轻度活动，多无明显器官受累；②10~14 分为中度活动，伴有内脏器官受累但程度相对较轻；③≥15 分为重度活动。评分标准见表。

表　SLE 疾病活动指数评判标准（SLEDAI）

计分	临床表现	定义
8	癫痫样发作	近期发作，除外代谢、感染和药物因素
8	精神症状	严重的认知障碍、行为异常，包括幻觉、思维散漫、缺乏逻辑性、行为紧张、缺乏条理。除外尿毒症和药物因素
8	器质性脑病	大脑功能异常，定向力、记忆力及计算力障碍。包括意识障碍、对周围环境注意力不集中，加上以下至少两项：认知障碍、语言不连贯、嗜睡或睡眠倒错、精神运动增加或减少。需除外代谢、感染和药物因素
8	视力受损	SLE 的视神经病变，包括絮状渗出、视网膜出血、严重的脉络膜渗出或出血以及视神经炎。需除外高血压、感染及药物因素
8	脑神经异常	新发的包括脑神经在内的感觉或运动神经病
8	狼疮性头痛	严重持续的头痛，可以为偏头痛，但必须对镇痛药治疗无效
8	脑血管意外	新发的脑血管意外，除外动脉硬化
8	血管炎	溃疡、坏疽、痛性指端结节，甲周梗死。片状出血或活检或血管造影证实存在血管炎
4	关节炎	2 个以上关节疼痛及炎症表现，如压痛、肿胀及积液
4	肌炎	近端肌肉疼痛或无力，合并 CPK 或醛缩酶升高，或肌电图或肌活检存在肌炎
4	管型尿	出现颗粒管型或红细胞管型
4	血尿	RBC>5 个/HP，除外结石、感染或其他因素
4	蛋白尿	蛋白尿>0.5g/24h
4	脓尿	WBC>5 个/HP，除外感染
2	皮疹	炎性皮疹
2	脱发	异常片状或弥漫性脱发
2	黏膜溃疡	口、鼻溃疡

计分	临床表现	定义
2	胸膜炎	出现胸膜炎疼痛，有胸膜摩擦音或胸腔积液或胸膜增厚
2	心包炎	心包疼痛，加上以下至少一项：心包摩擦音、心包积液或心电图或超声心动图证实
2	低补体	CH50、C3、C4 低于正常值低限
2	抗 ds-DNA 抗体增加	>25%（Farr 法）或高于检测范围
1	发热	>38℃，需除外感染因素
1	血小板降低	$<100×10^9/L$
1	白细胞减少	$<3×10^9/L$，需除外药物因素

注：总分 105 分；5~9 分为轻度活动；10~14 分为中度活动；≥15 分为重度活动

4. 重症狼疮的概念：有以下表现之一者即为重症狼疮：①心血管：冠状动脉受累、心内膜炎、心肌炎、心包填塞、恶性高血压；②肺脏：肺动脉高压、肺出血、肺炎、肺梗死、肺萎缩、肺间质纤维化；③消化系统：肠系膜血管炎、急性胰腺炎；④血液系统：溶血性贫血、粒细胞减少（$<1×10^9/L$），血小板减少（$<1×10^9/L$），血栓性血小板减少性紫癜、动静脉血栓形成；⑤肾脏：肾小球肾炎持续不缓解、急进性肾小球肾炎、肾病综合征；⑥神经系统：惊厥、急性意识障碍、昏迷、脑卒中、横贯性脊髓炎、单神经/多神经炎、精神性发作、脱髓鞘病变；⑦其他：严重皮肤血管炎、弥漫性严重皮损（溃疡、大疱等）、肌炎、非感染性高热等衰竭表现。

5. 狼疮危象的概念：指急性危及生命的重症 SLE，包括急进性狼疮性肾炎、急性肾功能衰竭；严重的中枢神经系统损害（脑血管意外、急性精神紊乱或持续惊厥）；严重的溶血性贫血、血小板减少性紫癜/粒细胞缺乏症；严重心脏损害（心包填塞、急性心肌炎或心肌梗死）；严重狼疮性肺炎或肺出血、呼吸窘迫综合征；严重的胃肠道出血、肠穿孔和急性胰腺炎、严重狼疮性肝炎；严重的血管炎、灾难性抗磷脂综合征等。

6. SLE 的治疗

（1）根据病情活动度选择治疗方案。

1）轻度活动：针对轻度活动 SLE 的皮肤黏膜和关节症状，可选用非甾体类抗炎药物（NSAIDs）、羟氯喹（HCQ）以及甲氨蝶呤治疗，必要时给予小剂量糖皮质激素。

2）中度活动：可采用口服足量糖皮质激素，如果需要长时间应用 0.3mg/（kg·d）的皮质激素维持治疗，则有必要联合免疫抑制剂治疗，常用药物为甲氨蝶呤、硫唑嘌呤、来氟米特等。

3）重度活动：治疗分为诱导缓解和维持治疗两个阶段，诱导缓解阶段应用足量糖皮质激素加免疫抑制剂治疗，特别是对于临床表现严重和狼疮危象的患儿，应积极给予甲泼尼龙冲击治疗，同时联合环磷酰胺（CTX）冲击治疗。其他免疫抑制剂可选用吗替麦考酚酯（MMF）、环孢素（CsA）和他克莫司（FK506）；维持治疗阶段应根据病情逐渐减少糖皮质激素的用量，最后小剂量维持，免疫抑制剂可选用 CTX、MMF、CsA、甲氨蝶呤、硫唑嘌呤（AZA）、来氟米特和HCQ 等。

（2）NPSLE 的治疗：诱导缓解常需要甲泼尼龙联合 CTX 双冲击治疗，强调相应的对症治疗，包括降颅压、抗精神病药物和抗惊厥药物等。对于治疗效果不满意的患儿可试用地塞米松 10 mg 或联合甲氨蝶呤 10 mg 鞘内注射，每周 1 次，共 2~3 次，应注意除外中枢神经系统的感染特别是结核性脑膜炎、新型隐球菌性脑膜炎等。

（3）其他治疗

1）血浆置换和特异性免疫吸附：适应证包括活动性重症 SLE、伴有心脑肾等重要脏器受累、药物治疗无效或因药物副作用而不能耐受所需的糖皮质激素及免疫抑制剂者。

2）干细胞移植：适用于常规药物治疗无效、病情进行性发展、预后不良、累及重要脏器危及生命、不能耐受药物毒副作用者。

（蒋小云）

长期医嘱	临时医嘱
按儿科常规一级或二级护理 普食（无消化道出血者） 或流质饮食（仅大便潜血阳性、腹痛轻者） 或禁食（大量消化道出血时） 卧床休息 氯雷他定（开瑞坦）5～10mg qd 或氯苯那敏 0.1～0.2mg/（kg·d），分3次口服 西咪替丁 10～20mg/kg 10%GS 100ml / ivdrip bid 5%GS 100ml / ivdrip qd～bid MP 1～2mg/kg （用于明显关节痛、腹痛、肾综表现、急进性肾炎者） 5%GS 100ml / ivdrip bid 肝素 0.5～1mg/kg / （高凝状态时） 双嘧达莫 3～5mg/（kg·d），分3次口服 枸橼酸钙片（司特立）1片 qd	血常规 尿常规 便常规 肾功能 血生化 血补体 C3、C4 血免疫球蛋白（IgA、IgG、IgM） 血脂系列 血总蛋白、白蛋白、球蛋白（必要时） 肝功能 乙肝两对半（必要时） HIV+梅毒组合（必要时） 风湿系列（ANA、抗 dsDNA 抗体、抗 Sm 抗体等）（必要时） 出凝血功能 幽门螺杆菌抗体（必要时） 过敏原检测（Mast） 肾小管功能（必要时） 24 小时尿蛋白定量（必要时） 24 小时尿肌酐（必要时） 大便寄生虫全套 腹部 B 超或立卧位平片（疑肠套叠时） 消化道内镜（胃镜或肠镜）检查（必要时） 皮肤活检（必要时） 双肾、膀胱、输尿管 B 超（必要时） 肾活检病理检查（必要时）

【说明】

1. 过敏性紫癜（HSP）的诊断标准（EULAR/PReS 统一标准）：可触性皮疹（必要条件）伴如下任何一条：①弥漫性腹痛；②任何部位活检示 IgA 沉积；③关节炎/关节痛；④肾脏受损表现［血尿和（或）蛋白尿］。部分患儿仅表现为单纯皮疹而无其他症状，对于典型皮疹急性发作的患儿排除相关疾病可以临床诊断，对于皮疹不典型或未见急性期发作性皮疹者，仍需严格按照标准诊断，必要时行皮肤活检。

2. HSP 的治疗：HSP 具有自限性，单纯皮疹通常不需要干预。治疗包括控制患儿急性症状和影响预后的因素，如急性关节痛、腹痛、肾损害。

（1）一般治疗：注意饮食，进食少量少渣易消化食物，严重腹痛或呕吐者需要营养要素饮食或暂时禁食并胃肠外营养支持治疗。

（2）抗感染治疗：急性期呼吸道及胃肠道等感染可予抗感染治疗。

（3）皮疹治疗：皮疹很少需要治疗，尚无证据证明糖皮质激素治疗对皮疹的消退及复发有效，可用于皮肤疱疹和坏死性皮疹治疗。

（4）关节症状的治疗：关节痛患儿可使用非甾体类抗炎药镇痛治疗。口服泼尼松［1 mg/（kg·d），2 周后减量］可降低 HSP 关节炎患儿关节疼痛程度及疼痛持续时间。

（5）胃肠道症状的治疗：腹痛者口服泼尼松治疗，1~2 mg/kg（最大剂量 60 mg）分次口服，1~2 周后减量。胃肠症状较重不能口服者，可用短效糖皮质激素氢化可的松琥珀酸钠 5~10 mg/（kg·次）静脉滴注，根据病情可 4~8 小时重复使用，也可用中长效糖皮质激素甲泼尼龙 5~10 mg/（kg·d）或地塞米松 0.3 mg/（kg·d）静滴，严重症状控制后应改口服糖皮质激素，并逐渐减量，总疗程 2~4 周。

（6）紫癜性肾炎的治疗：参照相关章节。

（7）糖皮质激素的应用：适用于 HSP 胃肠道症状、关节炎、血管神经性水肿、肾损害较重及表现为其他器官的急性血管炎患儿。

（8）其他免疫抑制剂的应用：糖皮质激素治疗 HSP 反应不佳或依赖者加用或改用吗替麦考酚酯后可改善胃肠道症状（包括腹痛和肠出血）、关节炎症状及皮疹反复发作。HSP 合并颅内血管炎、颅内出血及 HSP 合并肺泡出血可用甲泼尼龙和环磷酰胺双冲击治疗。

（9）静脉用丙种球蛋白（IVIG）：适应证为 HSP 坏死性皮疹、严重胃肠道症状（包括腹痛、肠出血、肠梗阻）、脑血管炎（包括抽搐、颅内出血）。剂量为 $1g/(kg \cdot d)$，连用 2 天，或 $2g/(kg \cdot d)$ 用 1 天，或 $400\ mg/(kg \cdot d)$ 连用 5 天。

（10）血浆置换：可作为 HSP 合并严重神经系统并发症的一线治疗。也可用于 HSP 合并肺肾综合征或反复肺出血。

（蒋小云）

第八节　皮肤黏膜淋巴结综合征（川崎病）

（以 1 岁，10kg 幼儿为例）

长期医嘱	临时医嘱
按儿科常规一级或二级护理	血常规+血小板计数
普食或半流质饮食	尿常规
吸氧（严重心血管系统病变致低	便常规
氧血症时）	红细胞沉降率（ESR）
阿司匹林 0.2g bid	C-反应蛋白（CRP）
肝功能	细胞和体液免疫功能
ASO	T 淋巴细胞亚群
血补体（C3、C4、CH50）	类风湿因子（与幼年类风湿
血免疫球蛋白（IgG、IgA、IgM）	病难鉴别时）
风湿系列（ANA、抗 dsDNA 抗体、	心电图
抗 Sm 抗体）（与 SLE 难鉴别时）	二维彩色超声心动图
	冠状动脉造影（伴心肌缺血
	时）
	X 线胸部摄片（正侧位）
	物理降温（冰敷）（prn）
	IVIG 1~2g ivdrip（8~12 小时
	输入）

【说明】

1. 大剂量丙种球蛋白早期（病程 10 天内）应用可明显减少冠状动脉瘤发生，尤其适用于具有发生冠状动脉瘤高危因素的患者（男性，<1 岁，CRP 明显升高，早期血小板 <20×10^9/L，血白蛋白<35g/L，HCT<0.35），除单剂静脉滴注 2g/kg 外，也可每天 400mg/kg 静脉滴注，连用 5 天。应同时合并应用阿司匹林。

2. 阿司匹林为治疗本病首选药物，急性期 30~50mg/（kg·d）分次口服，退热 3 天后逐渐减量，2 周左右减至 3~5mg/（kg·d），一次顿服。若无冠状动脉病变，服药至症状消失，红细胞沉降率、血小板恢复正常，共 6~8 周；若合并冠状动脉瘤，应长期服用阿司匹林 3~5mg/（kg·d），直到动脉瘤消退或增长。若合并多发或较大的冠状动脉瘤，则应无限期口服阿司匹林。阿司匹林不耐受者可用双嘧达莫3~6mg/（kg·d）分2~3次口服。

3. 双嘧达莫（潘生丁）适用于血小板增高及有冠状动脉病变患儿，剂量为3~6mg/（kg·d）分2~3次口服。治疗后复查正常者可停药。

4. 肾上腺皮质激素使用有争议，因其促进血栓形成，易发生冠状动脉瘤和影响冠状动脉病变修复故不宜单独应用。一般仅用于免疫球蛋白和阿司匹林耐药的患儿，亦可与阿司匹林和双嘧达莫合并应用。可用甲泼尼龙30 mg/（kg·d），ivdrip，连用1~3日，或泼尼松2mg/（kg·d），用药2~4周。

5. 抗生素仅用于继发感染时。

6. 并发心肌梗死及血栓形成的病人，可用尿激酶静脉（1小时内经静脉输入尿激酶20000U/kg，继之每小时3000~4000 U/kg输入）或导管经皮穿刺冠状动脉内（1小时内输入尿激酶10000U/kg）给药，用药时须监测凝血功能。对严重心肌梗死患儿，可行冠状动脉旁路移植术。

7. 发生心源性休克、心力衰竭、心律失常者予以相应治疗。

8. 川崎病为自限性疾病，多数预后良好，仅1%~2%复发。无冠状动脉病变者于出院后1、3、6个月及1~2年进行一次全面检查（包括体检、心电图、超声心动图等）；有冠状动脉病变者更应长期随访，至少每半年做一次超声心动图检查，直至冠状动脉病变消失。

（岳智慧）

第十一章　感染性疾病

第一节　感染性休克

（以6岁，20kg儿童为例）

长期医嘱	临时医嘱
按感染性休克儿科常规护理	书面病重通知
重症监护	血常规+CRP
普食/半流质饮食/流质饮食/禁食	血型鉴定
持续心电、呼吸、血压、血氧监护	尿常规
记尿量24小时	便常规
NS　100ml ⎫ ivdrip q8h	血培养+药敏×2次
头孢哌酮/舒巴坦 ⎬ PI>1h	降钙素原（PCT）
（2∶1）1.5g ⎭	血皮质醇（随机）
NS　加至50ml ⎫ ivdrip 5ml/h	血生化、肝肾功能
多巴酚丁胺　60mg ⎬ [5μg/（kg·min）]	出凝血功能（APTT、PT、
5%GS 100ml ⎫ ivdrip q8h	D-二聚体）
氢化可的松　60mg ⎬ 缓慢静滴	血气分析 st！
或80mg或100mg ⎭	NS 400ml，20分钟快速滴
奥美拉唑 14mg　iv　qd	入 st！
5% GS　100ml ⎫ ivdrip qd	20%人血白蛋白 10g
Vit C　　2g ⎭	（50ml）　ivdrip
吸氧（必要时呼吸支持）	NS　125ml ⎫ ivdrip PI=3h
	5%NaHCO₃ ⎬ （中度以上的
	50ml ⎭ 酸中毒）
	床边胸片
	床边心电图

【说明】

1. 感染性休克是指在严重感染的患儿，由病原微生物及其产物引起严重脏器功能损伤和组织低灌注（即严重脓毒症），进而出现急性循环障碍、液体复苏无效的持续低血压，又称脓毒性休克，是儿科常见的危重症之一，死亡率较高。

2. 及时发现、及时抢救可以很大程度上改善感染性休克的预后，强调抢救的"黄金6小时"。在感染的患儿，无明显诱因出现烦躁或淡漠、足背动脉搏动减弱（与平时或者与桡动脉相比）、血压较基础血压下降等临床表现时，即要想到发生脓毒性休克的可能，即刻完善血液感染指标、血气分析、血培养等检查。建议行 2 个部位采血培养，如有 PICC、中心静脉置管等，应同时在外周部位+置管部位采血。血乳酸升高、PCT ≥10ng/ml 等检查有助于诊断的确定，但治疗的启动不需要等待上述检查结果。采集血不应耽搁液体复苏，可以同时进行，或者先扩容 1 次后再采血。

3. 液体复苏是感染性休克患儿最紧迫需要的治疗：NS 15~20ml/（kg·次），15~20 分钟内快速滴入，根据血压、微循环情况，可重复 1~2 次，第一小时给予的液体复苏总量在 40~60ml/kg 甚至更多。液体复苏的总液体量没有上限，判断液体复苏是否充足的参考指标有：毛细血管再充盈时间 ≤2s，年龄相关的正常血压；脉搏正常（外周与中心动脉搏动无差别）；四肢末梢温暖；尿量>1ml/（kg·h）；意识正常；$ScvO_2$（中心静脉血氧饱和度）≥70%；心脏指数在 3.3~6.0 L/（min·m^2）。液体复苏过程需要注意有无心衰、肺水肿的可能。液体复苏患儿至少开放 2 条以上的静脉通路。

4. 液体复苏首选晶体（即生理盐水）；胶体液一般选用白蛋白，20% 人血白蛋白 0.8~1g/（kg·次），相当于提高血容量 15~20ml/kg。但如果并发毛细血管渗透综合征，推荐使用羟乙基淀粉 10~15ml/（kg·次），最大不超过每天 50ml/kg。维持电解质、酸碱平衡并非液体复苏时的主要考虑。

5. 脓毒症患儿的血流动力学极不稳定，有低排高阻、高排低阻、低排低阻等类型，因此需要持续监护生命体征，注意心率、血压的变化，有条件者应监测中心静脉压（CVP）、肺动脉楔压（PAWP）、心脏指数和尿量，并根据患儿血流动力学选用血管活性药物。

（1）如血压正常的低排高阻型休克，可给予扩血管药物：山莨菪碱 0.3~0.5mg/kg，维持 15 分钟，间隔 15 分钟可重复，<10 次；α 受体阻断剂酚妥拉明，一般与间羟胺合用，1~4mg/kg，维持 15 分钟，间隔 15 分钟可重复。

（2）在充分扩容的基础上，仍不能纠正低血压者应给予正性肌力药物：多巴酚丁胺 $2.5 \sim 10 \mu g/(kg \cdot min)$，最好从中心静脉滴入；去甲肾上腺素 $0.02 \sim 1 \mu g/(kg \cdot min)$，最好从中心静脉滴入；多巴胺 $1 \sim 10 \mu g/(kg \cdot min)$，最好从中心静脉滴入，但已不再作为首选推荐。

6. 抗感染：原则是尽早、联合、广谱、足量、足疗程。一般要求在确诊脓毒症休克1小时内使用抗生素。细菌感染特别是革兰阴性杆菌是造成感染性休克的最主要病原菌，但有报道真菌甚至病毒也可造成脓毒症休克。在无药敏结果前，一般至少使用第三代头孢（含酶抑制剂）或以上的抗生素，根据感染部位、患儿免疫状态等联合其他类型的抗生素，待药敏结果可降阶梯治疗。各单位应建立自身单位的药敏结果，并据此合理使用抗生素。需要注意的是，部分脓毒症休克发生在已使用抗生素的病例，此时需全面考虑该抗生素是否存在不敏感、耐药、合并二重感染等可能，并依此加用或更换抗生素。清创和控制感染源非常关键，包括坏死性筋膜炎、坏疽、脓胸、脓肿、植入物感染等。

7. 糖皮质激素：强烈推荐用于需要多次液体复苏扩容、儿茶酚胺抵抗的患儿，也可用于怀疑或确定肾上腺皮质功能不全。一般使用氢化可的松，剂量每次 $3 \sim 5mg/kg$，$q6 \sim 8h$，也可以一天总量24小时维持；最大剂量每天不超过 $50mg/kg$，短疗程使用。经验性给氢化可的松前推荐抽血查皮质醇。也可以考虑用等量换算的甲泼尼龙等。

8. 并发症治疗：合并 ARDS 时可予呼吸支持、ECMO 等；合并急性肾损伤时［脓毒性 AKI 2 期：肌酐比基础升高 $2 \sim 3$ 倍、尿量 $<0.5ml/(kg \cdot h) \times 12$ 小时、GFR 下降 $>50\%$；或水过多：体重增加超过 10% 的时候］予持续血液净化；并发弥散性血管内凝血（DIC）者需输注新鲜冰冻血浆 $10 \sim 15ml/(kg \cdot 次)$。脓毒症休克患儿，由于存在胃肠道缺血、淤血、应激等多重打击，容易出现应激性消化道溃疡、出血，可使用 H_2 受体阻断剂或质子泵抑制剂（PPI）如奥美拉唑 $0.7mg/(kg \cdot d)$ 静注。

9. 其他治疗：静脉用丙种球蛋白（IVIG）在脓毒症休

克的治疗有争议，婴儿、新生儿可能获益较大，可尝试 5%
IVIG 0.4~1g/(kg·次)，总量每疗程≥2g/kg；适当的肠内或静脉营养支持；使用氧自由基清除剂如大剂量 VitC 0.1~0.3g/(kg·d) ivdrip，尽管缺乏循证医学证据，仍常常应用在临床实践。

（黄礼彬）

第二节 败血症

（以 6 岁，20kg 儿童为例）

长期医嘱	临时医嘱
按儿科败血症常规护理	书面病重通知
一级护理	血常规+CRP
普食/半流质饮食/流质饮食	血型
心电、呼吸、血压、血氧监护	尿常规
吸氧（prn）	便常规
NS 100ml ⎫ ivdrip q8h	降钙素原（PCT）
头孢哌酮/舒巴坦 ⎬ PI>1hr	血培养+药敏
（2:1）1.5g ⎭	其他可能感染部位的培养，包括
和（或）	痰、尿便、脑脊液、穿刺引流
NS 100ml ⎫ ivdrip q12h	液等
万古霉素 0.4g ⎭ PI>2hr	血生化+肝肾功能
	出凝血检查（包括 APTT、PT、
	D-二聚体）
	胸部正侧位 X 片
	心电图（prn）
	腹部 B 超（prn）

【说明】

1. 败血症是指致病微生物（细菌、真菌等）进入血液循环并在其中繁殖、产生毒素引起全身性炎症反应（SIRS），又称脓毒血症；当败血症患者出现组织低灌注和脏器功能损伤时又称为重症败血症，即重症脓毒症。

2. 血培养和（或）骨髓培养阳性是确诊败血症的标准。采集血培养标本的最佳时机在发热寒战期，其次为发热上升期，每次约 10ml，最好采集 2 个部位。如怀疑急性感染性心内膜炎，在 1 小时内采集 3 个部位血培养；亚急性心内膜炎者在 24 小时内采集 3 次，第一次尽量在使用抗生素前。此标准采血量和次数较大，在小年龄的婴幼儿较难完成，需结合自身医院的实际进行。一次血培养阴性不能否定败血症的诊断，一次血培养阳性也要排除是否为污染菌、定植菌（从中心静脉置管处采血者)。有明确的感染表现、伴有全身中毒症状、CRP 和 PCT 明显升高者,也可以临床诊断败血症。

3. 抗感染治疗:原则与第十一章第一节感染性休克相同。需要强调在怀疑败血症时应尽早完成病原学检查并开始抗生素治疗。有效的抗感染治疗越晚开始,越容易出现危及生命的脓毒症休克。抗感染疗程根据治疗反应、病原菌特点、有无局部脓肿病灶等至少用至临床症状消失,血 CRP、PCT 完全正常 3 天以上,一般在 10~14 天;金黄色葡萄球菌败血症一般是 4~6 周。强效抗感染方案后需要注意防治二重感染。

4. 原发感染灶的治疗:肺部感染、菌血症、腹泻病是儿童败血症最常见的原发感染疾病,其他来源有上尿路感染、皮肤软组织蜂窝织炎等。寻找原发感染灶对临床判断病原菌、指导抢先使用抗生素(血培养结果回复前)有帮助。

5. 治疗基础病:败血症易发生在有基础疾病的个体,如恶性肿瘤、免疫缺陷病、使用免疫抑制剂、先天性心脏病、糖尿病等个体,如怀疑或发现有基础疾病,需给予相应检查和治疗。

6. 防止并发症,包括防止发生感染性休克,转移性脑、肾、肺脓肿等病灶的及时处理。

(黄礼彬)

第三节 麻 疹

（以 3 岁小儿，体重 14kg 为例）

长期医嘱	临时医嘱
按儿科麻疹常规护理	传染病报卡
半流质或普食	血常规
呼吸道隔离	尿常规
眼、鼻、口腔护理	便常规
小施尔康 1 片 qd	血生化、肝肾功能
Vit A 20 万~40 万 U qd	血麻疹病毒 IgM 抗体检测
	鼻咽分泌物病毒抗原检测（免疫荧光法）
	血病毒分离（前驱期或出疹初期）
	心肌酶谱检测（疑心肌损伤时）
	心电图（疑心肌损伤时）
	胸部正位 X 线摄片（疑有肺炎时）
	脑电图（疑中枢受损时）
	物理降温（冰敷或酒精擦浴）
	2% 美林混悬液（布洛芬）0.25~0.5ml/kg
	或其他退热药物（高热>40℃ 时）

【说明】

1. 一般处理：本病为自限性疾病，主要是注意护理，对症和支持疗法，预防并发感染。护理方面，注意卧床休息，室内保持适当温度、湿度，给予易消化的富有营养的食物，注意补充 Vit A、Vit D，补充足量水分，做好皮肤、口、鼻、眼的清洁护理。

2. 被动免疫：对体弱多病或婴幼儿未接种麻疹疫苗者，在接触麻疹患者后，5 天内给予丙种球蛋白 0.25ml/kg。

3. 并发症处理：①肺炎：治疗同一般肺炎（详见相关章节）；②喉炎：雾化吸入布地奈德，呼吸道梗阻明显吸氧，可短期内应用激素如甲泼尼龙 1~2mg/(kg·d) ivdrip，梗阻严重者应作气管切开；③脑炎：处理同乙型脑炎（详见相关章节）。

4. 患儿应隔离至出疹后 5 天，有并发症者延至 10 天。

（张　军）

第四节　水痘与带状疱疹

（以 6 岁，体重 20kg 小儿为例）

长期医嘱	临时医嘱
按"水痘"儿科常规护理	传染病报卡
半流质或普食	血常规
呼吸道隔离（至皮疹结痂）	尿常规
伐昔洛韦　　0.1g　tid	便常规
或 阿昔洛韦　0.4g　qid	血生化+肝肾功能
小施尔康 1 片 qd	水痘疱疹液病毒分离
	水痘病毒特异性-IgM 抗体检测

【说明】

1. 本病为自限性疾病，注意护理，预防感染，对症治疗。

2. 抗病毒治疗：①伐昔洛韦（Valaciclovir）治疗小儿水痘 10~15mg/(kg·d) 分 2~3 次口服，连服 5 天；带状疱疹 0.3g，每天 2 次，连服 10 天，疗效优于阿昔洛韦。②阿昔洛韦（无环鸟苷，Acyclovir）在出疹 24 小时内可口服，80mg/(kg·d) 分 4 次，共 5 天。对免疫功能低下、水痘肺炎、脑炎患儿，10~20mg/kg ivdrip q8h，共 7 天，药物浓度应<4mg/ml，肾功能减退，Ccr<50ml/(min·1.73m^2) 时应减量，每剂滴注时间在 1 小时以上。

3. 被动免疫：对使用免疫抑制剂、免疫功能受损者，在接触水痘患者 72 小时内可予水痘-带状疱疹免疫球蛋白 125U/10kg 肌注，最大剂量 625U。

4. 隔离至皮疹全部结痂。

5. 水痘患儿忌用糖皮质激素，若原已使用，应尽快减量渐停，以免引起全身播散。

（张　军）

第五节 传染性单核细胞增多症

（以6岁，体重20kg小儿为例）

长期医嘱	临时医嘱
按"传染性单核细胞增多症"儿科常规护理	血常规（包括异型淋巴细胞计数）
二级护理	尿常规
半流质饮食或普食	便常规
必需磷脂 228mg bid（肝功能损伤时）	血生化+肝肾功能
	外周血涂片白细胞分类
谷胱甘肽 0.2g tid（肝功能损伤时）	血清嗜异性凝集试验
	血 VCA-IgM、抗 EB 病毒核抗原或抗 EB 病毒早期抗原 IgG 检测
5%GS 100ml | ivdrip	血心肌酶谱检测（有心肌损伤时）
阿昔洛韦 200mg | q8h	血巨细胞病毒抗体 IgM 检测
	PPD 5U 皮试
	胸部正侧位片
	心电图
	肝、胆、脾 B 超
	物理降温（冰敷或酒精擦浴）
	2% 美林混悬液（布洛芬）0.25~0.5ml/kg
	或其他退热药物（物理降温后高热仍未退时）

【说明】

1. 传染性单核细胞增多症（简称传单）：EB 病毒感染引起，临床主要表现为发热、咽峡炎、颈淋巴结肿大、肝脾大及皮疹等。实验室检查外周血象改变是本病的主要特征，分类单核细胞增多为主，占 60% 以上，异型淋巴细胞增多占 10% 以上或绝对数>$1.0×10^9$/L 有诊断意义，病后 7~10 天检查最明显。

2. 血清嗜异性凝集试验：有一定诊断价值，传单患者血清中存在的嗜异性凝集抗体属于 IgM，少数为 IgG，抗体一般在病程第 1~2 周上升，第 3~6 周达高峰，病程中阳性率渐高。病程第 1、2、3 周其阳性率分别为 40%、60%、80%，可持续 2~6 个月。

3. 抗 EB 病毒特异性抗体的检测：是诊断传单的重要指标，目前常用的有抗衣壳抗原（VCA）IgM、IgG、IgA，抗 EB 病毒核抗原（EBNA），抗 EB 病毒早期抗原（EA）IgG 等。VCA-IgM、VCA-IgA 于病初出现，第 1~2 周达高峰。VCA-IgM 阳性是急性感染的重要指标。EA-IgG 出现略晚于 VCA 抗体，为近 2 个月感染或 EB 病毒复制活跃的标志，亦具有诊断价值。EBNA 则于恢复期后出现，故若 VCA-IgG/EBNA 阳性，而 VCA-IgM 阴性则提示非近期感染。

4. 有时其他病原体感染或药物过敏也可有异型淋巴细胞增高以及类似临床表现：如巨细胞病毒、肝炎病毒、肺炎支原体等，称之为传染性单核细胞增多综合征，此类病人血嗜异性凝集试验阴性，另外可行血巨细胞病毒 IgM 抗体、DNA，血肺炎支原体 IgM 抗体、血肝炎（甲、乙、丙、丁、戊）系列抗体等检查以鉴别。

5. 本病为自限性疾病，主要是对症治疗，脾大者注意预防脾破裂。

6. 早期治疗：可用①阿昔洛韦（无环鸟苷）30mg/（kg·d）分 3 次静脉滴注，连用 5 天；②α 干扰素 100 万~300 万 U/d im qd×5 天。合并神经系统疾病、心肌炎、溶血性贫血、血小板减少性紫癜等重症患者加用甲泼尼龙 1~2mg/（kg·d）或泼尼松 1~2mg/（kg·d）分次口服，5~7 天。

7. 继发感染：可用抗生素治疗，忌用氨苄西林或阿莫西林，因易引起皮疹。

（张　军）

第六节 巨细胞病毒感染

（以 2 个月，体重 6kg 小儿为例）

长期医嘱	临时医嘱
按儿科常规二级护理	血常规（每周 1 次）
母乳或配方奶喂养	尿常规
传染病隔离	便常规
熊去氧胆酸（优思弗） 83mg qd	血生化
葡醛内酯（肝泰乐） 0.05g bid	肝功能+肾功能（可多次）
Vit AD 1 片 qd	CMV-抗体（IgM+IgG）
5%GS 50ml ⎤ ivdrip q12h	血、尿、唾液 CMV-DNA-PCR
更昔洛韦 30mg ⎦	细胞免疫功能+NK 细胞活性
	听觉诱发电位
	眼科会诊
	肝胆 B 超
	肝穿刺活检（prn）

【说明】

1. 巨细胞病毒（Cytomegalovirus，CMV）又称巨细胞包涵体病毒，是一种疱疹病毒组 DNA 病毒。人巨细胞病毒（HCMV）只能感染人，引起以生殖泌尿系统、中枢神经系统和肝脏疾患为主的多系统感染，从轻微无症状感染直到严重缺陷或死亡。CMV 感染小儿多表现为无症状性感染，只有少数为症状性感染，且又多发生于先天性和围生期感染患儿。在严重免疫缺陷时，可出现肺炎、肝炎等全身疾患。靶器官的损害又与患儿的年龄有关。中枢神经系统损害（如小头畸形、智力障碍等）和先天畸形主要见于先天性感染；肝炎、肺炎还可见于婴幼儿时期感染。

2. 巨细胞病毒感染的类型有：原发感染（包括先天性感染和围生期感染），生后感染或获得性感染。但在临床工作中，由于患儿没有从出生开始定期做过 CMV 检测，因此较晚就诊者很难确定为何型感染。有些先天性感染患儿，出生时没有症状，以后才出现智能减退或耳聋。根据有无症状出现，又可分为：①症状性感染：指出现与 CMV 感染相关的症状和体征者。若 CMV 损害宿主 2 个或 2 个以上的器官、系统时又称全身性感染，多见于先天性感染，仍可沿用病理诊断名称即巨细胞包涵体病（cytomegalicinclusiondisease, CID）；若 CMV 损害主要集中于宿主的某一器官或系统，则可相应地称为 CMV 性肝炎、CMV 性肺炎或传染性单核细胞增多症等。②无症状性感染：临床表现只有体征和器官功能改变，或无相应体征和功能变化。机体的细胞免疫功能对 CMV 感染的发生和发展起重要作用，细胞免疫缺陷者，可导致严重的和长期的 CMV 感染，并使机体的细胞免疫进一步受到抑制，如杀伤性 T 细胞活力下降，NK 细胞功能减低等。

3. 巨细胞病毒可从唾液、尿液、子宫颈分泌液等标本离心沉淀，将脱落细胞用姬姆萨染色镜检，检查巨大细胞及核内和胞质内嗜酸性包涵体，可作初步诊断。用 ELISA 检测 IgM 抗体和 IgG 抗体，适用于早期感染和流行病学调查。IgG 抗体可终身持续存在，6 个月以前的婴儿可从母体被动获得 IgG 抗体，IgM 抗体与急性感染有关。应用免疫印迹法和分子杂交技术直接从尿液、各种分泌物中检测 CMV 抗原和 DNA 是既迅速又敏感、准确的方法。

4. 由于 CMV 感染患者大多处于潜伏感染状态；即使 CMV 在体内复制活动，也多为无症状性感染，目前又无有效、安全的抗 CMV 药物，故对 CMV 感染的治疗，仍限于症状性感染时的对症处理，尤其是移植前后、免疫抑制状态下的 CMV 感染。治疗首选更昔洛韦，剂量为 10mg/（kg·d），分 2 次/天，连用 2 周；然后减为 5mg/（kg·d），每天 1 次，连用 2 周。因更昔洛韦有骨髓抑制等毒副作用，因此使用期间应每周监测血常规。辅助治疗可用免疫球蛋白、免疫疗法等。若为 CMV 性肝炎则应加强利胆护肝治疗。免疫低下个体的重症 CMV 性肺炎病情凶险，必要时要及早辅助呼吸治疗。

（沈振宇）

第七节 登 革 热

例:（以 6 岁，体重 20kg 儿童为例）

长期医嘱	临时医嘱
按儿科传染病常规二级护理	血常规（可多次）
半流质饮食	尿常规
传染病隔离	便常规
心电、血压监测	病毒血清学抗体试验
记 24 小时出入量	血生化+肝肾功能
物理降温	病毒分离或荧光定量 PCR
卡巴克络 1 粒　 tid	出凝血功能+D-二聚体
酚磺乙胺 0.25　ivdrip qd（prn）	束臂试验
奥美拉唑 15mg qd（prn）	腰椎穿刺（prn）
	传染病报告

【说明】

1. 登革热（dengue fever）是登革热病毒引起、伊蚊传播的一种急性传染病。临床特征为起病急骤，高热，全身肌肉、骨髓及关节痛，极度疲乏，部分患者可有皮疹、出血倾向和淋巴结肿大。患者和隐性感染者为主要传染源，未发现健康带病毒者。病媒蚊叮咬登革热病患（从开始发热的前一天直到退热都具有传染力）8~15 天后，则具有终生传染病毒的能力，并可经卵遗传给后代。具有传染性的伊蚊叮咬人体时，即将病毒传播给人。新疫区人群普遍易感。因为没有疫苗，清除病媒蚊孳生源与及早侦测疫情为防治登革热的首要工作，以防病毒扩散。透过基因改造使携带登革热病毒的病媒蚊后代一生下来就死掉，是目前正在研究的预防方法之一。

2. 典型登革热所有患者均发热，为双峰热或鞍型热。儿童病例起病较缓、热度也较低。发热时伴全身毒血症状如头痛、腰痛，尤其骨、关节疼痛剧烈，似骨折样或碎骨样，严重者影响活动，但外观无红肿。消化道症状可有食欲缺乏、恶心、呕吐、腹痛、腹泻。脉搏早期加快，后期变缓。病程

3~6日出现皮疹，为斑丘疹或麻疹样皮疹，也有猩红热样皮疹，红色斑疹，重者变为出血性皮疹。皮疹分布于全身、四肢、躯干和头面部，多有痒感，皮疹持续5~7日。疹退后无脱屑及色素沉着。25%~50%病例有不同程度出血，如牙龈出血、鼻出血、消化道出血、咯血、血尿等。多有浅表淋巴结肿大。病后血常规检查白细胞减少，第4~5天降至低点（可低至$2 \times 10^9 /L$），分类中性粒细胞减少，淋巴细胞相对增高，可见中毒颗粒及核左移。退热后1周恢复正常。部分病例血小板减少，最低可达$13 \times 10^9 /L$，可伴肝脏肿大及ALT升高。重型登革热表现为脑膜脑炎表现、消化道大出血和出血性休克。登革出血热型出血倾向严重，常有两个以上器官大量出血。登革出血热型有血浆渗出的现象，临床上会出现腹水和胸膜腔积液，当血浆渗出量很多时，患者会呈现休克现象，如皮肤湿冷、四肢冰凉、坐立不安、脉搏微弱、脉压变小（<20 mmHg）。这种低血容性的休克若未及早诊断出来并予以适当输液疗法的话，则有生命危险。登革休克综合征者在病程中或退热后，病情突然加重，有明显出血倾向伴周围循环衰竭。病情凶险，如不及时抢救，可于4~6小时内死亡。

3. 一般治疗：卧床休息，给予流质或半流质饮食，在有防蚊设备的病室中隔离到完全退热为止，不宜过早下地活动，防止病情加重。保持皮肤和口腔清洁。对症治疗包括：高热应以物理降温为主。对出血症状明显的患者，应避免酒精擦浴。解热镇痛药宜慎用，因易引起患者大量出汗，加重血液浓缩及诱发休克，且可诱发G6PD缺乏患者发生溶血。对中毒症状严重的患者，可短期使用小剂量肾上腺皮质激素，如口服泼尼松。维持水电平衡，对于大汗或腹泻者应鼓励患者口服补液，对频繁呕吐、不能进食或有脱水、血容量不足的患者，应及时静脉输液。

4. 有出血倾向者可选用安络血、止血敏、维生素C及维生素K等止血药物。对大出血病例，应输入血小板、大剂量维生素K_1静脉滴注、口服云南白药等；严重上消化道出血者可用西咪替丁或质子泵抑制剂，也可服氢氧化铝凝胶等，严重者可用冰盐水或去甲肾上腺素稀释后灌胃或内镜直视下止血。休克病例应快速输液以扩充血容量，并可加用低分子右旋糖酐、血浆和代血浆或加用血管活性药物。脑型病例应及时选用20%甘露醇快速静脉输注，同时静脉滴注糖皮质激素，以降低颅内压，防止脑疝发生。抽搐者可用地西泮缓慢静脉注射。

（沈振宇）

第八节 手足口病

（以 6 岁，体重 20kg 儿童为例）

长期医嘱	临时医嘱
按儿科传染病常规二级护理	血常规
半流质饮食	尿常规
传染病隔离	便常规
心电、呼吸、血氧、血压监护	病毒血清学抗体检查
物理降温	咽拭子病毒核酸检查（Cox
血糖监测　q12h	A16、EV 71）
记 24 小时出入量	血生化+肝肾功能+心酶
口服补液盐 冲服 500ml 分次	胸片
蒙脱石散 3.0g 调糊敷口腔溃疡	血气分析（prn）
tid	腰椎穿刺（prn）
	传染病报告

【说明】

1. 手足口病（hand-foot-and-mouth disease，HFMD）又名发疹性水疱性口腔炎，在我国按丙类传染病管理。它是由 20 多种（型）肠道病毒引起的传染病，其中以柯萨奇病毒 A16 型（Cox A16）和肠道病毒 71 型（EV 71）最为常见。其感染途径包括消化道、呼吸道及接触传播。表现为口痛、厌食、低热，伴有手、足、口腔、肛门周围、膝盖等部位出现小疱疹或小溃疡，疹子不像蚊虫咬、不像药物疹、不像口唇牙龈疱疹、不像水痘（"四不像"），皮疹不痛、不痒、不结痂、不结瘢痕的（"四不"）特征。该病 1 周左右自愈，少数患儿可引起心肌炎、肺水肿、无菌性脑膜脑炎等并发症。个别重症患儿（心、脑、肺受累）病情发展快，导致死亡。目前缺乏有效治疗药物，主要为对症治疗，及早发现重症，积极措施渡过重症期。

2. 普通病例多在 1 周内痊愈，预后良好，可在门诊随诊。本病的重点是重症病例的早期发现和治疗。重症病例（尤其是小于 3 岁者）病情进展迅速，在发病 1~5 天出现血糖升高、脑膜炎、脑炎（以脑干脑炎为最为凶险）、脑脊髓炎、肺水肿、循环障碍等，极少数病例病情危重，可致死亡，存活病例可留有后遗症。如出现嗜睡、意识不清、活力不佳、手脚无力、肌跃型抽搐、持续呕吐与呼吸急促或心跳加快、高血糖等手足口病重症前兆，应及时收治和监护。重症病例具体表现：①神经系统表现为精神差、嗜睡、易惊、头痛、呕吐、谵妄甚至昏迷；肢体抖动，肌阵挛、眼球震颤、共济失调、眼球运动障碍；无力或急性弛缓性麻痹；惊厥。查体可见脑膜刺激征，腱反射减弱或消失，巴氏征阳性。②呼吸系统可并发肺水肿，表现为呼吸浅促、呼吸困难或节律改变，口唇发绀，咳嗽，咳白色、粉红色或血性泡沫样痰液；肺部可闻及湿啰音或痰鸣音。③循环系统可并发心肌炎，表现为面色苍灰、皮肤花纹、四肢发凉，指（趾）发绀；出冷汗；毛细血管再充盈时间延长。心率增快或减慢，脉搏浅速或减弱甚至消失；血压升高或下降。

3. 一般治疗主要为对症治疗，包括退热、卧床休息、预防与治疗脱水，口腔与咽喉痛时宜进食软质或流质饮食。隔离患儿，接触者应注意消毒隔离，避免交叉感染。做好口腔护理，口腔内疱疹及溃疡严重者，用西吡氯铵含漱液含漱或碘甘油涂患处，也可将蒙脱石散调成糊状用棉签敷在溃疡面上。手足部皮疹初期可涂炉甘石洗剂，待有疱疹形成或疱疹破溃时可涂 0.5%碘伏。要防止搔抓皮疹以免继发局部皮肤感染。在目前并无针对肠病毒感染的抗病毒疗法出现时，清热解毒的中医药物可协助治疗。

4. 重症治疗：密切监测病情变化，尤其是脑、肺、心等重要脏器功能；危重患者特别注意监测血压、血气分析、血糖及胸片。注意维持水、电解质、酸碱平衡及对重要脏器的保护。有颅内压增高者可给予甘露醇等脱水治疗，剂量为每次 $0.5\sim1.0g/kg$ 快速输注（$20\sim30$ 分钟）。重症病例可酌情给予甲泼尼龙［$1\sim2mg/(k\cdot d)$］、静脉用免疫球蛋白（总量 $2g/kg$，分 $2\sim5$ 天输注）等药物。出现低氧血症、呼吸困难等呼吸衰竭征象者，宜及早进行机械通气治疗。维持血压稳定，必要时适当给予血管活性药物。如出现 DIC、肺水肿、心力衰竭等，应给予相应处理。

（沈振宇）

第九节　肠　虫　病

一、蛔虫病

（以 6 岁，20kg 儿童为例）

门诊医嘱	门诊检验
甲苯达唑 0.1g　bid×3d 或甲苯达唑 0.2g 顿服×3d 或枸橼酸哌嗪 3g　睡前顿服×2d	血常规（含嗜酸粒细胞计数） 大便常规（包括涂片镜检找 　寄生虫卵） 大便集卵法找寄生虫卵

【说明】

1. 甲苯达唑是治疗蛔虫病的首选药物之一，为广谱驱虫药。>2 岁驱蛔剂量为每次 100mg，每日 2 次，或每日 200mg 顿服，连服 3 日；未治愈者 3 周后可重复第 2 个疗程。

2. 其他驱虫药：①枸橼酸哌嗪：每日剂量 100～150mg/kg，最大剂量不超过 3g，睡前顿服，连服 2 日。②阿苯达唑：是广谱杀虫剂，剂量 400mg，睡前顿服，在严重感染者可 10 天后重复 1 次，<2 岁者不宜服用。③左旋咪唑每日 2～3mg/kg，睡前顿服或空腹顿服。

二、胆道蛔虫病
（以 7 岁，22kg 儿童为例）

长期医嘱	临时医嘱
按儿科常规一级护理	血常规（含嗜酸粒细胞计数）
禁食	大便常规（包括涂片镜检找
心电、呼吸、血氧饱和度监护	寄生虫卵）
胃肠减压（prn）	大便集卵法找寄生虫卵
NS 100ml ＼ivdrip	尿常规
氨苄西林 0.5g ／ q6h AST	血生化+肝肾功能
	肝、胆、胰腺 B 超
	外科会诊（prn）
	10% GS 500 ml ＼
	5% GNS 250ml ＞ ivdrip
	10%氯化钾 10ml ／

【说明】

1. 胆道蛔虫病治疗原则为解痉、镇痛、驱虫、控制感染及纠正脱水、酸中毒及电解质紊乱。驱虫最好选用虫体肌肉麻痹驱虫药。内科治疗持久不缓解者，必要时可手术治疗。

2. 解痉：阿托品 0.01 mg/（kg·次），皮下注射；654-2（山莨菪碱）0.1~0.2 mg/（kg·次），肌内注射。

3. 镇静：苯巴比妥钠 2mg/（kg·次），肌内注射，或地西泮（安定）0.25 mg/（kg·次），缓慢静脉注射；或氯丙嗪 0.5~1 mg/（kg·次），每 6~8 小时 1 次，肌内注射。

4. 控制合并感染：选用对胆道感染有效的抗生素如氨苄西林 50~150 mg/（kg·d），分次静滴；或头孢哌酮、头孢呋辛、头孢曲松钠、头孢他啶等，有厌氧菌感染可加甲硝唑。

5. 呕吐、腹痛停止后立即给予驱虫药（见蛔虫病用药）

6. 当内科治疗无效，具备下述适应证者，可手术治疗：①腹痛剧烈，频繁发作，内科治疗无效。②局部压痛加重，伴有高热、黄疸，并有全身中毒症状。③临床症状虽较轻，但经 5~7 天内科治疗无效，经钡餐、胆道静脉造影或 B 超检查等提示蛔虫在胆道内嵌顿者，应立即手术；有条件者可借助于纤维内镜，用四爪钳紧急取虫。

7. 蛔虫性肠梗阻：不完全性梗阻可先用内科治疗，给予胃肠减压或低压饱和盐水灌肠、禁食、纠正水、电解质紊乱和酸碱失衡，解痉镇痛、腹痛缓解后可行驱虫治疗。完全性肠梗阻应及时进行外科手术治疗。

8. 蛔虫性阑尾炎或腹膜炎：一经确诊，应及早手术治疗。

三、蛲虫病
（以 6 岁，20kg 儿童为例）

门诊医嘱	门诊检验
阿苯达唑 0.4g 睡前顿服 或甲苯达唑 0.2g 睡前顿服 10%氧化锌油膏 便后及每晚睡前 　清洁肛门后涂用	血常规（含嗜酸粒细胞计数） 大便常规（包括涂片镜检找 　寄生虫卵） 透明胶纸贴肛门皮肤皱襞后 　镜检（睡前贴、清晨取）

【说明】

1. 驱虫治疗：①恩波吡维铵：是治疗蛲虫感染的首选药物。剂量为 5mg/kg（最大量 0.25g），睡前顿服，2~3 周后重复治疗 1 次。本品可将粪便染成红色，应事先告诉患者。②噻嘧啶：广谱高效驱虫药，剂量为每日 10 mg/kg（最大量 1g），睡前顿服，连服 3 天，或 30mg/kg，睡前顿服，因蛲虫成虫对本品不敏感，故应在 2 周后幼虫成熟时进行第 2 个疗程。③甲苯达唑：剂量 200mg，顿服。WHO 推荐剂量治疗蛲虫病为>6 月，体重<10kg，50mg 顿服，体重>10kg 及年龄<1岁，100mg 顿服；若再次感染，2 周后继续治疗。

2. 局部用药：每晚睡前清洗会阴和肛周，局部涂擦蛲虫软膏（含百部浸膏 30%、甲紫 0.2%）杀虫止痒；或用噻嘧啶栓剂塞肛，连用 3~5 日。

四、钩虫病
（以 6 岁，20kg 儿童为例）

长期医嘱	临时医嘱
按儿科常规二级护理	血常规（含嗜酸粒细胞计数、
普食	网织红细胞）
甲苯达唑 0.1g bid ×3d	尿常规
阿苯达唑 0.2g bid ×3d	大便常规（包括涂片镜检找
元素铁 100mg qd	寄生虫卵）
Vit C 0.1g tid	盐水漂浮法找寄生虫卵
	肝功能检查（包括血白蛋白）

【说明】

1. 钩虫病可引起贫血尤其是缺铁性贫血及低蛋白血症。应予高蛋白饮食并补充每天铁剂 4~6mg/kg。重度贫血者需少量多次输血至 Hb>80g/L 方可开始驱虫治疗。

2. 驱虫药：①甲苯达唑：不分年龄，每次 100mg，每日 2 次，连服 3 日。WHO 推荐剂量治疗钩虫病为>6 月，体重<10kg，50mg 口服，一天 2 次，疗程 3 天；体重>10kg 及年龄<1 岁，100mg 口服，一天 2 次，疗程 3 天。②阿苯达唑：儿童每次 200mg，一日 2 次，连服 3 日。③噻嘧啶：剂量为 10 mg/kg（最大量 1g），睡前顿服，连服 3 日。④左旋咪唑每日 1.5~2.5 mg/kg，睡前 1 次服，连服 3 日为 1 疗程。

五、绦虫病
（以 6 岁，20kg 儿童为例）

长期医嘱	临时医嘱
按儿科常规二级护理	血常规（含嗜酸粒细胞计数）
普食	大便常规（包括涂片镜检找
氯硝柳胺（灭绦灵）1g po	寄生虫卵）
（分 2 次空腹服用，2 次之间间隔	头颅 CT 或 MRI（脑囊尾蚴
为 1 小时，服后 2 小时给予硫酸	病时）
镁导泻）	

【说明】

1. 粪便肉眼见到白色带状成虫节片或镜检发现虫卵。肛门拭子涂片镜检阳性率高。

2. 绦虫治疗药物：①吡喹酮为广谱驱虫药，治疗绦虫剂量：10mg/kg顿服。②甲苯达唑：小儿剂量每次100mg，每天2次，连用3~4天。③阿苯达唑：剂量每天400mg，连用3天。④巴龙霉素剂量为20~30 mg/(kg·d)，分4次口服，连用4天。⑤氯硝柳胺（灭绦灵）总剂量为1.5~2g，分2次空腹服用，2次之间间隔为1小时，服后2小时给予硫酸镁导泻。

3. 驱虫时应注意事项：①有虫体排出时，最好温水坐浴，让虫体慢慢排出，不可用力拉扯，以免虫体前段和头节留在消化道内。②应仔细检查24小时全部粪便内有无头节，未找到头节并不一定表示治疗失败，可继续随访3~4个月。

4. 囊尾蚴病的治疗原则：①所有囊尾蚴患者均应住院治疗。②对有猪带绦虫病的患者，应先驱治绦虫。③对临床上癫痫发作频繁或颅内压增高者，应先作降颅压治疗，必要时需外科施开窗减压术后再行抗囊虫药物治疗。④眼囊尾蚴病应手术治疗，不可采用杀虫治疗，以免引起的炎症反应会加重视力障碍，甚至失明。

阿苯达唑：剂量15~20mg/(kg·d)，分2次饭后服用，10天为1疗程，一般需2~3个疗程或更长，每疗程间隔2~3周。未愈者可适当增加疗程或改服吡喹酮治疗。

吡喹酮剂量：治疗皮肌型囊尾蚴病总剂量为120mg/kg，每天3次，分4天口服；脑囊尾蚴病患者，总剂量180mg/kg，每天3次，分9天口服。间歇2~3个月重复一次。注意此药可引起颅内高压，必要时先予降颅内压（如20%甘露醇、糖皮质激素等），3~7天后再行治疗。

（张　军）

第十二章　中毒急救

第一节　有机磷农药中毒

（以6岁，20kg儿童为例）

长期医嘱	临时医嘱
按"有机磷农药中毒"儿科常规护理	书面病危通知
特级护理	血常规+血型
禁食	尿常规
吸氧	便常规
心电监护（心率、呼吸、血压、血氧）	血胆碱酯酶活力测定（即复）
	洗胃（生理盐水或清水）st！
监测意识、瞳孔	20%硫酸钠　30ml（洗胃后注入胃内）
留置鼻胃管	小抢救1次
记24小时出入量	活性炭　8g（洗胃后注入胃内）
青霉素　80万U im　bid（AST）	
10%GS　250ml	NS　5ml ｜iv（必要时
三磷酸腺苷　20mg　ivdrip	阿托品　1mg｜重复）
辅酶A　100U　qd	5%GS　25ml ｜iv（必要时
Vit C　2.0g	氯磷定　0.6g｜重复）
气道吸引（q1~2h）	10%GS　500ml　ivdrip
	胃液/尿液有机磷测定（prn）

【说明】

1. 概述：有机磷农药种类很多，根据其对小白鼠半数致死量分为：①剧毒类，如甲拌磷（3911）、内吸磷（1059）、对硫磷（1605）等；②高毒类：如敌敌畏、甲胺磷、氧化乐果等；③低毒类：如敌百虫、马拉硫磷、乐果等。因其脂溶性较好，较易透过皮肤、呼吸道、胃肠道进入人体内，与胆碱酯酶迅速结合成磷酰化胆碱酯酶，丧失分解乙酰胆碱的能力，并导致乙酰胆碱积聚、蓄积，引起神经生理功能紊乱而表现一系列中毒症状。其中毒表现可分为：潜伏期、毒蕈碱样症状、烟碱样症状、中枢神经系统症状、心血管功能障碍及慢性中毒表现。根据中毒程度分为轻、中、重度，轻度中毒时胆碱酯酶（CHE）降至正常值的50%~70%，中度中毒时 CHE 降至正常值的 30%~50%，重度中毒时 CHE 降至正常值的 30% 以下。

2. 临床表现

（1）急性中毒发病时间与毒物种类、剂量和侵入途径密切相关。经皮肤吸收中毒，一般在接触 2~6 小时后发病，口服中毒在 10 分钟至 2 小时内出现症状。一旦中毒症状出现，病情迅速发展。胆碱能危象是急性有机磷农药中毒（AOPP）的典型表现，包括症状有：

1）毒蕈碱样表现：主要是副交感神经末梢兴奋所致，类似毒蕈碱作用，表现为平滑肌痉挛和腺体分泌增加。临床表现先有恶心、呕吐、腹痛、多汗，尚有流泪、流涕、流涎、腹泻、尿频、尿便失禁、心跳减慢和瞳孔缩小。支气管痉挛和分泌物增加、咳嗽、气促，严重患者出现肺水肿。

2）烟碱样表现：乙酰胆碱在横纹肌神经肌肉接头处过多蓄积和刺激，使面、眼睑、舌、四肢和全身横纹肌发生肌纤维颤动，甚至全身肌肉强直性痉挛。全身紧缩和压迫感，而后发生肌力减退和瘫痪。可因呼吸肌麻痹引起周围性呼吸衰竭而死亡。

3）中枢神经系统：中枢神经系统受乙酰胆碱刺激后有头晕、头痛、疲乏、共济失调、烦躁不安、谵妄、抽搐和昏迷，可因中枢性呼吸衰竭而死亡。

（2）中间型综合征，少数病例在急性中毒症状缓解后和迟发性周围神经病变发生前，在急性中毒后 24~96 小时，出现以部分脑神经支配的肌肉、屈颈肌肉、四肢近端肌肉和呼吸肌的肌力减退或麻痹为主要表现的综合征，严重者可发生突然死亡。

（3）迟发性周围神经病变，少数急性中毒患者在急性症状消失后 2~4 周，出现进行性肢体麻木、刺痛、呈对称性手套、袜套型感觉异常，伴肢体萎缩无力。重症患者出现轻瘫或全瘫。一般下肢病变重于上肢病变，6~12 个月逐渐恢复。神经-肌电图检查显示神经源性损害。

（4）局部损害，敌敌畏、对硫磷、内吸磷接触皮肤后可引起过敏性皮炎，并可出现水疱和剥脱性皮炎。有机磷农药滴入眼部可引起结膜充血和瞳孔缩小。

（5）非神经系统损害的表现尚可出现心、肝、肾损害和急性胰腺炎等表现。

3. 诊断

（1）有机磷农药接触史。

（2）临床呼出气多有蒜味、瞳孔针尖样缩小、大汗淋漓、腺体分泌增多、肌纤维颤动和意识障碍等中毒表现，一般即可作出诊断。为有利于治疗，临床分为三级：①轻度中毒：有头晕、头痛、恶心、呕吐、多汗、胸闷、视物模糊、无力、瞳孔缩小；②中度中毒：除上述症状外，还有肌纤维颤动、瞳孔明显缩小、轻度呼吸困难、流涎、腹痛、腹泻、步态蹒跚，意识清楚；③重度中毒：除上述症状外，并出现昏迷、肺水肿、呼吸麻痹、脑水肿症状之一者。

（3）全血胆碱酯酶活力降低。

（4）尿中有机磷农药分解产物测定有助于有机磷农药中毒的诊断。对硫磷和甲基对硫磷中毒时尿中有其氧化分解产物对硝基酚，而美曲膦酯中毒时在尿中出现三氯乙醇，均可反映毒物吸收。

（5）应与中暑、急性胃肠炎、脑炎等鉴别，还必须与氨基甲酸酯类、拟除虫菊酯类中毒及杀虫剂中毒鉴别，拟除虫菊酯类中毒患者的口腔和胃液无特殊臭味，胆碱酯酶活力正常；杀虫剂中毒者以嗜睡、出血性膀胱炎为主要表现而无瞳孔缩小、大汗淋漓、流涎等。

4. 紧急处理：首先使患儿脱离现场，脱去被污染的衣裤，并用清水彻底清洗皮肤、头发、指甲及外耳道，可先用微温肥皂水反复彻底清洗（除敌百虫外）。眼睛污染者可先用生理盐水反复冲洗干净，再滴入 1%阿托品溶液 1~2 滴。

5. 迅速清除毒物：口服中毒者应尽早催吐，洗胃、导泻，洗胃时间应不受时间限制，即使患儿中毒 12 小时以上，亦应洗胃。洗胃液选择：凡中毒种类不明时，宜用温清水、生理盐水。对硫磷、甲拌磷、乙拌磷、乐果、内吸磷等硫代磷酸酯类中毒忌用高锰酸钾溶液洗胃，敌百虫中毒禁用碳酸氢钠。洗胃时应尽量先抽尽胃内容物，再注入洗胃液，每次注入量 50~100ml，要反复抽洗，直至抽出胃液颜色和注入液一样，且无有机磷蒜臭味为止。洗胃液后用硫酸钠（1 克/

岁）导泻，用活性炭起吸附作用，禁用油性泻剂。

6. 特效解毒药：常用阿托品或654-2等，可抗乙酰胆碱的毒蕈碱样作用，但对烟碱样症状无效，也无复活胆碱酯酶的作用。轻度中毒：阿托品每次0.02~0.03mg/kg，或654-2每次0.3~0.5mg/kg，肌注或静注，必要时2~4小时可重复1次，直至症状消失。中度中毒：阿托品每次0.03~0.05mg/kg或654-2每次1~2mg/kg静注，视病情30~60分钟重复1次，然后逐渐减少药物剂量及延长给药时间。重度中毒：阿托品每次0.05~0.1mg/kg或654-2每次2~4mg/kg静注。对特别危重患者，阿托品首次可用0.1~0.2mg/kg静注，以后每次0.05~0.1mg/kg，10~20分钟1次，必要时5分钟1次，当瞳孔开始散大、肺水肿消退后，改为每次0.02~0.03mg/kg，肌注或皮下注射，15~30分钟1次；意识开始恢复后改为每次0.01~0.02mg/kg，30~60分钟1次。阿托品本身属剧毒药，过量可中毒，有机磷中毒对其耐受性提高，故使用可超过一般剂量，但应以达到和维持"阿托品化"（即瞳孔散大不再缩小，皮肤干燥、颜面潮红，心率增快，肺部啰音减少或消失，意识障碍减轻，有轻度躁动等）为标准，勿盲目加大剂量。阿托品与胆碱酯酶复活剂合用时，阿托品剂量应适量减少。判断阿托品化应全面分析，不可只根据一两个指标进行判断，以免发生阿托品用量不足而耽误抢救时机，或阿托品过量中毒。阿托品减量和停药不能太快，一般达到阿托品化后仍需维持用药1~3天，以后逐渐减量及延长给药间隔时间，待中毒症状消失，瞳孔大小正常且不再缩小，可暂停药观察。观察12小时后病情无反复，方可停药，停药后仍要继续观察，若有复发征象，立即恢复用药。用阿托品时应警惕中毒，如有中毒表现立即停用，并毛果芸香碱解毒，不宜用毒扁豆碱。

7. 胆碱酯酶复活剂的应用：解磷定，轻度中毒每次10~15mg/kg，中度中毒每次15~30mg/kg，重度中毒每次30mg/kg，用5%~25%葡萄糖稀释成2.5%的溶液，静滴或缓慢静注，严重患者可于2~4小时重复，视病情好转后渐减量停药。目前临床多用氯磷定，剂量和用药法同解磷定并可肌注。也可用双复磷，轻、中度中毒每次5~10mg/kg，重度每次 10~20mg/kg，肌注或缓慢静注，视病情可 0.5~3 小时重复 1 次，病情好转后减量至停药。

8. 其他对症支持治疗：在无禁忌情况下可大量输液、利尿以促进毒物排泄，必要时可行换血疗法。保持呼吸道通畅，及时清除口腔、气道分泌物、吸氧。呼吸衰竭可酌情选用呼吸兴奋剂，必要时行气管插管或气管切开，使用呼吸机辅助呼吸。抽搐者可用短效镇静剂，如地西泮、水合氯醛。忌用吗啡。及时处理肺水肿和脑水肿，保护心、肝、肾功能，维持水、电解质平衡，危重患儿可用肾上腺皮质激素，应用抗生素预防感染。

（刘王凯）

第二节 氟乙酰胺中毒

（以6岁，20kg儿童为例）

长期医嘱	临时医嘱
按"氟乙酰胺中毒"儿科常规护理	书面病危通知
特级护理	洗胃（1：5000高锰酸钾溶液）
禁食	50%硫酸镁 20ml（洗胃后注入胃内）
吸氧	氢氧化铝凝胶 5ml（洗胃后注入胃内）
心电监护（心率、呼吸、血压、血氧）	
监测意识、瞳孔	血气分析 st!
记录24小时出入量	微量血糖测定 st!
留置鼻胃管	血柠檬酸含量测定
VitB₁ 10mg tid	血氟含量测定
乙酰胺 1.5g im tid	心电图
10%GS 100ml	10%GS 1000ml
辅酶A 100U ⎫ vdrip	5%GNS 250ml ⎫ ivdrip
三磷酸腺苷 20mg qd	10%氯化钾 20ml
Vit C 2.0g	小抢救 1 次

【说明】

1. 概述：氟乙酰胺为剧毒的有机氟内吸性杀虫剂，无味，无臭，主要为误服中毒，但也可通过破损的皮肤浸入人体引起中毒，进入人体后可导致三羧酸循环中断，主要影响神经系统、消化系统、心血管系统和糖代谢。

2. 诊断

（1）潜伏期一般为10~15小时，严重中毒病例可0.5~1小时内发病。

（2）神经系统是氟乙酰胺中毒最早也是最主要表现，有头痛、头晕、无力、四肢麻木、易激动、肌束震颤等。可出现不同程度意识障碍及全身阵发性、强直性抽搐，反复发作，常导致呼吸衰竭而死。部分患者可有谵妄、语无伦次。

（3）消化系统可见有恶心、呕吐，可出现血性呕出物、食欲缺乏、流涎、口渴、上腹部烧灼感。

（4）心血管系统早期表现心慌、心动过速。严重者有心肌损害、心律紊乱、甚至心室颤动、血压下降。心电图显示Q-T间期延长、ST-T改变。

（5）呼吸系统出现呼吸道分泌物增多、呼吸困难。

（6）实验室检查可见：①血氟含量增高（正常值为 $2\sim5mg/L$）尿氟含量增高，血柠檬酸含量升高（正常值 $<25mg/L$）；②血钙降低、血酮增加；③口服中毒患者，从呕吐物或洗胃液中检测出氟乙酰胺。

3. 洗胃导泻、保护胃黏膜：洗胃液体选择 $1:5000$ 高锰酸钾溶液，洗胃后用硫酸镁导泻和氢氧化铝凝胶或蛋清、牛奶保护胃黏膜，用清水冲洗污染的皮肤。

4. 解毒剂：乙酰胺 $0.1\sim0.3g/(kg\cdot d)$，分 $2\sim4$ 次肌注，连用 $5\sim7$ 天。也可用无水乙醇 $5\sim10ml$，加入 10% 葡萄糖液 $100ml$ 中，静脉滴注，每天 $2\sim4$ 次。

5. 对症状处理：输液、导泻促进毒物排泄，保持呼吸道通畅，吸氧。有脑水肿、心力衰竭、呼吸衰竭及心律失常应积极采用相应的治疗措施。应用维生素 B_1，维生素 C 及能量合剂保护神经系统及心脏等。抽搐者可选用苯巴比妥钠或地西泮。

（刘王凯）

第三节　毒鼠强中毒

（以6岁，20kg儿童为例）

长期医嘱	临时医嘱
按"毒鼠强中毒"儿科常规护理	书面病危通知
特级护理	洗胃（1：5000高锰酸钾溶液）
禁食	
吸氧	活性炭8g（洗胃后注入胃内）
心电监护	血常规+血型
记24小时出入量	尿常规
留置鼻胃管	便常规
10%GS　250ml ⎤	血钾、钠、氯、钙测定
辅酶A　100U ｜	肝酶学及肝代谢检查
三磷酸腺苷　20mg ｜ ivdrip qd	血、呕吐物毒鼠强测定
10%氯化钾　5 ml ｜	心肌酶学
Vit C　2.0 g ⎦	小抢救1次
	苯巴比妥钠　100mg　im　st!
	二巯基丙磺酸钠　100mg　im　q6h
	地西泮　10mg　iv　慢!
	5%GS　　1000ml ⎤
	5%GNS　　250ml ｜
	Vit C　　1.0g ｜ ivdrip
	10%氯化钾　20ml ⎦
	血液灌注（prn）

【说明】

1. 概述：毒鼠强为剧毒灭鼠剂，是一种神经系统兴奋剂，有强烈的脑干刺激作用，引起阵发性惊厥。

2. 诊断：根据病史和神经系统症状可诊断。应注意毒鼠强中毒的主要症状如抽搐、惊厥与氟乙酰胺中毒相似，但治疗不尽相同。后者有特效解毒药乙酰胺。因此，对"灭鼠药"中毒出现抽搐惊厥者，要作鉴别诊断。可采中毒者的血、尿标本进行毒物检测。但毒物分析需要一定的时间，故对分辨不清者，可先给予乙酰胺治疗，以免错过氟乙酰胺的治疗机会。目前市场上的灭鼠药常见毒鼠强和氟乙酰胺混合存在，而乙酰胺的毒性很小，对心肌酶无影响，因此在中毒早期可以先予乙酰胺。

3. 洗胃导泻：首先用 1：5000 高锰酸钾溶液或清水洗胃，后用活性炭留置胃中，继用 20% 甘露醇或 25% 山梨醇导泻。

4. 目前尚无特效解毒药。

5. 对症及支持治疗：控制抽搐，苯巴比妥钠每次 5mg/kg 和地西泮（安定）0.3~0.5mg/kg 静注；联合应用二巯基丙磺酸钠 5mg/kg，依病情再给 2.5mg/kg 肌注，每 6~8 小时 1 次，连续 3~4 日，抽搐严重者加地西泮 0.5mg/kg。必要时硫喷妥钠静脉给药。出现精神症状时用氯丙嗪或氟哌啶醇，维持水、电解质和酸碱平衡。呕吐、腹痛时，可用 654-2。心率慢于 50 次/分者，临时给予适量 654-2 或阿托品。心率低于 40 次/分者考虑体外临时起搏器，在发生阿-斯综合征时进行人工起搏。心电图心肌损害者，静滴 ATP、CoA、CoQ_{10} 等。肝大或转氨酶升高者予护肝治疗。也可给予 VitC、VitE 或 1，2-二磷酸果糖等氧自由基清除剂。

6. 活性炭血液灌流：中毒较重者尽快进行活性炭血液灌流。有报道中毒者血液灌流后，血中毒鼠强浓度明显减低，灌流后活性炭颗粒的提取液中检测到毒鼠强。

（刘王凯）

第四节 一氧化碳中毒（重度）

（以 6 岁，20kg 儿童为例）

长期医嘱	临时医嘱
按"一氧化碳中毒"儿科常规护理	书面病危通知
特级护理	血常规+血型
禁食	尿常规
面罩给氧（10L/min）或机械通气	便常规
心电监护	5%GS　150ml ⎫ ivdrip
记录意识、瞳孔	5%碳酸氢钠　50ml ⎭
监测血压	NS　100ml ⎫ ivdrip
记 24 小时出入量	呋塞米　20mg ⎭ q8h
留置鼻胃管	高压氧治疗
Vit B₁　10mg　tid	碳氧血红蛋白测定
Vit B₆　10mg　tid	配同型红细胞悬液　200ml
Vit B₁₂　100µg　im　q3d	输同型红细胞悬液　200ml
NS　2ml ⎫ iv bid	氯苯那敏 2mg　tid
地塞米松　5mg ⎭	小抢救 1 次
5%GS　100ml ⎫	
ATP　20mg ⎪ ivdrip	
Co-A　100U ⎬ bid	
细胞色素 C　30mg（AST）⎭	
10%GS　30ml ⎫ iv	
Vit B₆　300mg ⎭ qd	

【说明】

1. 概述：一氧化碳（CO）中毒或称煤气中毒，CO 与血红蛋白亲和力较与氧气的亲和力大 200～300 倍，吸入的 CO 与血红蛋白结合，形成大量的碳氧血红蛋白，使血红蛋白丧失携氧能力，从而导致机体缺氧。轻度中毒时碳氧血红蛋白浓度为 10%～30%，中度中毒为 30%～40%，重度中毒时>40%。

2. 诊断：有煤气中毒的病史及下列表现：①轻度中毒，

可出现头晕、头痛、恶心、呕吐、心悸、乏力、嗜睡等，此时如能及时脱离中毒环境，吸入新鲜空气，症状可迅速缓解。②中度中毒，反应迟钝，除头晕、头痛、恶心、呕吐、心悸、乏力、嗜睡外，可出现面色潮红，口唇呈樱桃红色，脉搏增快，昏迷，瞳孔对光反射、角膜反射及腱反射迟钝，呼吸、血压可发生改变。③重度中毒，出现深昏迷，各种反射减弱或消失，肌张力增高，尿便失禁，可发生脑水肿、肺水肿、休克、酸中毒、应激性溃疡、大脑局灶性损害及肾功能不全等，受压部位可出现类似烫伤的红肿、水疱，甚至坏死。

3. 保持呼吸道通畅：迅速脱离有毒环境，若呼吸道阻塞，应立即抽吸分泌物，昏迷患儿必要时可做气管切开或气管插管。心跳呼吸停止者应予心肺复苏。

4. 尽快改善缺氧状态：应予纯氧吸入，鼻导管给氧可达 5L/min，面罩吸氧可达 10L/min，可用 7%二氧化碳的混合气体吸入，以刺激呼吸中枢。对重度 CO 中毒伴昏迷，出现心血管功能改变和神经系统症状的患儿均应予高压氧治疗，以提高治愈率，避免或减少后遗症。

5. 输血或换血疗法：可迅速改善组织缺氧状态。同步换血法可一管输入新鲜血，另一管放血，如血压稳定，也可放血 300~400ml。在体外充氧后再输给患儿。

6. 治疗脑水肿：可予呋塞米每次 1mg/kg，20%甘露醇 0.5~1g/kg，q6~8h，地塞米松每次 0.5~1mg/kg，q6~12h，2~3 天后渐减量。改善细胞代谢，促进脑细胞功能恢复，可予细胞色素 C 30mg、ATP 20mg、维生素 B_1、维生素 B_6、维生素 B_{12} 及 γ-酪氨酸等。

7. 对症、支持治疗：如有酸中毒应先改善通气，再予碱性液体。出现昏迷、呼吸抑制者可予机械通气。抽搐者给予地西泮，每次 0.2mg/kg 静注。有休克者给予抗休克治疗，注意维持水、电解质和酸碱平衡。

（刘王凯）

第五节　毒蕈中毒（重度）

（以 6 岁，20kg 儿童为例）

长期医嘱	临时医嘱
按"毒蕈中毒"儿科常规护理	书面病危通知
特级护理	毒蕈鉴定
禁食	血常规＋血型
心电监护	尿常规
监测血压	便常规
记 24 小时出入量	急诊生化
吸氧	急诊肝酶
5%GS　500ml	急诊肝功能
Vit C 2.0g	出凝血常规＋D-二聚体
三磷酸腺苷 40mg ⎤	血气分析 st！
辅酶 A　100U ⎟ ivdrip qd	心电图
地塞米松　5mg ⎟	小抢救 1 次
肌苷 0.2g ⎦	5%碳酸氢钠　100ml　ivdrip
阿托品　1mg　im　q4h	1：5000 高锰酸钾液 1000ml
5%二巯基丙磺酸钠 2ml　im bid	分次洗胃，洗胃后即灌入
（pm）	活性炭 10g、鞣酸 5g、氧化
	镁 5g，再注入 50%硫酸镁
	6g（导泻）

【说明】

1. 概述：毒蕈种类多达 100 多种，每种毒蕈可含有一种或多种毒素，可分为以下 4 种：①胃肠类型毒蕈中毒：发病快，潜伏期短，一般 10 分钟至 6 小时发病。表现剧烈恶心、呕吐、腹痛、腹泻。病程短，症状消退后逐渐好转，预后也好。②精神神经型毒蕈中毒：由于捕蝇蕈、斑毒草除含毒蕈碱外，还含有毒蕈阿托品，所以除胃肠道症状外，还会出现瞳孔扩大、心率加快、谵妄、幻觉、狂躁、惊厥、神经错乱等表现。潜伏期一般在 0.5~6 小时。③溶血型毒蕈中毒：由马鞍蕈引起的中毒。食后 6~12 小时除出现急性胃肠道症状外，1~2 天出现溶血性中毒症状，表现黄疸、贫血、血红蛋

398

白尿、血尿、肝肿大等，严重时可引起死亡。④肝损害型毒蕈中毒：是最严重的一种。临床经过可分潜伏期、胃肠炎期、假愈期、内脏损伤期和恢复期5期。开始出现呕吐、腹泻，称胃肠炎期。有少数类似霍乱症状，迅速死亡。若中毒轻微，可进入恢复期。严重的出现内脏损害，肝脏肿大，甚至发生急性肝坏死。此外还可累及肾、脑、心等，出现尿闭、蛋白尿、血尿、胃肠道广泛出血、谵妄、惊厥、昏迷、死亡。若抢救及时，2~3周可进入恢复期。

2. 对症处理：毒蕈中毒因毒素为多种，故临床表现和中毒程度各异，有的毒蕈中毒表现为急性胃肠道症状，应纠正脱水，维持水、电解质平衡；如表现为毒蕈碱中毒症状，可用阿托品皮下注射每次 0.03~0.05mg/kg，每 15~30 分钟重复 1 次，直到瞳孔扩大，严重病例可加大剂量。毒伞、白毒伞等毒蕈中毒用阿托品无效。可用二巯基丁二钠或二巯基丙磺酸钠。

3. 输血：发生溶血者可给予肾上腺糖皮质激素，贫血严重者可输新鲜血。

4. 护肝：肝损害者尽早应用保肝药物治疗，还可给予解毒药二巯基丙磺酸钠。

5. 严重毒蕈中毒：可用抗毒蕈血清（注射前先做皮肤试验），必要时血液透析。

（刘王凯）

第六节 亚硝酸盐类中毒

（以 6 岁，20kg 儿童为例）

长期医嘱	临时医嘱
按"亚硝酸盐中毒"儿科常规护理	书面病危通知
特级护理	血常规＋血型
流质饮食	尿常规
心电监护	便常规
记 24 小时出入量	血气分析
5%GS　100ml ⎫	5%GS 20ml ⎫ iv（>10 分钟）
辅酶 A　100U ⎪	亚甲蓝 30mg ⎭
细胞色素 C 10mg（AST）⎬ ivdrip qd	5%GS 100ml ⎫ ivdrip
Vit C　1.0g ⎪	Vit C 1.0g ⎭
面罩吸氧 ⎭	高铁血红蛋白（MHb）定性试验
监测血压	MHb 吸收光谱测定
	生理盐水洗肠（prn）
	小抢救 1 次

【说明】

1. 概述：摄入大量变质青菜或腌制不久的青菜，饮用含亚硝酸盐类较高的苦井水，误服含亚硝酸盐的化学药品或接触有关染料，都可引起高铁血红蛋白血症，致组织缺氧，也称肠源性发绀。

2. 临床表现：误食纯亚硝酸盐引起的中毒，潜伏期一般为 10~15 分钟；大量食入蔬菜或未腌透菜类者，潜伏期一般为 1~3 小时，个别长达 20 小时后发病。轻中度患儿主要表现：皮肤黏膜发绀，尤以口唇、口周及甲床明显，常不伴缺氧症状；重度则发绀加重，头晕、乏力、心率加快、恶心、呕吐；严重者出现昏迷、惊厥、心律不齐、血压下降、呼吸衰竭。患者主要表现为缺氧和发绀不成比例。有进食大量青菜或腌制类青菜史伴皮肤黏膜发绀者应高度怀疑亚硝酸盐类中毒。

3. 实验室检查：可见抽出静脉血呈紫黑色，在空气中振摇或用氧气吹后不变鲜红色，放置 5~6 小时后才变成鲜红色。若加入 3 滴 10%氰化钾或氰化钠后 1 分钟内变成鲜红色。用分光镜检查在 618~630nm 间有吸光带，加入硫化胺或氰化钾后吸收光带消失。

4. 一般治疗：迅速催吐、洗胃、导泻，进食较久者应给予洗肠，发绀较重者应吸氧，保持安静。

5. 解毒剂：轻症者口服亚甲蓝（美蓝），每次 3~5mg/kg，每日 3 次。重症者立即以每次 1%亚甲蓝 1~2mg/kg 缓慢静脉注射，若 1~2 小时症状不消失或重现，再重复注射 1 次。另外，可静脉注射大剂量维生素 C（1~2g）加入 25%~50%葡萄糖液内，或加入 10%葡萄糖内静滴。辅酶 A 与亚甲蓝有协同作用。重症病例可静脉注射细胞色素 C，每次 0.25~0.5mg/kg，每日 1~2 次。

6. 重症处理：严重患儿可输新鲜血或换血治疗，血压下降者给予升压药，惊厥者给予镇静剂，并积极采取对症治疗。

（刘王凯）

第七节 鱼胆中毒

（以 6 岁，20kg 儿童为例）

长期医嘱	临时医嘱
按"鱼胆中毒"儿科常规护理	书面病危通知
特级护理	血常规+血型
流质饮食	尿常规
心电监护	便常规
监测血压	急诊肝酶学+肝功能
记 24 小时出入量	急诊生化
吸氧 prn	小抢救 1 次
5%GS 500ml ⎫	动脉血气分析
地塞米松 5mg ⎪	心电图
三磷酸腺苷 40mg ⎬ iv drip qd	1：5000 高锰酸钾液 1000ml
辅酶 A 100U ⎭	分次洗胃，再注入活性炭
10%GS 500ml ⎫	及 50%硫酸镁各 6g
Vit C 2.0g ⎪	5%碳酸氢钠 100ml ivdrip 腹膜
Vit B₆ 100mg ⎬ iv drip qd	透析或血液透析（prn）
10%氯化钾 10ml ⎭	

【说明】

1. 鱼胆中毒目前尚无特效治疗方法，主要是中毒的一般处理和对症治疗，在早期应充分洗胃，洗胃用 1：（2000～5000）高锰酸钾，反复进行，并口服硫酸镁导泻，呕吐严重者应补液及纠正酸中毒。

2. 抢救成功的关键是及时处理肾功能衰竭，早期应用糖皮质激素，可减轻肾小管对毒素的反应，早期使用利尿剂、脱水剂；应严格计算液体出入量及注意电解质的补充，必要时做腹膜透析或血液透析。

3. 注意肝脏、神经和心脏损害并积极处理，必要时可用抗生素预防感染，特别是防止革兰阴性杆菌感染。

（刘王凯）

第十三章　儿科护理常规

第一节　儿科一般护理常规

1. 入院时护士主动迎接患儿及家长。根据病情及需要给予患儿沐浴、剪指（趾）甲，测体温（T）、脉搏（P）、呼吸（R）、身高、体重，更换衣裤等。

2. 护士向患儿及家属介绍医院及病房相关作息及环境，介绍主管医生及护士长、教授等。为患儿尽量提供舒适、安全、清洁的环境。

3. 评估患儿的病情、收集客观资料，填写入院资料，并及时向医生反映病情。

4. 及时执行医嘱，按分级护理要求实施护理，准确执行医嘱。

5. 新入院患儿入院后连续 3 天监测生命体征每天 4 次，体温正常者改为每日 1 次。体温在 37.2~37.5℃改为每日测 2 次，体温 37.5℃以上者，每日 4 次，39℃以上者，每 4 小时测 1 次，体温正常 3 天后，改为每日 1 次。危重患儿，每 4 小时测生命体征 1 次，其他根据医嘱测量，并记录在体温单上。体温不升者，予保暖。高热者见"高热护理常规"。

6. 按分级护理常规要求巡视病房，认真仔细观察病情，发现病情变化，及时报告医师处理。

7. 生活护理：每日做晨、晚间护理 1 次。每周剪指（趾）甲、称体重 1 次，每日沐浴 1 次。保持患儿身体及床单位清洁、整齐、舒适。

8. 病情危重者，卧床休息；一般情况下，不限制活动。

9. 按医嘱给饮食。应给予治疗饮食者，需及时通知营养室。自带食品，需经医护人员允许方可食用。

10. 及时留送检验标本。

11. 每日正确记录排便次数，3 天内未排便者要及时报告医师并遵医嘱用药。

12. 重症及卧床患儿每 2 小时翻身 1 次并按摩受压部位，骨突出处垫棉垫、气圈，或睡气垫床，预防压疮。

13. 婴幼儿进食后予侧卧位，以防呕吐物反流气管而导致窒息。

14. 进行各种护理操作时，严格查对制度防止差错发生。

15. 注意患儿安全，操作完毕应拉好床栏，清理好物品，防止物品遗留在病床造成危险。患儿不能带剪刀、刀片等锐利物品入院，病房内热水瓶应放在患儿不可触及的地方。

16. 根据患儿不同年龄、病情和心理反应。做好患儿和家长的健康教育及心理护理，以增进治疗效果。

17. 做好出院健康指导。

（李智英）

第二节 分级护理

一、特级护理

1. 分级依据

（1）病情危重，随时可能发生病情变化需要进行抢救的患者。

（2）重症监护患者。

（3）各种复杂或者大手术后的患者。

（4）严重创伤或大面积烧伤的患者。

（5）使用呼吸机辅助呼吸，并需要严密监护病情的患者。

（6）实施连续性肾脏替代治疗（CRRT），并需要严密监护生命体征的患者。

（7）其他有生命危险，需要严密监护生命体征的患者。

2. 服务标准

（1）严密观察患者病情变化，监测生命体征。

（2）根据医嘱正确实施治疗及给药。

（3）配合医生实施各种抢救措施，保证各种抢救仪器、设备的正常运转。

（4）根据医嘱，准确测量出入量。

（5）提供护理相关的健康指导。

（6）关注患者安全，根据患者具体情况采取相应预防措施。

（7）保持患者的舒适和功能体位。

（8）根据患者病情，正确实施基础护理和专科护理，保持患者清洁、舒适。

1）患者清洁卫生：每日 2 次口腔护理、洗脸、梳头；每日 2 次留置尿管护理或每日 1 次协助会阴护理；每日 1 次温水擦浴；根据需要给予使用便器、更衣、剪指（趾）甲；每周 1 次洗头。

2）协助非禁食患者进食/水。

3）协助卧床患者翻身、有效咳嗽。

（9）保持床单位整洁。

（10）定时通风，保持病室空气清新及环境整洁。

（11）了解患者心理需求，有针对性地实施心理疏导。

（12）履行告知义务，尊重患者知情权。

二、一级护理

1. 分级依据

（1）病情趋向稳定的重症患者。

（2）手术后或者治疗期间需要严格卧床的患者。

（3）生活完全不能自理且病情不稳定的患者。

（4）生活部分自理，病情随时可能发生变化的患者。

2. 服务标准

（1）每小时巡视患者，观察患者病情变化。

（2）根据患者病情，测量生命体征，准确记录 24 小时出入量。

（3）根据医嘱，正确实施治疗、给药措施。

（4）根据患者病情，正确实施基础护理和专科护理，如口腔护理、压疮护理、气道护理及管路护理等，实施安全措施。

（5）评估患儿需要及家属的照顾能力，实施或协助完成生活护理，如口腔护理、压疮护理、肛周皮肤护理等；晨晚间护理 1 次/日，根据病情防压疮护理 1 次/2 小时，床上温水擦浴 1 次/日，口腔护理 2 次/日，床上洗头 1 次/周，会阴抹洗 1~2 次/日；必要时协助更衣、剪指（趾）甲。

（6）关注患儿安全，根据患儿情况进行皮肤、跌倒/坠床风险评估；并指导患儿家属采取安全措施。

（7）提供护理相关的健康及生活指导：住院环境、制度、相关药物作用和副作用、饮食、运动、预防感染等。

（8）保持床单位整洁。

（9）定时通风，保持病室空气清新及环境整洁。

（10）了解患者心理需求，有针对性地实施心理疏导。

（11）履行告知义务，尊重患者知情权。

三、二级护理

1. 分级依据

（1）病情稳定，仍需卧床的患者。

（2）生活部分自理的患者。

2. 服务标准

（1）每 2 小时巡视患者，观察患者病情变化。

（2）根据患者病情，测量生命体征。

（3）根据医嘱，正确实施治疗、给药措施。

（4）根据患者病情，指导患儿家属采取安全措施如预防跌倒/坠床等。

（5）护士评估患儿病情及家长照顾能力，必要时协助完成生活护理，保持患儿清洁舒适。

（6）提供护理相关的健康及生活指导。

（7）定时通风，保持病室空气清新及环境整洁。

（8）了解患者心理需求，有针对性地实施心理疏导。

四、三级护理

1. 分级依据

（1）生活完全自理且病情稳定的患者。

（2）生活完全自理且处于康复期的患者。

2. 服务标准

（1）每 3 小时巡视患者，观察患者病情变化。

（2）根据患者病情，测量生命体征。

（3）根据医嘱，正确实施治疗、给药措施。

（4）做好安全管理，根据病情实施防坠床、防跌倒措施。

（5）提供护理相关的健康指导。

（6）定时通风，保持病室空气清新及环境整洁。

第三节 特 殊 护 理

一、高热护理常规

1. 观察要点

（1）密切观察病情，注意有无伴随症状，以协助诊断。如寒战、咳嗽、咳痰、头痛、腹痛、腹泻、恶心、呕吐、尿急、尿痛，有无脓肿、软组织感染、皮下、黏膜出血等。

（2）严格记录体温变化及脉搏、血压变化，防止惊厥、抽搐。

（3）观察记录发热的类型、程度。

（4）观察记录24小时出入量。

2. 卧床休息，根据病情密切监测体温变化，诊断不明时，不随意使用退热剂、糖皮质激素等，以免延误诊断。

3. 补充营养和水分，给予高热量、高蛋白、高维生素、易消化的流质或半流质食物，鼓励患儿多饮水、多进食、多吃水果，保持排便通畅。

4. 体温在38℃以上者给予物理降温：①30%~50%乙醇擦拭颈部、四肢；②冰袋或冷毛巾置于额、枕后、腋下或腹股沟处；③冰水灌肠，温水擦浴。

5. 遵医嘱采用药物降温：对乙酰氨基酚（扑热息痛）、布洛芬（非甾体类抗炎药）、糖皮质激素、冬眠疗法，注意观察用药后效果及反应，大量出汗，退热时应防止虚脱。

6. 加强口腔护理：晨起、餐后、睡前协助漱口。

7. 皮肤护理：如患者出汗，应随时擦干汗液，更换衣服和床单，防止受凉，保持皮肤清洁、干燥。若持续高热，应协助其改变体位，防止压疮、肺炎等并发症出现。

8. 心理护理，帮助患儿及家属消除紧张、不安、恐惧等心理反应。

9. 保持室内空气新鲜，定时开窗通风，但避免使患儿受凉。

二、昏迷护理常规

1. 密切观察病情变化：定时测量体温、呼吸、脉搏、血压、瞳孔大小及对光反射情况，如有异常及时报告医生。准确记录 24 小时出入量。

2. 保持呼吸道通畅：头偏向一侧，以防止呕吐物或分泌物堵塞气道。防止舌根后坠，备好吸痰用具，及时清除呼吸道分泌物，必要时气管切开，人工辅助呼吸。

3. 预防意外损伤：躁动不安者，须加床栏及约束带，以防止坠床。如患儿发生抽搐时，应用牙垫垫于牙齿咬合面，防止舌咬伤。

4. 吸氧，开放静脉通道

（1）控制抽搐：地西泮等镇静剂应用。

（2）控制脑水肿：脱水、利尿、激素、冰袋局部降温、脑细胞代谢活化剂、神经营养剂应用。

（3）控制感染：抗生素应用。

（4）控制应激性消化道出血：抗酸剂、组胺受体拮抗剂应用。

（5）苏醒剂应用：醒脑静、甲氯芬酯。

5. 呼吸心跳骤停：行心肺复苏术。

6. 注意营养及维持水、电解质平衡：采用鼻饲，给予富有营养的流质饮食，执行鼻饲护理常规。

7. 口腔护理：每日 2 次，黏膜破溃处可涂鱼肝油，口唇干裂有痂皮者涂石蜡油。

8. 眼睛护理：眼闭合不全者应每日用生理盐水洗眼 1 次，并涂金霉素眼膏，再用无菌纱布覆盖加以保护。

9. 皮肤护理：每 2 小时翻身、拍背、按摩 1 次，保持床铺清洁干燥、平整、无碎屑，被褥应随湿随换。已有压疮应积极处理。

10. 泌尿系护理：尿失禁者留置导尿管。保持尿管通畅、防止尿管受压、扭曲、脱出，保持尿道口清洁每日 2 次会阴擦洗，定时更换尿袋，清醒后及时拔除，诱导自主排尿，保持会阴部清洁、干燥、防止尿路感染。

11. 大便护理：便秘 3 天以上患儿应及时处理，以防因用力排便，引起颅内压增高；大便失禁者，应注意肛门及会阴部卫生，可涂护臀霜或赛肤润保护肛周皮肤。

12. 保持肢体功能位：加强肢体功能锻炼，防止肌肉萎缩。

三、惊厥护理常规

1. 体位：立即将患儿安置通风处，解开衣领扣和腰带，保持呼吸道通畅，同时将头偏向一侧，以防吸入呕吐物引起窒息。或将患者下颌托起，防止舌后坠而堵塞呼吸道。

2. 保持呼吸道通畅：必要时用开口器或压舌板缠纱布垫于上、下磨牙之间，防止舌、颊部咬伤。如患者出现呼吸困难、发绀，及时给予吸氧。

3. 镇静解痉：立即建立静脉通道，给予快速、足量、有效的镇静、抗惊厥药物。首选地西泮，另外还可用苯巴比妥、苯妥英钠静脉注射或用10%水合氯醛保留灌肠。药物缺乏时可针刺人中、合谷等穴位止惊。

4. 对症治疗：高热者给予物理或药物降温，脑水肿者可静脉应用甘露醇、呋塞米或肾上腺皮质激素。

5. 病因治疗：针对引起惊厥不同的病因，采取相应的治疗措施。

6. 预防外伤：惊厥发作时，将纱布等柔软物品放在患儿手中和腋下，以免皮肤摩擦受损。另外，已出牙患儿上下白齿之间应防止牙垫或纱布包裹的压舌板，防止舌咬伤；牙关紧闭时，不可强行用力撬开，防止损伤牙齿。床边放置床栏，防止坠床，在床栏处放置棉垫，同时将床上硬物移开，以免造成损伤。将可能伤害患儿的物品移开，勿强力按压或牵拉患儿肢体，避免骨折或脱臼。专人守护，以防惊厥发作时受伤。

7. 密切观察病情，预防脑水肿：保持安静，避免患儿受到声、光及触动等刺激。密切监测生命体征、意识以及瞳孔变化。出现脑水肿早期症状，应及时通知医生。

四、休克护理常规

1. 立即取休克体位：抬高头部15°，抬高下肢15°~20°。

2. 迅速建立双静脉通道：①补充血容量；②纠正酸中度；③合理使用血管活性药物。

3. 保持呼吸道通畅。

4. 给氧：酌情给予鼻导管或面罩吸氧、使用简易呼吸机，必要时气管插管。

5. 严密观察病情变化：密切监测生命体征，包括心率、心律、血氧饱和度、血压、中心静脉压的变化；准确记录 24 小时出入量；观察末梢循环情况、药物疗效及不良反应，并做好记录。

6. 注意保暖：寒战时可予升高室温、增加盖被或衣物，但不能使用热水袋、电热毯在体表加温，以免皮肤毛细血管扩张，使内脏器官血流向体表，进一步减少重要脏器的血液灌流，且增加了组织的耗氧量。

（李素萍）

五、新生儿护理常规

（一）新生儿生理现象

1. 生理性体重下降：新生儿出生 2~4 天进食少，经皮肤及肺排出的水分相对较多，可出现生理性体重下降，下降范围一般不超过 10%，4 天后回升，7~10 天恢复到出生时水平。

2. 生理性脱水热：新生儿体温调节中枢发育不完善，其体温可受外环境温度的变化而波动。应调节室温在 22~28℃，及时增减衣被。

3. 生理性黄疸：新生儿生后 2~3 天出现皮肤、巩膜发黄，4~5 天最明显，持续 4~10 天后自然消退，称生理性黄疸。如果在生后 24 小时内观察到黄染情况，要警惕溶血性黄疸。

4. 新生儿色素斑：背、臀部的蓝绿色色斑，俗称"青记"或"胎生青痣"，是特殊色素细胞沉着所致。可以存在 2~3 年时间，之后会自动消退。

5. 生理性红斑、红疹：常在生后 2~3 天出现，原因不明。多散布于头面部、躯干和四肢。一般 1~2 天内消退。

6. 血管痣或斑状血管瘤：出生时即存在，发生率 50%，大多在数月后消失。

7. 乳腺肿大及假月经：受雌激素影响，新生儿出生后 3~4 天可出现乳腺肿大，2~3 周后自行消失。女婴出生后 1 周内，阴道可有白带和少量血性分泌物，持续 1~2 天后自然消失。

8. 粟粒疹：婴儿的鼻尖、鼻翼等处可见，针头样，黄白色，为皮脂腺堆积所致，是新生儿成熟度的标志，会自然消失。

9. 口腔内改变：板牙，上皮珠等。婴儿硬腭中线两旁有黄白色小点称上皮珠，牙龈上有白色韧性小颗粒称牙龈粟粒点，于生后几周自然消失，切勿挑破以防感染。

10. 喉鸣：小儿喉腔较窄，呼吸时表现为呼吸声响，尤其在吸气时。激惹、哭闹或吃奶时加重，安静睡眠时缓解。多在 3~4 个月时发展到高峰，6 个月~1 岁内消失。

11. 溢奶：新生儿吞咽功能完善，但食管无蠕动，哺乳后易发生溢奶。

（二）新生儿一般护理常规

1. 入院患儿处理：予全身护理体查、更衣，与家属核对无误后戴双手镯（手镯上注明姓名、性别、住院号），测体重、体温，安排床位，通知医师。

2. 预防感染：严格执行消毒隔离制度，工作人员入病室前更换清洁工作服、鞋，洗手，护理每 1 个新生儿前后均应洗手。每日空气消毒 2 次。

3. 保暖：应根据季节采取保暖措施，出生后 24 小时内监测体温 4 次，24 小时后每天测体温 2 次，有异常按要求监测体温。

4. 面色观察：正常面色红润、呼吸均匀。如面色青紫或苍白，应立即清除呼吸道的分泌物，再予适当刺激使其啼哭，并及时通知医护人员。

5. 眼及口腔的护理：眼如有分泌物，可用盐水棉球自内眦向外轻轻拭净，按医嘱滴眼药水。每早晨用 1%~2% 碳酸氢钠于棉签抹洗口腔。

6. 脐部护理：保持清洁、干燥，尤其是洗澡后或大小便污染后要及时清洁擦干。脐带一般 7~14 天脱落，若脐轮发生红肿、分泌物多且有臭味，须找儿科医生诊治。

7. 大小便情况：每 3 小时巡视和记录婴儿大小便情况，一般出生数小时即排尿，24 小时内排黑绿色黏稠胎便，如24 小时内无大小便，应及时告知医护人员。

8. 沐浴：每天上午用38~40℃温水给婴儿沐浴。沐浴后称体重及记录，并用棉签吸干脐轮周围水渍。沐浴过程检查全身皮肤情况。新生儿沐浴前后都要查对婴儿性别及手镯上所系母亲姓名与胸卡是否相符。所有患儿首次沐浴均采用0.025%的安多福稀释液。

9. 新生儿抚触：新生儿出生后12小时，无并发症和无需静卧者，沐浴后可进行抚触。

10. 呕吐处理：婴儿取侧卧位，用吸球吸干净口腔内呕吐物。观察呕吐的次数、量、性质，若呕吐频繁或吐出咖啡色液体，应及时通知医护人员。

11. 产瘤与血肿处理：产瘤一般2~3天消失；血肿一般在出生后2~3天出现，3~8周消失。两者应防止揉擦、按压，头睡向对侧。有创面者，涂2%龙胆紫或红汞。

12. 细致观察和记录：婴儿的脸色、哭声、进食、吸吮、睡眠、尿便等情况，如发现脸色苍白、唇周发绀、发热、呕吐、腹泻等应及时报告医生。

六、早产儿护理常规

（一）概述

早产儿又称未成熟儿，是指胎龄大于28周未满37周（196~259天）、出生体重<2500g的活产新生儿。由于早产儿的各个系统发育不完善，生活能力低，胎龄越小、体重越低，死亡率越高。

（二）早产儿护理常规

1. 执行新生儿一般护理常规。

2. 保持室温在24~26℃，相对湿度55%~65%，按日龄和体重给予合适的中性环境温度。

3. 保持体温稳定：根据早产儿的体重、成熟度及病情给予不同的保暖措施，加强体温监测。一般体重小于2000g者应放置在婴儿培养箱保暖。体重大于2000g在箱外保暖者予戴帽保暖。使早产儿的核心体温恒定在36.5~37.4℃。

4. 合理喂养：尽早喂奶，提倡母乳喂养。喂养量根据早产儿的耐受力而定。以不发生胃潴留及呕吐为原则。吸吮力弱和吞咽功能不协调者可用间歇管饲喂养或持续管饲喂养，能量不足者以静脉高营养补充，满足能量需求。

5. 呼吸管理：保持呼吸道通畅，有缺氧者给予吸氧，氧浓度以维持动脉血氧分压 50~80mmHg 为宜，连续吸入氧浓度（FiO_2）60%者，不宜超过 24 小时，80%者，不宜超过 12 小时；纯氧不宜超过 4~6 小时，以免发生氧中毒。切忌常规吸氧，避免引起视网膜病变。

6. 做好早产儿视网膜病筛查护理配合

（1）筛查时间：出生后 4~6 周或矫正胎龄 32~34 周。

（2）散瞳方法：检查前 1 小时用 0.5%复方托吡卡胺滴眼液，滴瓶口距离结膜 3~5cm，将眼药水准确点在结膜囊里，每隔 15 分钟滴 1 次，至少 3 次，直至瞳孔散大至 6mm 以上。

（3）散瞳注意事项

① 严格执行查对制度，防止差错。

② 每次检查、滴药前严格手卫生，预防交叉感染。

③ 用药前用棉球将眼睛分泌物、眼泪擦拭干净，以免冲淡药液影响疗效。

④ 指甲不宜过长，动作要轻，防止划伤角膜。

⑤ 滴散瞳药液后压迫泪囊部 3~5 分钟，防止药液通过泪道、鼻腔吸收而发生中毒，如出现心率过快、面色潮红、烦躁不安、呼吸暂停等症状要立即停药，通知医生及时处理。

（4）筛查后加强眼部护理，遵医嘱用抗生素眼药水滴眼 1~2 天，每天 4 次，可预防眼部感染，同时观察眼结膜是否红肿、损伤等。

7. 预防感染：工作人员应严格执行消毒隔离制度，做好保护性隔离。严格控制探视人员，室内所有物品定期更换消毒，严格手卫生，严格控制医源性感染。

8. 密切观察记录：加强巡视，密切监测病情变化，及时报告和详细记录。注意生命体征、反应、哭声、皮肤、反射、进食和尿便等情况。

9. 提供发展性照顾：控制环境的声音、光线，提供非营养性吸吮。早产儿或体重<2000g 的患儿提供"鸟巢"护理。

（谢巧庆）

七、新生儿疫苗接种护理常规

（一）新生儿疫苗接种一般护理常规

1. 核对：疫苗的品名、批号、失效期，无标签、标签不清楚、过期疫苗、安瓿破裂、疫苗可疑变质不能使用。

2. 注射器：要求使用一次性注射器或自毁型注射器。

3. 消毒：准备消毒棉球或无菌棉签。

4. 准备足量应急药物：如 1：1000 肾上腺素、抗过敏药、电筒、体温计、听诊器等。

5. 掌握禁忌证：仔细观察接种对象健康情况，掌握有无疫苗接种禁忌证等，必要时应测体温及做相关检查，并向其监护人解释预防接种目的及签知情同意书。

6. 剂型：不同疫苗及同一疫苗不同厂家剂型，所采用的接种方法、剂量、部位、对象等均有所不同，必须严格执行接种技术规程及疫苗说明规定。

7. 贮存与保管

（1）购入的所有生物制剂，必须登记入册（品名、规格、生产单位、经销单位、进货日期、批准文号、生产日期、有效期）。

（2）在库贮存应严格按贮存条件（温度、湿度、避光、密闭等要求）分类存放。

（3）贮存期如发现质量可疑现象（如变色、沉淀、絮状物等），应停止使用。

8. 接种：卡介苗开启后超过半小时未用完应废弃。

9. 观察：接种疫苗后，接种对象出现异常反应，要应急处理并按有关异常反应监测要求登记和上报。

10. 废物处理：接种疫苗后的医疗垃圾应集中焚毁或交正规的医疗废物收集机构统一处理，对接种室实行常规消毒。

（二）新生儿乙型肝炎疫苗接种护理常规

1. 接种时间：新生儿出生后 24 小时内尽早接种第一针乙肝疫苗，在第一针接种后 1 个月接种第二针，在第一针接种后 6 个月接种第三针，禁忌证消失后及时接种。

2. 接种方法

（1）用物：一次性 1ml 注射器、乙肝疫苗、75% 乙醇、棉签。

（2）注射方法：肌内注射法。

（3）接种部位：右上臂三角肌肌肉内。

（4）接种剂量：每人份 10μg 重组乙肝疫苗。

（5）操作步骤：用一次性 1ml 注射器吸取疫苗后，用75%乙醇消毒接种部位，操作者左手绷紧婴儿右上臂接种部位的皮肤，右手持注射器，其刻度及针头斜面朝上，将针头呈 70°～90° 刺入三角肌肌肉内，左手拇指固定针头，右手推液。

3. 禁忌证、暂缓接种指标

（1）禁忌证：对乙肝疫苗有严重的过敏史（如荨麻疹、呼吸困难、口和咽喉部水肿、血压下降、休克）不再接种。

（2）暂缓接种：① 急性感染或其他严重疾病者。② 新生儿严重畸形、新生儿窒息、体重低于 2.0kg 者。③ 体温超过 37.5℃ 者。

4. 注意事项

（1）按照疫苗使用说明书的规定执行。使用前应核对安瓿标签上的品名、剂量、有效期、批号。

（2）疫苗在注射前要充分摇匀。

（3）如安瓿破裂、疫苗过期、冻结、有摇不散的块状物不得使用。

（4）注射乙肝疫苗前应先测量要接种的新生儿的体温，超过 37.5℃ 者，暂不能接种，并做好各种交班记录。

（5）医生开具医嘱时要核对医嘱单、儿童预防接种证有无接种疫苗，无禁忌证的儿童及时接种，护士在执行医嘱时要核对医嘱单、儿童预防接种证、乙肝疫苗入册登记无误后方可执行（双人核对），防止漏种或重种。对出院时暂不能接种者，嘱出院后按要求补种。

（6）凡属当天应接种的乙肝疫苗，一般不能留下一班接种，若有特殊原因不能按时接种的，要做交班并通知医生，取消临时医嘱，避免差错发生。

5. 登记

（1）每例接种后必须填写乙肝疫苗注射登记表、儿童预防接种证，要求字迹清楚、项目完整、儿童预防接种证上盖科室的印章。

（2）在每月 5 日前（节假日顺延）将接种患儿情况以电子表形式上交医院预防保健科。

（3）对出院时因禁忌证暂未能接种第一针疫苗的新生儿，嘱出院后按要求补种。

6. 保存与管理

（1）保存于 2~8℃的冰箱内，避光、严防冻结。

（2）加强疫苗的管理、妥善保存，严格登记制度（疫苗进出登记、冰箱温度登记、接种登记等），免费乙肝疫苗不得挪作他用，违反者按有关规定严惩。

（三）新生儿卡介苗接种护理常规

1. 初种：以新生儿为主要对象。除禁忌证者以外，新生儿应在出生后 3 天内接种。特殊情况，新生儿应在出生后 1 个月内完成接种。

2. 接种方法：要求三准确：部位准确、深度准确、剂量准确。

（1）用物：一次性 1ml 注射器、卡介苗、注射用水、75%乙醇、棉签。

（2）注射方法：皮内注射法。

（3）接种部位：左上臂三角肌外下缘。

（4）接种剂量：0.1ml 卡介苗。

（5）接种方法操作步骤如下：

1）使用随卡介苗附送的稀释液（或注射用水）稀释菌苗，并充分摇匀菌液，用一次性 1ml 注射器吸取菌液。

2）调整好注射器，使针头平面与针管刻度一致并排净针管内空气。

3）选择儿童左上臂三角肌外缘下三分之一处皮肤消毒，并在此点接种卡介苗。

4）右手持注射器，示指固定针栓，针头斜面向上，与皮肤呈 5°~10°将针头斜面刺入皮内，再用左手拇指固定针栓，然后注入卡介苗 0.1ml，拔出针头，勿按摩注射部位。

5）在注射过程中如遇有针头脱出，注射剂量不足时，可在原针眼处继续注射，总量不可超过 0.1ml。

6）卡介苗可与百白破、麻疹、小儿麻痹糖丸、乙肝疫苗采用同时不同臂接种。但其他生物制品预防接种后半个月，方可进行卡介苗接种。卡介苗接种后 1 个月，可进行其他预防接种。

3. 卡介苗接种禁忌证

（1）有以下情况的新生儿暂不接种卡介苗：① 体重 2500 克以下，生活能力不够成熟，早产儿或未成熟儿；② 难产分娩创伤并有显著临床症状者；③ 病理性黄疸；④ 伴有明显先天性畸形和先天性疾病者；⑤ 发热（>37.5℃）；⑥ 有顽固性呕吐及严重消化不良者；⑦ 有皮疹及脓皮病者；⑧ 感染性疾病。

（2）有以下情况的婴幼儿及儿童暂不接种卡介苗：① 发热（>37.5℃）；② 急性传染病及治愈后不满 1 个月者；③ 心、肝、肾疾病及结核病等慢性疾病或神经系统疾病者；④ 有皮肤病及对预防接种有过敏反应史者；⑤ 过敏体质及免疫缺陷症。

以上因禁忌证暂时不能接种者，以后待禁忌证消除后应尽快补种。

4. 登记及资料统计工作

（1）每例接种后必须填写卡介苗注射登记表、儿童预防接种证，要求字迹清楚、项目完整、儿童预防接种证上盖科室的印章。

（2）在每月 5 日前（节假日顺延）将接种患儿情况以电子表形式上交医院预防保健科。

5. 异常反应和事故

发生卡介苗接种异常反应和事故时，按照《预防接种工作规范》和《预防接种异常反应鉴定办法》进行报告与处理。

（四）新生儿脊髓灰质炎强化免疫服苗护理常规

1. 强化免疫服苗对象：以上级规定为准，一般为 0~4 岁的儿童（包括新生婴儿），在强化免疫时服食两次脊髓灰质炎疫苗，两次服苗间隔时间为 1 个月。

2. 服苗剂量：脊髓灰质炎疫苗糖丸每人每次 1 颗；液体脊髓灰质炎疫苗剂量按说明书规定。

3. 服苗时间：在接到卫生部门及预防保健科发文通知后执行。在广州市规定服苗时限出院的婴幼儿在出院当天服苗，其余按医院通知在服苗时限最后一天统一服苗。

4. 服食方法：1 岁内婴儿服食糖丸要用冷开水搅碎溶解后喂服；稍大些的小孩可以直接含服，也可以用冷开水送服。

5. 禁忌证

（1）发热。

（2）急性传染病。

（3）免疫缺陷症。

（4）接受免疫抑制药治疗。

（5）患严重疾病者。

6. 注意事项

（1）冷开水送服，服食疫苗前、后半小时不要热饮或热食和喂奶。

（2）服食疫苗时若婴儿呕吐应马上补服。

（3）疫苗要在-20℃以下避光保存。

八、消化系统疾病护理常规

1. 按儿科护理常规护理。

2. 控制交叉感染：严格执行消毒隔离措施，包括患儿的排泄物、用物及标本的处置，接触患儿后应及时洗手，指导家属及探视人员落实洗手措施。实行床边隔离，预防交叉感染。

3. 饮食指导

（1）呕吐、腹泻严重者暂禁食 4~6 小时（不禁水）。母乳喂养者，暂停添加辅食；人工喂养者先给予米汤、稀释牛奶、去乳糖奶粉；已断奶者喂以稠粥、面条加一些熟植物油、蔬菜末、精肉末等，少量多餐。轮状病毒腹泻（秋季腹泻）者暂停乳类含蔗糖食物喂养。腹泻停止后，继续过渡到原喂养。

（2）少数不能耐受口服营养物质者，可采用静脉营养。

4. 准确记录 24 小时出入量

（1）记录大便次数、颜色、气味、量（估计）及性状、有无黏液、泡沫、脓血等。记录输液后首次排尿时间。

（2）记录呕吐物性质、气味、量及呕吐次数。

（3）记录静脉输液的量、时间及口服饮料量。

5. 按医嘱严格执行补液原则：重度脱水伴有周围循环衰竭的患儿必须尽快（30~60分钟）补充血容量，补液时按先盐后糖、先浓后淡、先快后慢、见尿补钾的原则补液，严禁直接静脉推注含钾溶液。

6. 病情观察

（1）神志、生命体征，必要时予床边心电监护及血氧饱和度监测。

（2）观察呕吐物性质、气味、量及呕吐次数，对长期严重呕吐者，要密切注意并及时纠正水、电解质紊乱。

（3）观察腹部有无腹肌紧张、压痛、块状物和神色、脉搏、血压、呼吸等全身情况。

（4）观察排便次数及粪便的性质和量，以及有无伴随发热、腹痛、呕吐等症状。

（5）对呕血和便血的患儿，应密切观察其血压和脉搏变化，观察其呕吐物和粪便颜色、性质和量。

（6）脱水征象：有无口渴、皮肤弹性差、眼窝及前囟凹陷、尿量少等。

（7）酸中毒表现：有无呼吸深长、精神萎靡、烦躁不安、嗜睡、恶心呕吐、口唇呈樱桃红色等，血检查 TCO_2 下降。

（8）低钾血症的表现：有无精神萎靡、吃奶乏力、腹胀、肠鸣音减弱或消失、四肢软弱无力、腱反射减弱或消失、心音低钝、心律紊乱、心电图改变等。

（9）低钙血症的表现：营养不良、佝偻患儿在输液过程中尤其补碱后出现两眼上翻，手足抽搐等。

7. 肛周皮肤护理

（1）每班检查肛周皮肤情况。

（2）臀红者涂氧化锌油、珍珠层粉，如真皮破损有液体渗出时用 1∶5000 高锰酸钾溶液坐浴，再予肛周吹氧、局部涂药。

8. 健康宣教

（1）宣传合理喂养的重要性，注意饮食卫生，预防肠道内外感染并注意腹部勿受凉等。

（2）病情观察要点指导：出入量的监测以及脱水表现的观察。

（3）应做好各种检查前的指导，明确检查目的及配合事项。

（4）肛周皮肤护理：勤换尿布且不宜包得过紧，每次便后臀部用温水洗净，女婴注意会阴部清洁，预防上行性尿路感染。

（5）增强体质，适当户外运动，及早治疗营养不良、佝偻病。

（司徒妙琼）

九、呼吸系统疾病一般护理常规

1. 按儿科护理常规护理。

2. 每日定时通风，紫外线消毒病室每日 1 次。

3. 休息与保暖：避免剧烈活动和哭闹，增加休息时间，卧床时头胸部垫高 20°~30°，小婴儿多怀抱，卧位时垫高颈肩部，经常变换体位。保持适宜的温湿度，避免对流风。

4. 饮食：给予清淡易消化、富含维生素、高蛋白食物，禁食辛辣刺激性食物，婴儿给予少量多餐，喂奶后轻拍背部。鼓励患儿饮水，必要时按医嘱由静脉补给。发热期间进食流质或半流质食物。

5. 保持口腔清洁：婴幼儿在进食后喂适量开水，以清洁口腔。年长儿应在晨起、餐后、睡前漱洗口腔。

6. 提高患儿的舒适度

（1）各种治疗护理操作集中完成。

（2）及时清除鼻腔及咽部分泌物，保持呼吸道通畅，取侧卧位。

（3）鼻塞的护理：鼻塞严重时按医嘱给予 0.5%麻黄碱液滴鼻，每日 2~3 次，每次 1~2 滴，因鼻塞而妨碍吸吮的婴儿，在哺乳前 15 分钟滴鼻。

（4）咽部护理：观察咽部充血、水肿、化脓情况，及时记录并报告医生。咽部不适、声音嘶哑按医嘱给予雾化吸入。

（5）观察呼吸道分泌物的性质，痰液黏稠时给予超声雾化吸入，指导并鼓励患儿有效咳嗽，对咳嗽无力的患儿，经常更换体位、拍背；分泌物多，影响呼吸时，给予吸痰，有呼吸困难者给予氧气吸入。

7. 呼吸道护理

（1）及时清除鼻腔分泌物，1~2 小时翻身 1 次，2~4 小时拍背 1 次，方法为：五指并拢、稍向内合掌成空心状，由下向上，由外向内地轻叩背部，以利分泌物排出。喘息严重时避免饮用碳酸饮料。

（2）药物雾化吸入：按医嘱予雾化吸入每日 2 次或每 8 小时 1 次。雾化吸入肾上腺皮质激素类药后给予洗脸。

（3）雾化后半小时给予叩背、吸痰，2 岁以下患儿吸痰在喂奶前半小时进行。

（4）吸氧：呼吸促、面色发绀等缺氧症状时，遵医嘱给予吸氧。按护理级别密切观察呼吸频率、节律、深浅度的变化及缺氧改善情况、生命体征、神志变化，监测动脉血气分析。

（5）年长儿指导并鼓励有效咳嗽。

8. 发热护理

（1）密切监测体温变化，体温 38.5℃ 以上时给予温水浴、冰敷、酒精擦浴等物理降温，效果欠佳时，按医嘱配以药物降温。

（2）在退热过程中，严密观察体温变化，每 0.5~1 小时测量体温 1 次。嘱患儿多饮水，必要时静脉补给。发热期间进食流质或半流质食物。

9. 严密观察病情

（1）观察生命体征，意识神志。

（2）观察呼吸的频率、节律和深度，有无呼吸困难、发绀等症状。

（3）观察咳嗽的强度，出现时间及音色，咳痰的性质、颜色、量和气味。

（4）观察有无烦躁、心率加快、呼吸困难、咳泡沫痰等心衰及肺水肿表现。

10. 指导家长出院后加强患儿的营养，增强体质，多进行户外活动，养成良好的卫生习惯。及时接种疫苗。教会家长处理呼吸道感染的方法。

（刘晓红）

十、心血管系统疾病护理常规

1. 按儿科护理常规护理。

2. 休息与活动：建立合理的生活制度，根据病情安排适当活动量，减少心脏负担。集中护理，避免过度劳累、情绪激动和大哭大闹。病情严重者应卧床休息。

3. 饮食护理

（1）供给充足营养：能量、蛋白质和维生素，给予适量的蔬菜等粗纤维食物。

（2）心功能不全有水钠潴留者，应根据病情，采用无盐或低盐饮食。

（3）发绀型先天性心脏病患儿要给予充足水分，预防血栓栓塞。

（4）进食不宜过饱，少量多餐。

4. 避免受凉引起呼吸道感染，当患儿有发热、流涕、咳嗽时应及时报告医生处理。

5. 掌握心脏病常见药物的剂量、用法、作用及副作用。应用洋地黄药物前后密切注意心率变化及毒性反应。

6. 治疗护理

（1）按医嘱使用强心利尿药物，控制输液速度，药量准确。

（2）合并呼吸道感染患儿按医嘱给予药物雾化吸入及抗感染治疗。

（3）合并心衰患儿予半卧位，吸氧 2~4L/min。

7. 病情观察

（1）巡视频率按患儿实际情况及分级护理而定。

（2）观察有无心率增快、呼吸困难、吐泡沫样痰、水肿、肝大等心力衰竭的表现。

（3）合并心衰、心律失常患儿给予床边心电监测，q1~2h 观察记录心率、血压 1 次。

8. 护理人员应熟练掌握常用仪器、抢救物品、药物的使用。做到每班检查，呈备用状态。

9. 心理护理　对患儿关心爱护，建立良好的护患关系，向家长讲解进行各种检查如心导管检查术、超声心动图等目的、注意事项及配合要点，消除恐惧心理。

10. 出院指导

（1）指导家长掌握心脏病的日常护理。

（2）建立合理的生活制度，合理用药，预防感染和其他并发症。

（3）遵医嘱坚持药物治疗。

（4）定期复查，病情变化时应及时就医。

（司徒妙琼）

十一、泌尿系统疾病护理常规

1. 按儿科护理常规护理。

2. 休息

（1）急性肾小球肾炎起病初 1~2 周绝对卧床休息，强调休息的重要性。水肿消退和肉眼血尿消失，血压正常后，进行轻度活动或户外散步。

（2）肾病综合征患儿水肿明显、高血压时卧床休息，症状消失后适当增加活动。

（3）系统性红斑狼疮性肾炎患儿安置在没有阳光直射、相对安静的病房内卧床休息，病情稳定后适当室内活动。

（4）急性肾功能衰竭患儿少尿期、多尿期均卧床休息，恢复期逐渐增加活动。

（5）慢性肾功能衰竭患儿病情危重时绝对卧床休息，疾病缓解时适当安排活动。

3. 饮食

（1）急性肾小球肾炎患儿饮食：少尿期给予低盐、低蛋白饮食、高糖饮食，每日食盐量 1~2g；根据肾功能调节蛋白质的摄入量，维持每日 0.5g/kg。少尿或循环充血时限制入水量。尿量增加、水肿消退、血压正常后，恢复正常饮食。

（2）肾病综合征患儿饮食：给予清淡易消化、低脂肪及高维生素饮食。水肿和高血压时给予低盐饮食，大量蛋白尿时蛋白质摄入每日 1.5~2g/kg，并提供优质蛋白（乳类、蛋、鱼、家禽等）。水肿消退、血压正常后给予普通饮食。激素治疗期间避免暴饮暴食，予少量多餐，每日给予高钙食物及补充钙剂；使用环磷酰胺治疗时有食欲缺乏，要鼓励患儿进食。

（3）系统性红斑狼疮性肾炎患儿饮食：给予高热量、高维生素、优质低蛋白、清淡易消化饮食，有水肿、高血压者给低盐饮食，每日食盐量<2g，同时避免光敏感食物。

（4）急性肾功能衰竭患儿饮食：少尿期按医嘱限制水、盐、钾、磷和蛋白质入量，蛋白质的摄入量早期限制为0.5g/（kg·d）。血液透析的患儿蛋白质摄入量为1.0～1.2g/（kg·d），腹膜透析为1.2～1.3g/（kg·d）。同时供给足够的热量，热量为126～188kJ/（kg·d）。

（5）慢性肾功能衰竭患儿饮食：①给予低磷、低蛋白、高热量、高维生素饮食，蛋白质以1.2～1.5g/100kal计算，并选用高生物价的蛋白质，如鸡蛋、牛奶、瘦肉、鱼类等，牛奶选用低磷奶粉。尽量少吃植物蛋白，如豆制品。②低蛋白饮食治疗时，保证供给充足的热量，婴幼儿50～80kcal/（kg·d），年长儿30～40kcal/（kg·d），并补充维生素C及维生素B。③根据患儿的水肿情况、有无高血压及尿量，适当地控制水、钠、钾的摄入。每日食盐量不超过2g。④有高血钾者限制含钾丰富的食物，如橘子、香蕉、干果、巧克力等；同时限制含磷丰富的食物，如动物内脏、无磷鱼等。

4. 观察病情变化

（1）观察尿量、尿色，准确记录24小时出入液量，尿少、水肿明显者每日测体重1次。水肿消退后每周测体重1次。

（2）观察血压变化，每日测血压2次，至血压正常。血压高时按医嘱进行监测。警惕高血压脑病发生。

（3）每天观察肢体皮肤温度、肿胀情况及疼痛感等静脉血栓症状，及时报告医生。

（4）密切观察生命体征的变化：密切观察呼吸、心率、脉搏变化。

（5）观察治疗效果和药物副作用，应用降压药后应定时测量血压；应用利尿剂，要观察尿量、体重，有无脱水、电解质紊乱等。使用环磷酰胺观察有无恶心、呕吐、血尿等，并充分水化，鼓励患儿多喝水。长期使用泼尼松治疗的患儿，注意患儿安全，防止坠床、跌倒、碰撞，避免骨折发生。

（6）并发症的观察：患儿出现发热、咳嗽、腹痛、皮肤及会阴部红肿等应及时报告医生处理。

1）密切观察患儿有无心律不规则、心音低钝、四肢无力、反射减弱等高钾血症表现。

2）密切观察患儿有无尿少、厌食、无力、抽搐等低钠血症表现。

3）观察患儿有无恶心、呕吐、腹泻、乏力等氮质血症表现。

4）密切观察患儿有无恶心、呕吐、厌食、呼吸深长、口唇樱桃红色等酸中毒表现。

5. 收集尿液标本：根据检查目的正确收集尿标本，并把收集方法告知患儿及家属。收集第一次晨尿作尿常规，每周2次。留12小时和24小时尿标本根据送检目的加入适量防腐剂，盛尿容器清洁并加盖，不得混有粪便。

6. 预防感染

（1）与感染患儿分病室居住，减少探视人员，天气变化要随时增减衣服，做好口腔清洁，预防呼吸道感染。病室空气每天用紫外线消毒30分钟。

（2）皮肤护理：高度水肿的患儿床褥、衣服松软、清洁、平整，定时翻身，保持皮肤清洁，每日温水擦浴或沐浴1次，预防压疮发生。会阴部、阴囊水肿者每日用消毒液会阴冲洗1次，阴囊水肿者用棉垫托起阴囊，保持局部干燥及皮肤完整。

（3）严重水肿者尽量避免肌内注射。

7. 心理护理：给予精神安慰，消除顾虑，使其积极配合治疗。

（刘晓红）

十二、血液系统疾病护理常规

1. 按儿科护理常规护理。

2. 饮食：予高蛋白、高维生素、高热量、易消化的新鲜食物。

3. 休息与活动：严重进行性贫血、出血或感染的患儿予绝对卧床休息，协助生活护理。

4. 预防感染

（1）保护性隔离：与其他病种的患儿分室居住，防止交叉感染。粒细胞低和免疫功能明显低下者入住无菌层流床。保持病室通风良好、环境洁净，病室每天紫外线消毒 30 分钟。限制探视，有感染者禁止探视。接触患儿前要认真执行手卫生。

（2）注意个人卫生：教会家长及年长患儿正确的洗手方法；保持口腔清洁，进食前后用温开水或漱口液漱口；使用软毛牙刷或海绵刷牙；保持排便通畅，便后用温开水清洁肛周后外喷苯扎氯铵或用 1:5000 高锰酸钾溶液坐浴，每日 2 次，保持肛周及会阴部清洁，预防肛周感染。

（3）严格执行无菌技术操作。

（4）避免预防接种。

（5）感染早期征象：监测体温，观察热型及热度；观察有无牙龈肿痛、咽红、咽痛、咳嗽、咳痰；皮肤有无破损、红肿；PICC 穿刺口有无红、肿、热、痛，肛周、外阴有无异常；口腔黏膜有无溃疡。发现感染先兆，及时处理。

4. 发热的护理：高热患者给予冰敷、温水擦浴等物理降温，有出血者，禁用酒精擦浴，必要时按医嘱给予药物降温，忌用安乃近、布洛芬等降低血小板和白细胞的退热药。降温过程中，密切监测生命体征、及时更换汗湿衣服，防止受凉，并观察降温后的反应，避免发生虚脱。

5. 预防和控制出血

（1）有活动性出血、感染或血小板计数 $<20\times10^9/L$ 时，予绝对卧床休息，避免外伤。食物温度适宜，禁食坚硬、多刺的食物。

（2）皮肤出血的护理：保持床单平整，被褥衣服轻软，检查出血部位，注意出血点、瘀斑的消长情况。

（3）鼻出血的护理：立即嘱患儿坐起，头向前倾，大拇指及示指用力向鼻中隔捏住双侧鼻腔，使患儿张口呼吸，同时立即用干棉球（或用 0.1% 肾上腺素棉球 1ml＋生理盐水 5ml 湿润棉球，以不滴水为佳）填塞出血侧鼻腔。如鼻出血仍不止，立即通知五官科医生行后鼻腔填塞止血，同时在鼻梁及额部冷敷（退热贴、冰块等）。

（4）口腔牙龈出血的护理：以明胶海绵或凝血酶棉球压迫止血。

（5）颅内及内脏出血的护理：密切观察患儿的神志、面色及生命体征的变化。密切监测血压、心率及有无烦躁、头痛、喷射性呕吐等。避免各种刺激，保持患儿安静。备好急救用品，做好配血和输血的准备，并建立静脉通道，准确记录出入量。

（6）关节腔出血或深部组织血肿的预防及护理：减少活动，避免过度负重和易致创伤的活动。一旦出血，立即停止活动，卧床休息，局部加压包扎、冷敷，抬高患肢并固定于功能位。

6. 配合完成相关检查　血常规、肝功能、骨穿术、腰穿术等。

7. 配合完成 PICC 置管，按医嘱准确用药、正确输血。

8. 病情观察

（1）神志、生命体征。

（2）贫血的程度：面色、口唇、甲床的颜色，有无心悸、头晕。

（3）出血的征象：有无皮肤瘀点、瘀斑、鼻出血、大小便的颜色，有无嗜睡、头痛、呕吐等颅内出血征象，观察记录出血量。

（4）有无感染性休克的表现：发热时有无畏寒、寒战等伴随症状，有无四肢冰冷、桡动脉、足背动脉等周围动脉摸不清、呼吸快而深，尿量减少，血压下降等。发现异常，立即报告医生并协助抢救。

9. 应用化疗药物的护理

（1）按医嘱准确用药。

（2）预防药液外渗：首选经 PICC 用药。化疗药物出现外渗及外漏时立即停止注入，并回抽漏于皮下的药液，用生理盐水 20~40ml 推注后方可拔出留置针，重新穿刺。局部用硫酸镁外敷，或作局部封闭。

（3）观察及处理药物毒副作用

1）监测血象及预防感染、预防出血。

2）消化道反应：有无恶心、呕吐及呕吐的次数、呕吐物的性状和量，恶心、呕吐严重者，遵医嘱用止吐药。观察大便次数、量和性状。

3）环磷酰胺（CTX）的应用：应保证液体量摄入，鼓励患儿多饮水，记录尿量。

4）大剂量甲氨蝶呤（MTX）的应用：输注时保证药物在 24 小时内匀速滴入，记录每小时尿量及尿 pH 值，保证液体量按时按量输入。按医嘱抽血药浓度及给予四氢叶酸（CF）解毒。加强口腔护理，有溃疡者给清淡、易消化的流质或半流质饮食，测口腔 pH，选择漱口水，保持口腔清洁。每天检查肛周皮肤有无红肿等情况，保持肛周皮肤的完整与清洁、干燥。

5）糖皮质激素的应用：出现满月脸及情绪改变时，勿嘲笑或讥讽患儿，告知家长及年长儿，停药后会消失。脱发者可戴假发、帽子或围巾。

6）左旋门冬酰胺酶的应用：用药前做皮试，观察有无过敏反应、有无继发糖尿病、急性胰腺炎、低蛋白血症、凝血功能异常等。忌吃含糖分多的食物及水果及暴饮暴食。

7）尿酸性肾病：用药期间供给充足的水分。注意观察有无高钾血症并记录 24 小时出入量。

10. 心理护理

（1）热情帮助、关心患儿，让患儿及家长了解国内、外的治疗进展，帮助他们树立战胜疾病的信心。

（2）进行各项诊疗、护理操作前，解释其意义、操作过程、配合方法。

（3）定期召开患儿家长会及病友联谊会，交流成功护理经验和教训。

11. 健康宣教

（1）介绍疾病相关知识，讲解引起血液系统疾病的各种可能因素，尽可能找到致病原因，避免再次接触。

（2）用药指导：向家长详细说明药物可能出现的各种毒性反应、并发症及应对措施，获得家长和患儿的配合。

（3）病情观察要点指导：神志、饮食及睡眠情况，有无贫血、发热、有无出血等，出现异常及时报告医护人员。

（4）告知留置外周中心静脉导管（PICC）的重要性及日常护理注意事项，派发 PICC 日常维护手册。做好携带 PICC 出院的指导。

（5）脱发者，向患儿及家长解释剃光头的意义，征得患儿及家长同意和配合，并给予心理安抚。

（6）做好出院后自我防护，少去公共场所，及时添加衣服，预防感冒和传染病。

（7）出院时告知遵医嘱定期复诊和随诊。

（张婷婷）

参考文献

［1］邵肖梅，叶鸿瑁，邱小汕. 实用新生儿学［M］. 4版. 北京：人民卫生出版社，2011.

［2］吴本清. 新生儿危重症监护诊疗与护理［M］. 北京：人民卫生出版社，2009.

［3］崔焱. 儿科护理学［M］. 5版. 北京：人民卫生出版社，2012.

［4］陈利芬，成守珍. 专科护理常规［M］. 广州：广东科技出版社，2013.

参考文献

附　　录

I 儿科医嘱书写规则

医嘱通常包括长期医嘱和临时医嘱。估计需要在一段时间内（2~3天以上）定时执行的医疗护理措施应开长期医嘱，依次为：护理常规；饮食种类；监测项目如血压、呼吸、心率、心电、血氧饱和度及间隔时间；特殊治疗如停留胃管、胃肠减压、鼻饲、光疗、吸氧、吸痰等；最后是用药：一般先开注射用药，再开口服用药，先主药后辅药，分别列出各药的药名、剂量和用法。不定时需要进行的治疗，尤其是刚入院时需要进行的各种检查项目应开临时医嘱，通常先开入院处理，根据病情发重病通知，三大常规、肝肾功能等实验室检查，影像学检查（X线、超声、CT、MRI等），特殊检查（腔镜、同位素、脑电图、心电图等）；然后是临时治疗措施和用药，如气管插管、心肺复苏、骨髓/腰椎/胸腔穿刺、肝肾活检等；药物主要是临时加用的抢救和对症治疗用药，如血制品输注（鲜血、血浆、红细胞、血小板、冷沉淀、白蛋白、丙种球蛋白），心肺脑复苏用药（肾上腺素、多巴胺、皮质激素、扩容剂等），纠正腹泻脱水的输液及静脉营养等。

医嘱必须用纯黑或蓝黑墨水书写，不能用圆珠笔或纯蓝墨水，要求字体工整，笔画清晰，开医嘱的医生和执行医嘱的护士签名必须清楚可认。所有医嘱应有开列时间和执行时间，尤其是抢救措施和临时用药的时间必须写至几点几分，以防出现错漏。停用长期医嘱时除在该医嘱后面标出停用时间外，还应在临时医嘱中写明停用长期医嘱第几项。最后，所有医嘱都切勿涂改，发现错漏即应重开医嘱，这是新颁布的医疗常规中严格规定的。

（庄思齐）

附录

Ⅱ 常用略语符号一览表

本书中使用的略语符号如下：（括号外为全称，括号内为略语符号）

葡萄糖	（GS）	每日1次	（qd）
葡萄糖盐水	（GNS）	每日2次	（bid）
生理盐水	（NS）	每日3次	（tid）
维生素	（Vit）	每日4次	（qid）
口服	（po）	每周1次	（qw）
肌内注射	（im）	每若干天1次	（q×d）
皮下注射	（ih）	每若干小时1次	（q×h）
静脉注射	（iv）	每日每千克体重若干毫克 [××mg/(kg·d)]	
静脉滴注	（ivdrip）	每次每千克体重若干毫克 [××mg/(kg·次)]	
皮试后	（AST）	每分钟每千克体重若干毫克 [××mg/(kg·min)]	
立即	（st）	心电图（EKG/ECG） 脑电图（EEG） 磁共振成像（MRI） 心肺复苏（CPR）	
必要时	（prn）	静脉用丙种球蛋白（IVIG）	

（庄思齐）

Ⅲ 儿科常用药物

本书所附儿科常用药物按如下分类：抗生素，磺胺、呋喃类，抗真菌药，抗病毒类，植物类抗感染药，抗阿米巴药；祛痰镇咳药，平喘药；中枢神经兴奋药，镇静、抗惊厥药，解热、镇痛药；抗过敏药；肾上腺皮质激素类，雄激素及同化激素类；抗心律失常药，强心药与血管活性药物，抗高血压药，利尿药；解痉药，抑酸及胃黏膜保护药，助消化药，促进肠道菌群恢复药物，镇吐药及促胃肠动力药，止泻药，导泻药，肝病辅助药，补血药，止血药，抗凝血药。

其余未列入本附录者如抗结核药，心肺复苏药，抗休克，抗癫痫，解毒药，驱虫药，维生素类，生物制品类，抗肿瘤类等可参见有关章节，此处不再重复。

本表中常用给药方法简写如下：口服（po）、肌内注射（im）、静脉注射（iv）、静脉滴注（ivdrip）、皮下注射（ih）。

一、抗生素

药　名	规　格	剂量及用法	说　明
青霉素 Benzylpenicillin （青霉素 G） （PenicillinG）	针剂40万U、80万U（钠盐、钾盐）	常用剂量2.5～5万U/（kg·d）分2次im；大剂量10～40万U/（kg·d）分4次iv或ivdrip	青霉素类用前必须皮试，大剂量用于严重感染，如重症肺炎、脑膜炎、败血症等 钾盐不作静脉注射
苯唑西林 Oxacillin （苯唑青霉素、新青Ⅱ，P$_{12}$）	针剂0.5g,1.0g	50～100mg/（kg·d）分2～4次im、iv、ivdrip	用于产酶的葡萄球菌感染

药　名	规　格	剂量及用法	说　明
氨苄西林 Ampicillin（氨苄青霉素）	针剂 0.5g,1g 片剂0.2 g	100～200mg/(kg·d)，分 4 次 im、iv、ivdrip 50～100 mg/(kg·d)，分3～4次 po	皮疹发生率高
哌拉西林 Piperacillin（氧哌嗪青霉素）	针剂 0.5g,1g	80～200mg/(kg·d)，分 3～4 次 im、iv、ivdrip	适用于多种革兰阴性菌感染
阿莫西林 Amoxicillin（羟氨苄青霉素）	片剂、胶囊 0.125g, 0.25g	40～80mg/(kg·d)，分3～4次 po	作用同氨苄西林,口服吸收好
阿莫西林/克拉维酸钾	片剂: 500mg, 125mg	片剂　12岁以上儿童625mg,bid	不良反应:偶见轻微、一过性的胃肠道反应及皮疹
力百汀 Augmentin	干混悬剂 35ml/瓶 每 5ml 含457mg; 针剂 500mg, 100mg	干混悬剂:2～6岁,2.5～5ml,bid;7～12岁,5～10ml,bid 注射剂3个月～12岁每次30mg/kg;>12岁每次 1.2g,q6～8h 静注	针剂用 NS 配制
氨苄西林/舒巴坦 Unasyn（优立新）	片剂舒他西林375mg 针剂 750mg	片剂儿童 < 30kg 50mg/(kg·d)分两次服 针剂 150 mg/(kg·d)，每6～8h 注射1次	不良反应:一过性血小板减少、白细胞减少,嗜酸性粒细胞增多及胃肠道反应、皮疹

药 名	规 格	剂量及用法	说 明
羧苄西林 Car-benicillin（羧苄青霉素）	针剂 0.5g，1.0g，2.0g	100～200mg/（kg·d），分2～4次，im、iv、ivdrip	大剂量用于铜绿假单胞菌感染
替卡西林/克拉维酸钾 Timentin(特美汀)	针剂 3.2g，1.6g	每次 80mg/kg，q6～8h，ivdrip	
氯唑西林 clox-acillin(邻氯青霉素)	针剂 0.5g，1g	50～100mg/（kg·d），分2～4次，im、iv、ivdrip	用于产酶的葡萄球菌感染，静注宜缓慢
头孢氨苄 Ce-falexin（先锋霉素Ⅳ）	片剂、胶囊 0.125g，0.25g	50mg/（kg·d），分4次po	第一代头孢菌素
头孢唑啉 Ce-fazoline（先锋霉素Ⅴ）	针剂 0.5g，1.0g	50～100mg/（kg·d），分2～4次，im、iv、ivdrip	第一代头孢菌素
头孢拉定 Ce-fradine（先锋霉素Ⅵ）	片剂、胶囊 0.125g，0.25g 针剂 0.5g，1.0g	50mg/（kg·d），分4次 po 50～100mg/（kg·d），分2～4次，im、iv、ivdrip	第一代头孢菌素
头孢羟氨苄 Cefadroxil（力欣奇）	片剂、颗粒剂 0.125g，0.25 g 胶囊 0.25g	30～50mg/（kg·d），分2次po（最大量1克/次）	第一代头孢菌素,作用同头孢氨苄
头孢呋辛 Ce-furoxime（西力欣 Zinacef）	针剂 0.75g，1.5g	30～100mg/（kg·d），分3～4次，im、iv、ivdrip	第二代头孢菌素

附 录

药　名	规　格	剂量及用法	说　明
头孢克洛 Cefaclor(希刻劳 Ceclor)	胶囊 0.25g 片剂 0.125g 干混悬剂 0.125克/袋	20~40mg/(kg·d),分三次 po,最大剂量1g/d	第二代头孢菌素
头孢丙烯 Cefprozil(施复捷、Cefzil)	片剂 0.25g	15~30mg/(kg·d)分2次 po(最大量0.5g/次)	第二代头孢菌素
头孢曲松 Ceftriaxone(头孢三嗪、菌必治)(罗氏芬 Rocephin)	针剂 0.25g, 0.5g,1.0g	50~80mg/(kg·d),qd im、iv、ivdrip	第三代头孢菌素 半衰期长、能进入脑脊液
头孢氨噻肟 Cefotaxime(凯福隆 Claforan)	针剂 0.5g,1.0g	100~150mg/(kg·d),分2~3次 im、iv、ivdrip	第三代头孢菌素,能进入脑脊液
头孢哌酮 Cefoperazone(先锋必 Cefobid)	针剂 0.5g,1.0g	50~100mg/(kg·d),分2~4次,im、iv、ivdrip	第三代头孢菌素 对铜绿假单胞菌感染有效,与舒巴坦联用,可加强抗菌活性
头孢他啶 Ceftazidime(复达欣 Fortum)	针剂 0.5g,1.0g	婴幼儿30~100mg/(kg·d),严重感染时用 150~200mg/(kg·d),分3次 im、iv、ivdrip	第三代头孢菌素 对 G⁻杆菌(包括耐药菌)有效,对铜绿假单胞菌所致中枢神经系统感染有效

药　名	规　格	剂量及用法	说　明
头孢吡肟 Cefepime（马斯平 maxipime）	针剂 0.5g,1.0g	每次30~50mg/kg q8~12h ivdrip ≥13岁,体重>40kg, 常用1g,q12h im、ivdrip	第四代头孢菌素
亚胺培南/西司他丁 Tienam（泰能）	针剂 0.25g, 0.5g	50mg/(kg·d),分 2~3次 iv、ivdrip	抗菌谱广,适用于 G⁻杆菌包括铜绿假单胞菌等严重感染
氨曲南 Aztreo-nam（君刻单、Azactam）	针剂 0.5g,1.0g	每次 15~25mg/kg, q6~8h im、iv、ivdrip	适用于大多数 G⁻杆菌感染,对 G⁺菌及厌氧菌无效
阿米卡星 Amikacin（丁胺卡那霉素）	针剂 0.2g	6~10mg/(kg·d) qd im 或 ivdrip(慢)	氨基糖苷类,注意耳、肾毒性,6岁以下原则上不用,6岁以上慎用
庆大霉素 Gen-tamycin	针剂 40mg,80mg	5~7mg/(kg·d),qd im 或 iv drip(慢)	同上
红霉素 Eryth-romycin	片剂 0.125g, 0.25g 针剂 0.25g, 0.3g	25~50mg/(kg·d), 分3~4次 po 20~30mg/(kg·d), 分2~3次 ivdrip	有胃肠道反应,对肺炎支原体、衣原体、军团菌感染有效。静滴输液配制浓度 1mg/ml,不宜太浓

药 名	规 格	剂量及用法	说 明
罗红霉素 Rox-ithromycin	片剂 50mg,150mg	每次4mg/kg,bid,po	抗菌谱与红霉素相似,半衰期长
阿奇霉素 Az-ithromycin（希舒美 Zithro-max）	片剂 0.25g, 颗 粒 0.1克/袋	10mg/(kg·d),qd× 3d 停4d 为一疗程	半衰期长达 35~48小时
克拉霉素 Cla-rithromycin（利迈先）	片剂 50mg,0.25g	10~15mg/(kg·d), 分2次 po	
克林霉素 Clin-damycin	针剂 0.3g,0.6g	15~25mg/(kg·d), 严重感染 25 ~ 40mg/(kg·d),分 3~4次 ivdrip	
林可霉素 Lin-comycin（洁霉素）	针剂 0.3g,0.6g	15~30mg/(kg·d), 分2次 im,ivdrip	易引起消化道反应,白细胞减少,转氨酶升高
氯霉素 Chloram-mycetin	片剂0.25g 针剂 0.125g, 0.25g	25~50mg/(kg·d), 分3~4次 po 或 ivdrip	用于伤寒、副伤寒、流感杆菌感染、脑膜炎,注意白细胞减少、再障等骨髓抑制作用
万古霉素 Van-comycin（稳可信 Vancocin）	针剂 0.5g	40mg/(kg·d),分2 次 ivdrip	对甲氧西林耐药的葡萄球菌感染有效,可致耳、肾损害

附录

药　名	规　格	剂量及用法	说　明
磺胺甲基异噁唑（新诺明）SMZ	片剂　0.5g	50mg/(kg·d)，分2次 po	可引起血尿、结晶尿、粒细胞减少、皮疹
甲氧苄啶 TMP	片剂　0.1g	5～10mg/(kg·d)，分2次 po	可引起白细胞和血小板减少，多与其他磺胺类联用
复方磺胺甲噁唑 SMZco（复方新诺明）	片剂　SMZ 0.4g，TMP 0.08g	SMZ 50mg/(kg·d)，TMP 10mg/(kg·d)，分2次 po	
呋喃唑酮 furazolidone（痢特灵）	片剂　0.1g	5～10mg/(kg·d)，分3～4次 po	常有胃肠道反应
美罗培南 Meropenem（美平）	0.25g	3月～12岁，10～20mg/kg，q8h ivdrip 脑膜炎者，按40mg/kg，q8h ivdrip 每次滴注时间大于15~30分钟 新生儿≤7天，q12h给药 >7天，q8h给药	抗菌谱广，对绝大多数 G⁻、G⁺需氧菌和厌氧菌有强的杀菌作用。常用于院内获得性感染肺炎、尿路感染、脑膜炎、败血症等
帕尼培南倍他米隆 Carbenin（含 panipenem，betamipron）（克倍宁）	0.5g	30～60mg/(kg·d)，分3次 ivdrip，重症感染可增至100 mg/(kg·d)，分3次 ivdrip，每日上限量≯2g，每次滴注时间30分钟以上	抗菌谱广，适用于 G⁺及 G⁻菌

447

药 名	规 格	剂量及用法	说 明
哌拉西林/他唑巴坦 Tazocin（含 tazobactam sodium、piperacillin）（特治星）	4.5g（哌拉西林 4g，他唑巴坦钠盐 Na 500mg）	9月龄以上，哌拉西林 100mg/他唑巴坦 12.5mg/kg，每 8 小时 1 次，ivdrip 2~9月，哌拉西林 80mg/他唑巴坦 10mg/kg，每 8 小时 1 次，ivdrip	适用于产 β-内酰胺酶细菌引起的中、重度感染

三、抗真菌药

药 名	规 格	剂量及用法	说 明
制霉菌素 Nystatin	片剂 25 万 U，50万 U	<2岁,40~80万 U/d >2岁,100~200 万 U/d 分3~4次 po	用于消化道念珠菌感染,制成悬液(10万 U/ml)可涂口腔黏膜病损处
二性霉素 B Amphotericin B	针剂 25mg，50mg	初始 0.1~0.2mg/kg，以后渐递增至每次 1mg/kg（每日或隔日递增0.1mg/kg），qd 或 qod ivdrip	用于多种深部真菌感染。静滴液用注射用水或5%葡萄糖稀释,浓度<0.1mg/ml,宜新鲜配制,溶解后24h用完,静滴时药物应避光,避免外漏。毒副作用大,尤其肾功能受损

药　名	规　格	剂量及用法	说　明
氟康唑 Flucon-azole （大扶康）	胶囊 50mg, 150mg 针剂 100mg/50ml, 200mg/100ml	1~2mg/(kg·d) qd po 深部感染3~6mg/(kg·d),qd ivdrip(1~2mg/ml)	用于浅部或深部真菌感染,包括颅内感染。婴幼儿不推荐用,肾功能不全者慎用,定期查肝肾功能
5-氟胞嘧啶 Fluro-cytosin	片剂、胶囊 0.25g, 0.5g	80~120mg/(kg·d),分4次 po	肝肾功能不全,血液病者慎用,严重者禁用
酮康唑 Ketocon-azole	片剂 0.2g	4~8mg/(kg·d),餐间一次顿服	用于浅部及深部真菌感染
咪康唑 Micon-azole	胶囊 0.25g, 针剂 0.2g	5~10mg/(kg·次) 一日2次 po 10~30mg/(kg·d) 分3次 ivdrip	静滴浓度应 <3mg/ml,用生理盐水或5%葡萄糖稀释,滴入时间不小于30~60min
伊曲康唑 Itracon-azole	胶囊 0.1g,0.2g	每次3~5mg/kg,餐后1次顿服	新生儿、婴幼儿禁用,肝功能不全者慎用
伏立康唑 Voricon-azole （威凡）	0.2g/瓶 冻干粉剂 50mg/片	2~12岁,维持量4mg/kg, q12h ivdrip,滴注时间1~2小时以上 最终稀释浓度2~5mg/ml 12岁以下儿童的安全性和有效性尚未建立	为广谱三唑类抗真菌药,主要用于治疗侵袭性曲霉病、对氟康唑耐药的念珠菌引起的严重侵袭性感染(包括克柔念珠菌)、足放线病菌属和镰刀菌属引起的严重感染

附
录

药 名	规 格	剂量及用法	说 明
利巴韦林 Ribavirin （三氮唑核苷、病毒唑） （Virazole）	片剂 0.1 g 针剂 0.1 g	10~15mg/(kg·d)，分3~4次 po 或分 2 次 im、ivdrip	广谱抗病毒药，对多种 DNA 病毒（如 EBV、CMV、腺病毒、痘病毒）和 RNA 病毒（如呼吸道合胞病毒、流感及副流感病毒、鼻病毒、腮腺炎病毒、肠病毒、麻疹病毒）有效
金刚烷胺 Amantadine	片剂 100mg	3~4mg/(kg·d)，分2~3次 po	仅对甲型流感病毒早期有效，流行期可作预防用药
阿昔洛韦 Aciclovir、ACV（无环鸟苷）	片剂 100mg，200mg 针剂 0.25g，0.5g	>2 岁 20mg/(kg·d)，分 4 次 po 每次 5~10mg/kg，q8h ivdrip（>1小时/次）	多用于疱疹病毒（如水痘-带状疱疹病毒、单纯疱疹病毒、EB 病毒等）的感染，单纯疱疹病毒脑炎首选，本品毒性低
更昔洛韦 Ganciclovir、GCV（丙氧鸟苷）	针剂 546mg（含钠盐，相当本品 50mg）	诱导剂量5mg/kg q12h，连用 2~3 周 ivdrip 维持量6mg/(kg·d) 每周5d 或 5 mg/(kg·d) 每周7d	抗疱疹病毒类，抑制巨细胞病毒的效果比阿昔洛韦强 50 倍，定期验血象，白细胞<5×10⁹/L 停用
阿糖腺苷 Vidarabine（Adenine、Ara-A）	针剂 200mg，1g	10~15mg/(kg·d) 在 12~24h 内滴完，10d 为一疗程	用于治疗单纯疱疹病毒（包括脑炎）、水痘-带状疱疹病毒感染

药　名	规　格	剂量及用法	说　明
伐昔洛韦 Valaciclo-vir	片剂 0.3g	10mg/（kg·d） 分2次 po	口服吸收并快速转化为阿昔洛韦，用于治疗水痘、带状疱疹、生殖道疱疹

五、植物类抗感染药

药　名	规　格	剂量及用法	说　明
小檗碱 Berberine（黄连素）	片剂 0.1g	10～20mg/（kg·d），分3次 po	用于肠道感染
穿心莲（穿琥宁）	片剂 0.05g（内酯片） 针剂 200mg （含内酯）	每次2～3 mg/kg，每日3～4次 po 每次2～4 mg/kg bid im 每次10～15 mg/kg qd ivdrip	有明显抗炎、解毒和促进肾上腺皮质功能作用，具退热、镇静作用，常用于病毒性肺炎、上呼吸道感染、急性扁桃体炎、急性支气管炎。对肠炎、菌痢、腮腺炎也有一定作用
鱼腥草素钠	片剂 30mg 针剂 4mg/2ml	每次1～2 mg/kg tid 每次0.1～0.3mg/kg bid im 每次0.2～0.3 mg/kg qd ivdrip	对金黄色葡萄球菌有显著抑制作用，对肺炎球菌、甲型链球菌、流感嗜血杆菌等有一定抑制作用；能增强白细胞吞噬功能

附录

六、抗阿米巴药

药　名	规　格	剂量及用法	说　明
甲硝唑 Metronidazole（灭滴灵 Miediling、Flagyl）	片剂　0.2g 针剂 0.5g/100ml	治阿米巴 35～50mg/（kg·d），分3次 po 连服 5～7d 并发肝脓肿 7～10d，（最大量 2250mg/d）；治滴虫 15～20mg/（kg·d）分3次 po，连服7～10d；厌氧菌感染 每次 7.5～15mg/kg po tid 或 iv drip（重症首剂加倍）	高剂量用于阿米巴病、重症厌氧菌感染；低剂量用于贾第鞭毛虫病、滴虫病
奥硝唑 Ornidazole（潇然奥硝唑片）	片剂 0.25g	治阿米巴 每次25mg/kg q12h 治厌氧菌感染 每次 10mg/kg q12h	为第三代硝基咪唑类，副作用少
卡巴肿 Carbarsone（对脲基苯肿酸）（Fenarsone）	片剂 0.1g,0.2g	8～10mg/（kg·d）分 2～3次 po 连服10d，必要时停药 10d，再服1疗程	用于急、慢性阿米巴痢疾、阴道滴虫病、丝虫病
氯喹 Chlorquine	片剂 0.25g	20mg/（kg·d）分2次 po，连服2d，以后每日1次，连服2～3周	用于肠外阿米巴病，如阿米巴肝脓肿

七、祛痰镇咳药

药　名	规　格	剂量及用法	说　明
溴己新（必漱平 Bromhexine）Bisolvon	片剂　8mg	每次 0.2mg/kg，每日 2～3次 po	降低痰液黏稠度，为祛痰药

药　　名	规　　格	剂量及用法	说　　明
N-乙酰半胱氨酸 Acetylcysteine（富露施 Flumucil）	颗粒 0.1克/袋，0.2克/袋	0.1g，bid ~ qid，po	用≤40℃温水冲服，最好间隔几分钟后服其他药物。属黏液溶解剂
盐酸氨溴索 Ambroxol（沐舒坦 Mucosolvan）	糖浆 100毫升/瓶（30mg/5ml）片剂 30mg 针剂 15mg/2ml	口服：1~2岁 2.5ml bid，2~6岁 2.5ml tid，6~12岁 5ml bid~tid，>12岁 10ml bid 静滴：<2岁 每次1ml bid，2~6岁 每次 1ml tid，>6岁每次 2ml bid~tid，加入葡萄糖、生理盐水静滴；雾化吸入：<6岁 每次2ml，6岁以上及成人每次2~3ml，每日吸入1~2次	可调节浆液与黏液的分泌，促进肺表面活性物质的合成，加强纤毛摆动，使咳痰容易。宜餐后服用
桃金娘油（吉诺通 Gelomyrtol Forte）	儿童型胶囊 120mg 成人型胶囊 300mg	4~10岁每次120mg，急性病 tid~qid；慢性病 bid；餐前30min 吞服	含标准桃金娘油，有祛痰作用，用于急、慢性鼻窦炎和支气管炎，支气管扩张等
喷托维林 Carbetape-ntane（咳必清，Toclase）	片剂 25mg	每次 0.5~1mg/kg tid po	对咳嗽中枢有直接抑制作用，镇咳作用约为可待因1/3，无成瘾性

药　　名	规　　格	剂量及用法	说　　明
可待因 Codeine(甲基吗啡 Paveral)	片剂 15mg；30mg 糖浆　0.5%	每次0.2~ 0.5mg/kg tid po	对咳嗽中枢镇咳作用强而迅速，久用可成瘾
可待因桔梗片（西可奇）	每片含磷酸可待因12mg，桔梗流浸膏50mg	6~12岁每次1片 tid po	<2岁不宜服用，具祛痰和镇咳作用

八、平喘药

药　　名	规　　格	剂量及用法	说　　明
沙丁胺醇 Salbutamol （舒喘灵 Ventolin）	0.5%万托林雾化溶液每瓶20ml，万托林气雾剂200喷/瓶，每喷100μg	每次0.01~ 0.03ml/kg加入生理盐水雾化吸入 气雾剂在发作时每次1~2喷，每日3~4次吸入	属β_2受体激动剂，哮喘急性发作首选雾化吸入
特布他林 Terbutaline	博利康尼雾化溶液 5mg/2ml 喘康速气雾剂每喷250μg，400喷/瓶 博利康尼片2.5mg	体重>20kg，5mg/次 体重<20kg 2.5mg/次，每日3~4次 雾化吸入 发作时每次1~2喷，每日3~4次吸入 每次0.065mg/kg，每日3次 po	同上
丙卡特罗 Procateral 美普清 Meptin	片剂　25μg， 糖浆每瓶30ml （5μg/ml）	1.25μg/kg q12h po	同上

药　名	规　格	剂量及用法	说　明
班布特罗 Banbuterol（帮备 Bambec）	片剂　10mg	2~5岁5mg/d，5~12岁10mg/d 睡前1次口服	同上
氨茶碱 Aminophylline	片剂　0.1g 针剂0.25g	每次 4~5mg/kg q6~8h po 每次3~5mg/kg 加入5%GS 30ml iv drip，重症继以0.6~0.9mg/(kg·h) 静滴维持	属茶碱类，有效血药浓度10~20μg/ml。因其胃肠道反应，中枢神经兴奋，心血管系统副作用较多，治疗量与中毒剂量接近，已渐少用
溴化异丙托品（爱全乐溶液 Atrovent）	250μg/2ml 500μg/2ml	<2岁每次0.5ml；>2岁每次1ml，加入生理盐水2ml 雾化吸入，每日3~4次	属抗胆碱类药，吸入型溴化异丙托品，主要作用于大气道，与沙丁胺醇联用有协同作用
肾上腺素 Adrenaline	针剂 1mg/ml	每次0.02~0.03mg/kg，皮下注射	属 α、β 受体激动剂，除平喘外，可用于过敏性休克、心脏骤停的抢救

附录

九、中枢神经兴奋药

药 名	规 格	剂量及用法	说 明
咖啡因 Caffeine	针剂 0.25g,0.5g	每次6~12mg/kg im,必要时 q4h	用于中枢性呼吸衰竭
山梗菜碱 Lobeline(洛贝林)	针剂 3mg,10mg	0.3~3mg ih 或 im、iv,必要时每30min 1次	兴奋呼吸中枢
尼可刹米 Nikethamide(可拉明 Coramine)	针剂 0.375g,0.5g	每次12.5mg/kg ih 或 im、iv	兴奋呼吸中枢
二甲弗林 Dimefline(回苏林)	针剂 8mg	每次0.1~0.2mg/kg im、iv 每次 0.15~0.3mg/kg ivdrip	兴奋呼吸中枢,效力比尼可刹米强

十、镇静、抗惊厥药

药 名	规 格	剂量及用法	说 明
苯巴比妥 Phenobarbital(鲁米那 Luminal)	片剂 15mg, 30mg 针剂 0.1g	镇静每次1~2mg/kg 每日2~3次 po;催眠每次 3~6mg/kg;抗惊厥每次 6~10mg/kg im,必要时 q4h。新生儿首次负荷量 15~20mg/kg,维持量 3~5mg/(kg·d)	还可用于新生儿高胆红素血症,诱导肝酶活性
地西泮 Diazepam(安定 Valium)	片剂 2.5mg 针剂 10mg	每次0.1~0.3mg/kg po 每次0.25~0.5mg/kg im、iv 必要时15~20min 可重复使用	镇静、催眠、抗惊厥,静注速度宜慢,并注意呼吸情况

456

药　名	规　格	剂量及用法	说　明
水合氯醛 Chloral hydrate	溶液 10%	每次 0.3～0.5ml/kg po 或灌肠	镇静、抗惊厥,作用快
氯丙嗪 Chlorproma-zine（冬眠灵 Wintermin）	片剂 5mg, 12.5mg, 25mg 针剂 25mg, 50mg	每次 0.5～ 1mg/kg po、im、ivdrip	镇静、止惊、镇吐、人工冬眠

十一、解热、镇痛药

药　名	规　格	剂量及用法	说　明
对乙酰氨基酚 Paracetamol（扑热息痛）	片剂 0.3g,0.5g	每次 10～15mg/kg, po q4～6h,prn	商品名百服咛、泰诺林的主要成分即本品。24小时内使用不得超过5次
布洛芬 Ibuprofen 美林（motrin）	片剂 0.1g,0.2g 混悬滴剂 0.6g/15ml 混悬液 2g/100ml	每次 5～10mg/kg, po q6～8h,prn	商品名美林,24小时内服用不得超过4次
乙酰水杨酸（阿司匹林 Aspirin）	片剂 0.1g, 0.3g,0.5g 肠溶片 0.3g,0.5g	解热每次5～10mg/kg 抗风湿80～100mg/(kg·d),分3次 po	解热、镇痛、抗炎、抗风湿、抗血小板聚集。可有胃肠道反应,出血倾向,大剂量可致酸中毒

附
录

药　名	规　格	剂量及用法	说　明
安乃近 Analgin （Novalgin）	片剂 0.25g,0.5g 针剂 0.25g;0.5g	每次5~10mg/kg po、im	可用水剂液滴鼻降温。可引起白细胞减少、皮疹
吲哚美辛 Indomet- hacin（消 炎痛）	片剂、胶囊 25mg	每次0.5~1mg/kg po tid	新型非甾体类药物,用于风湿、类风湿性节炎。可有胃肠道功能紊乱、皮疹。肝肾功能不全、溃疡病、哮喘者慎用
复方氨林巴 比妥注射液 Aminopy- rine、 antipyrine and barbitone Injection （安痛定、 复方氨基 比林）	针剂　2ml （每毫升含 氨基比林 50mg,安替 比林20mg, 巴比妥9mg）	<2岁每次 0.5~1ml 2~5岁每次　im 1~2ml >5岁每次 2ml	属吡唑酮类解热镇痛药,不良反应:过敏性休克、粒细胞减少、皮疹等

十二、抗过敏药

药　名	规　格	剂量及用法	说　明
苯海拉明 Pi- phenhydramine （Benadryl）	片剂　25mg 针剂　20mg	2~4mg/(kg·d) 分3~4次 po 每次 0.5~1mg/kg im	H_1受体阻断剂,有抗组胺作用

药　　名	规　　格	剂量及用法	说　　明
异丙嗪 Promethazine（非那根 Phenergan）	片剂 5mg,25mg 针剂 25m,50mg	每次0.5～1mg/kg tid po 每次 0.5 ～ 1mg/kg im、ivdrip	同上,兼有显著的中枢安定作用和抗胆碱作用;可用作人工冬眠
氯苯那敏 Chlorphenira-mine（扑尔敏 Toldrin）	片剂　4mg	0.3～0.4mg/（kg·d）分3～4次 po	可有轻微头昏、嗜睡、口干
赛庚啶 Cyproheptadine（Periactin）	片剂　2mg	0.15～0.25mg/（kg·d）分3次 po	可有头昏、嗜睡、乏力、口干等
酮替芬 Ketotifen（噻哌酮 萨地酮 Zaditen）	片剂1mg	<3岁每次0.5mg >3岁 每次 1mg bid po	稳定肥大细胞膜,抑制组胺、慢反应物质释放
西替利嗪 Cetirizine（仙特明 Zyrtec）	片剂 10mg 滴剂每滴 0.5mg, 每瓶50mg/5ml	每 次 > 6 月 0.25mg/kg bid 1 ～ 2 岁 2.5mg bid2～6岁 2.5mg bid 或5mg/次 qd, >6岁 5mg bid 或10mg qd	第二代抗组胺药,无中枢性嗜睡副作用,无心脏毒性;6 个月～2岁建议使用滴剂
氯雷他定 Loratadine（开瑞坦、百为坦）	片剂 10mg 糖浆 60mg:60ml	1～2岁每次2.5ml qd;2～12岁体重 ≤30kg 5mg qd,体重>30kg 10mg qd;>12岁及成人 10mg qd	无中枢性嗜睡副作用,无心脏毒性

药　　名	规　格	剂量及用法	说　　明
促肾上腺皮质激素 Adrenocortico-tropine（促皮质素 Corti-cotropin、ACTH）	针剂 10U，25U	每次0.8U/kg bid im,每次5～10U 或0.4U/（kg·d）qd ivdrip（8h内）	1U＝1mg 加入5%葡萄糖液内用
氢化可的松 Hydro Cortisone（皮质醇）	针剂 10mg，25mg，100mg	4～8mg/（kg·d）ivdrip	
泼尼松 Prednisone（强的松）	片剂 5mg	1～2mg/（kg·d）分次 po	
甲泼尼龙 Methyprednisolone（甲基强的松龙，甲强龙）片剂商品名：美卓乐 Medrol	片剂 2mg，4mg 针剂 40mg	0.8～1.6mg/（kg·d）分3～4次 po 哮喘急性发作：每次1～2mg/kg,2～3次/天；冲击式投药：15～30mg/（kg·d）溶于生理盐水或5%葡萄糖内,于30～60min 内慢滴 qd ×3d,必要时4d 后再重复给药(≯1g/d)	静脉大剂量给药,应每15min 测血压、脉搏1次
氢化泼尼松 Prednisolon（强的松龙）	片剂 5mg	1～2mg/（kg·d）分次 po	
地塞米松 Dexam-ethasone（氟美松）	片剂 0.75mg 针剂 2mg，5mg	每次0.05mg/kg tid po,0.1～0.3mg/（kg·d）iv drip	抗炎作用比氢化可的松强25倍,每0.75mg 与泼尼松5mg等效

药　名	规　格	剂量及用法	说　明
倍他美松 Beta-methasone（倍氟美松）	片剂 0.25mg, 0.5mg 针剂 4mg	0.06～0.16mg/(kg·d),分3～4次 po 或分1～2次 im、ivdrip	

十四、雄激素及同化激素类

药　名	规　格	剂量及用法	说　明
苯丙酸诺龙 Nandrolone phenpropionate（Duraboline）	针剂 10mg, 25mg	每次5～25mg im,每周1～2次	蛋白同化激素,适用于低蛋白血症、营养不良、慢性腹泻等
丙酸睾酮 Tes-tosterone propionate（丙酸睾丸素 Andronate）	针剂 10mg, 25mg, 50mg	1～2mg/kg im,1日或隔日1次	雄激素替代治疗,促进蛋白质合成,治疗再生障碍性贫血,男性化作用强
美雄酮 Metan-dienone（大力补、去氢甲基睾丸素 Danabol）	片剂 1mg, 2.5mg, 5mg	0.25～0.5mg/(kg·d),分2～3次 po	蛋白质合成作用类似苯丙酸诺龙,但男性化作用较轻
司坦唑醇（康力龙 Stanozolol）	片剂 2mg	0.1～0.3mg/(kg·d),分2～3次 po	用于治疗再生障碍性贫血
达那唑 Danazol（炔睾醇 Danatrol）	胶囊 0.1g,0.2g	10～30mg/(kg·d),分3次 po	用于治疗血小板减少性紫癜、红斑狼疮等

附

录

461

药　名	规　格	剂量及用法	说　明
普罗帕酮 Propafenone （心律平）	片剂 150mg 针剂 70mg	每次5~6mg/kg，q6~8h po 维持量每次3mg/kg，分 2~4次 po 急症每次1~1.5mg/kg iv 慢注，无效者隔20 min 重 复，总量3mg/kg，有效后 改 po	广谱抗心律失常 药，用于治疗各型 期前收缩和心动 过速，静注需在心 电图监护下进行
普萘洛尔 propra-nol-ol （心得安）	片剂 10mg 针剂 5mg	1~4mg/(kg·d)分3~4次 po　静滴以葡萄糖稀释， 负荷量0.05~0.15mg/ (kg·次)，最大剂量 1mg/min 至10mg，有效后 改用1~2mg/(kg·d)，分3 次 po 维持	用于治疗各型期 前收缩，室上性和 室性心律失常，洋 地黄中毒所致快 速心律失常 属β受体阻断剂， 哮喘病人忌用
胺碘酮 Amiodar-one（乙胺 碘呋酮、安 律酮 Cord-arone）	片剂 100mg， 200mg 针剂 150mg	口服负荷量10~15mg/ (kg·d)，分1~2次，持续 4~14天，然后减为维持量 3~5mg/(kg·d)；急症静 滴2.5~5mg/kg(>30min)， 可重复2次，继用2~ 10mg/(kg·d)24h维持， 1~2周后改口服	广谱抗心律失常 药，对多数室上性 和室性心律失常 有效。口服吸收缓 慢，用负荷量 10~15天起效
利多卡因 Lidocaine （昔罗卡因 Xylocaine）	针剂 0.1g， 0.2g， 0.4g	静脉负荷量0.5~1mg/kg， 加入 GS 快注，q5~10min， 可重复3次，总量小于 5mg/kg；维持量20~ 50μg/(kg·min) ivdrip 1~2天	用于急性室性心 律失常，洋地黄中 毒引起的心律失 常更适用

药　名	规　格	剂量及用法	说　明
苯妥英钠 Phenytoin （大仑丁 Dilantin）	片剂 0.1g 针剂 0.25g	口服3～6mg/(kg·d)，q12h；急症每次2～3mg/kg iv；静滴10～15mg/kg，于1h内进入，后口服维持	用于地高辛引起的快速型心律失常，加生理盐水或注射用水，缓慢静注
美西律 Mexiletine （慢心律）	片剂 0.05g, 0.1g	10～15mg/(kg·d)分次po	用于室性心律失常，尤其慢性室早者
维拉帕米 Verapamil （异搏定 Isoptin）	片剂 40mg 针剂 5mg	口服3～5mg/(kg·d)，分3次；静脉负荷量每次0.1～0.2mg/kg，加入GS 10ml 5～10min慢注，20min 1次，共2次，转复后以0.005mg/(kg·min)ivdrip维持	为钙离子通道阻滞剂，用于室上性心动过速，忌与普萘洛尔合用 也适用于轻、中度高血压

十六、强心与血管活性药物

药　名	规　格	剂量及用法	说　明
地高辛 Di-goxin	片剂 0.25mg 针剂 0.5mg 酏剂 0.05mg/ml	口服洋地黄总量：<2岁 0.04～0.06mg/kg，>2岁 0.03～0.04mg/kg（总量不超过1.5mg） 首剂用总量的1/2，余量分2次，间隔6～8h，维持量为总量的1/5～1/4，静脉用药为口服量的1/2～2/3	用于充血性心衰，室上性心动过速

药　名	规　格	剂量及用法	说　明
毛花苷丙 Lanatoside（西地兰 Cedilanid）	针剂 0.4mg	饱和量：<2岁0.03~0.04mg/kg，>2岁0.02~0.03mg/kg，分次静注，方法同上	同上
多巴胺 Dobutamine	针剂 20mg	小剂量0.5~1μg/(kg·min)开始，逐渐加量，治疗心衰一般用5μg/(kg·min)，最大不超过10~15μg/(kg·min)，需用输液泵持续给药	属β₁受体激动剂，用于严重心衰伴休克或伴低血压少尿时。剂量增大到10~15μg/(kg·min)时可兴奋α受体致血管收缩并可能引起心律失常
多巴酚丁胺 Dobutamine	针剂 20mg	2.5~10μg/(kg·min)，一般从小剂量开始，治疗心衰最大不超过15μg/(kg·min)	属β₁受体激动剂，主要兴奋心肌，对血压及心率影响不明显，常与多巴胺合用
肾上腺素 Adrenaline	针剂 1mg	每次0.1~0.5mg，im、ih或心室内注射	具较强的α与β受体兴奋作用，使心肌收缩力增加，加快心脏传导及心率，用于心脏骤停及过敏性休克的抢救

附录

药　名	规　格	剂量及用法	说　明
异丙肾上腺素 Isoprena-line	针剂　1mg	0.05~2μg/(kg·min)，用5%GS稀释，以输液泵输注，心室内注射每次0.1~0.3mg	同时兴奋 β_1 及 β_2 受体，用于重度房室传导阻滞及心脏骤停的抢救

十七、抗高血压药

药　名	规　格	剂量及用法	说　明
利血平 Reserpine	片剂 0.25mg 针剂 1mg	0.02mg/(kg·d)，分2~3次 po；每次0.07mg/kg im，1~2次/天；最大量每次不超过2mg	适用于早期轻度高血压，其作用缓慢而持久。肌注较口服量大起效快，约1h 血压开始下降
肼屈嗪 Hydralazine （肼苯达嗪 Apresoline）	片剂 10mg, 25mg	0.75~2mg/(kg·d)，分2~3次 po	周围血管扩张药，适用于中~重度高血压，不单独使用，常与利尿剂和 β 受体阻断剂合用
二氮嗪 Diazoxide（降压嗪）	针剂 300mg（附专用溶剂）	每次2~5mg/kg iv(15~30秒)，qd	松弛血管平滑肌，降低外周血管阻力，为高血压危象的首选药物

附
录

药　名	规　格	剂量及用法	说　明
硝普钠 Nitroprusside	针剂 50mg	每次1~1.5mg/kg,加入 5% GS 500ml ivdrip,速度 0.5~8μg/(kg·min)(5~15滴/分);平均滴速为1~3μg/(kg·min)应新鲜配用,滴注瓶及管道需用黑纸包盖,严密监测血压并及时调整滴速	为强有力的血管扩张剂,主要用于高血压危象。常配成50μg/ml溶液,
卡托普利 Captopril(巯甲丙脯酸,开博通 Cap-toprie)	片剂 12.5mg, 25mg	开始每次0.3mg/kg,渐加至有效量,最大为每次2mg/kg,tid po	血管紧张素转换酶抑制剂,用于重症高血压,作用快,尤其高肾素性高血压效果显著,对正肾素性及低肾素性高血压也有效
依那普利 Enalapril	片剂 5mg,10mg	每次 0.05~0.2mg/kg,qd po	药理作用与卡托普利相似,但作用更强、时间更持久
硝苯地平 Nifedipine(心痛定,硝苯吡啶 Adalat)	片剂 5mg,10mg	每次0.2~0.5mg/kg tid po 从小剂量起,逐渐增量至血压平稳,最大量每次10~20mg	为钙离子通道阻断剂中扩血管作用最强的一种,舌下含服优于口服,适用于轻、中、重度高血压和急症性高血压

十八、利尿药

药　名	规　格	剂量及用法	说　明
呋塞米 Furosemide（呋喃苯胺酸、速尿 Lasix）	片剂 20mg 针剂 20mg	2~3mg/(kg·d)，分2~3次 po；每次1~2mg/kg，1~2次/天 im、iv	高效利尿药，利尿作用强而迅速。大剂量可致水电解质紊乱
依他尼酸 Ethacrynic Acid（利尿酸 Edecrin）	片剂 25mg 针剂 25mg	每次0.5~1mg/kg，1~3次/天 po 每次0.5~1mg/kg，q8~12h iv、ivdrip	同上
氢氯噻嗪 Hydrochlorothiazide（双氢克尿噻 HCT）	片剂 25mg	1~2mg/(kg·d)，分2~3次 po	中效利尿剂，有利尿、降压作用
氨苯蝶啶 Tramterene	片剂 50mg	2~4mg/(kg·d)，分2次 po	低效利尿药，排钠潴钾，常与氢氯噻嗪联用
螺内酯 Spironolactone（安体舒通 Antisterone）	片剂或胶囊 20mg	2mg/(kg·d)，分3次 po	低效利尿药，为醛固酮拮抗剂，排钠潴钾，利尿作用弱而缓慢，但较持久
乙酰唑胺 Acetazolamide（醋氮酰胺 Diamox）	片剂 0.25g	每次5mg/kg，qd 或 qod po	碳酸酐酶抑制剂，利尿作用很弱，对肝、肾性水肿无效，常用于治疗青光眼，减轻脑水肿

十九、解痉药

药　　名	规　　格	剂量及用法	说　　明
阿托品 Atropine	片剂 0.3mg 针剂 0.5 mg, 1 mg	解痉 每次 0.01mg/kg,tid po 或 ih;新生儿1：2000溶液,2~5滴,奶前15min po q4~6h;抗休克每次0.03~0.05mg/kg,iv,必要时每15~30min用1次	用于胃、肠、胆、肾绞痛,有机磷中毒、休克、新生儿幽门痉挛性呕吐
溴化丙胺太林 Propantheline Bromide（普鲁本辛 Probenthine）	片剂 15mg	1.5~2mg/(kg·d)分3~4次 po	解痉作用较阿托品强,用于肠痉挛、溃疡病
复方颠茄片 Tab Belladonna co	片剂	>5岁1~2片/次,tid po	每片含颠茄浸膏10mg,苯巴比妥15mg
山莨菪碱 Anisodamine（654-2）	片剂 5mg,10mg 针剂 5mg, 10mg,20mg	每次0.1~0.3mg/kg tid po 每次0.5~2mg/kg iv,必要时每15~30min 用1次	抗胆碱类,用于肠痉挛;大剂量抢救感染性休克
东莨菪碱 Scopolamine（海俄辛,Hyoscine）	片剂 0.2mg 针剂 0.3mg, 0.5mg	0.06mg/(kg·d)分3次 po 每次0.006mg/kg ih。抢救呼吸衰竭：每次0.02~0.04mg/kg iv,必要时20~30min 1次	同上

药 名	规 格	剂量及用法	说 明
屈他维林 Drotaverine（诺仕帕 NO-SPA）	片剂 40mg	2~6岁,0.5~1片/次,每日2~3次;6岁以上1片/次,每日2~3次	为异喹啉类衍生物,是直接作用于平滑肌细胞的亲肌性解痉药。用于胆道痉挛、肾绞痛、痛经等

二十、抑酸及胃黏膜保护剂

药 名	规 格	剂量及用法	说 明
西咪替丁 Cimetidine（甲氰咪胍）	片剂 0.2g, 0.4g, 0.8g 针剂 0.2g	$10\sim15mg/(kg \cdot d)$, 分4次于饭前 10~30min po 或分 1~2 次 ivdrip	组胺 H_2 受体阻断剂,用于胃、十二指肠溃疡 商品名:泰胃美(Tagamet)
雷尼替丁 Ranitidine	片剂、胶囊 0.15g 针剂 50mg	>8岁,75~150mg bid po,或 3~5mg/(kg·d) q12h 或 qn po 或分2次 ivdrip	抑酸作用为西咪替丁的8~12倍,具有速效和长效的特点 商品名:善卫得(Zantac)
法莫替丁 Famotidine	片剂、胶囊 20mg 针剂 20mg	每次0.4mg/kg qd~bid po 每次0.4mg/kg bid ivdrip	为第三代 H_2 受体阻断剂,抑酸作用比西咪替丁、雷尼替丁更强,作用时间更长 商品名:高舒达(Gaster)

药　　名	规　格	剂量及用法	说　明
奥美拉唑 Omeprazole（洛赛克 Losec）	胶囊 20mg	0.7mg/（kg·d）晨顿服，疗程2~4周	质子泵抑制剂，疗效高、副作用少，对难治性溃疡有效，还能清除幽门螺杆菌
氢氧化铝 Aluminium Hydroxide（复方制剂:胃舒平）	片剂 0.3g,0.5g 凝胶剂 含 4%氢氧化铝	每次0.15~0.3g tid po，胃舒平1/2~1 片/次 tid po	传统抗酸剂，对胃酸起中和、缓冲作用，对溃疡表面有保护作用。胃舒平每片含氢氧化铝0.245g, 三硅酸镁0.105g,颠茄0.0026g
丙谷胺 Proglumide	片剂、胶囊 0.2g	>5 岁，每次0.2g, bid~tid，饭前15min 或睡前咀嚼服，连服1~2月	具抗促胃泌素作用，主要用于溃疡病后期，停其他抑酸药后维持治疗，以防胃酸反跳
硫糖铝 Sucralfate	片剂 0.25g	10~25mg/（kg·d）分4次 po 疗程4~8周	胃黏膜保护剂，并可促进溃疡愈合
胶体次枸橼酸铋 Colloidal bismuth Subcitrate 商品名:德诺（De-Nd）	片剂 120mg	6~8mg/（kg·d），分3次 po（餐前半小时服），疗程4~6周	同上,具抗幽门螺杆菌作用,服后舌有黑苔,粪便色黑

药　名	规　格	剂量及用法	说　明
L-谷氨酰胺呱仑酸钠颗粒（麦滋林）Marzulene-S	颗粒剂 0.67g/包	30~40mg/kg,tid po 饭前或饭后1小时直接吞服，不用冲水	为胃黏膜保护剂，用于急、慢性胃炎，胃、十二指肠溃疡

二十一、助消化药

药　名	规　格	剂量及用法	说　明
胃蛋白酶合剂 Pepsin mixture	溶液	<2岁 2.5毫升/次，>2岁 3~5毫升/次 tid po	胃蛋白酶有很强的分解蛋白质的能力。每100ml合剂含胃蛋白酶2g,稀盐酸1~2ml,禁与碱性药物配伍
多酶片 DPP	片剂	>5岁 1片/次，tid po	每片含淀粉酶0.2g,胃蛋白酶0.04g,胰酶0.12g,饭时服
胰酶片 Pancreatin	片剂 0.3g, 0.5g	>5岁 每次0.3~0.5g,tid po	服时不宜嚼碎，以免胃酸破坏，饭时服
复方消化酶胶囊 DAGES(达吉)	胶囊	1粒/次，tid，饭后服	每粒含胃蛋白酶25mg、木瓜酶50mg、淀粉酶15mg、熊去氧胆酸25mg、纤维素酶15mg、胰蛋白酶2550美国药典单位、胰淀粉酶2550美国药典单位、胰脂肪酶412美国药典单位

附录

二十二、促进肠道菌群恢复药物

药　名	规　格	剂量及用法	说　明
妈咪爱 Medilac-vita	散剂 1克/袋,含活菌1.5亿	<2岁1袋 qd~bid;>2岁 1~2袋 bid~tid,用低于40℃的水或牛奶冲服	含乳酸菌培养物,粪链球菌及枯草杆菌活菌、多种维生素及锌、钙等
金双歧 Golden-Bifid	片剂 0.5g,含活菌0.5亿	0~1岁、1~3岁、3~6岁、6~13岁每次分别1片、2片、3片、4片,均每日2次,嚼服或溶于40℃牛奶或水服用	含保加利亚乳杆菌、长双歧杆菌、嗜热链球菌,与抗生素宜错开2小时服
丽珠肠乐 Bifidobiogen	胶囊,含活菌0.5亿/粒	0.5~1粒/次,bid 餐后服	含双歧杆菌活菌制剂,与抗酸药、抗菌药应分开服用
培菲康 Bifi-co	胶囊210毫克/粒 散　剂 1克/包	胶囊成人2~4粒/次,bid 饭后半小时温水服,儿童酌减 散剂成人1~2包/次,bid~tid,儿童酌减	含长型双歧杆菌、嗜酸乳杆菌、粪肠球菌活菌制剂,适宜冷藏保存,可拆开胶囊服药粉
乳酶生 Lac-tasin（表飞鸣）	片剂 0.3g	1~2片/次,tid,饭前服	活乳酸杆菌干制剂,与抗生素宜隔开2~3小时服

附录

二十三、镇吐药及促胃肠动力药

药　　名	规　　格	剂量及用法	说　　明
甲氧氯普胺 Meteclopramide（胃复安、灭吐灵 Paspertin）	片剂　5mg 针剂　10mg	$0.2 \sim 0.3mg/(kg \cdot d)$，分3次 po　每次 $0.1 \sim 0.2mg/kg$，im、iv qd~bid	抑制延髓的催吐作用，并可加强胃及小肠的蠕动和排空。过量可引起惊厥及锥体外系症状
多潘立酮 Domperidone（吗丁啉 Motilium）	片剂　10mg 针剂　10mg	每次0.3mg/kg tid，餐前10~30min po　每次0.2mg/kg im qd~bid	外周多巴胺受体阻断剂，直接作用于胃肠壁，增强胃蠕动及排空，防止胃食管反流，无锥体外系副作用
西沙必利 Cisapride（普瑞博思 Prepulsid）	片剂　5mg 混悬液 1mg:1ml	$0.3 \sim 1mg/(kg \cdot d)$，分 2 ~ 4 次餐前15min po	乙酰胆碱兴奋剂，作用于全消化道，用于消化不良，胃食管反流

附

录

473

二十四、止泻药

药 名	规 格	剂量及用法	说 明
蒙脱石散（思密达 Smecta）（国产品牌:肯特令 Smectite）	散剂 3克/包	<1岁 1包/天,1~2岁 1~2包/天,2~3岁 2~3包/天,>3岁 3包/天。均分3次 po（餐间服）	成分为八面体蒙脱石(硅铝酸盐),消化道黏膜保护剂,对消化道内病毒、病菌有固定、抑制作用,适用于急慢性腹泻、胃炎、结肠炎等
鞣酸蛋白 Tannalbin	片剂 0.3g	<1岁 0.1~0.15克/次,2~7岁 0.2~0.5克/次,>7岁 0.5~1克/次,tid po	有收敛、止泻作用,宜空腹服
次碳酸铋 Bismuth Subcarbonate	片剂 0.3g	1~5岁 0.2~0.6克/次,>5岁 0.6~0.9克/次 tid po	中和胃酸收敛药
复方地芬诺酯 Diphenoxylate（复方苯乙哌啶 Colomotil）	片剂 每片含盐酸地芬诺酯 2.5mg,硫酸阿托品 0.025mg	<6岁 1/4~1/2片/次,>6岁 1/2~1片/次,tid po	有收敛及减少肠道蠕动作用,用于急慢性腹泻

二十五、导泻药

药 名	规 格	剂量及用法	说 明
开塞露	每支 10ml,20ml	每次10ml,肛门注入	含山梨醇,硫酸镁,苯甲酸钠或甘油等

药　名	规　格	剂量及用法	说　明
硫酸镁 Magnesium Sulfate	溶液50%	1克/(岁·次),睡前 po	增加肠内渗透压而导泻
酚酞(果导) Phenolphthalein	片剂50mg,100mg	每次3mg/kg,睡前 po	缓泻剂,服后间隔4~8小时排便,婴儿禁用
乳果糖 Lactulose(杜秘克 Duphalac)	溶液15毫升/袋	婴儿5ml/d,1~6岁5~10ml/d,7~14岁15ml/d,早餐后服或分2次服	含乳果糖667 μg/ml 和极少量半乳糖和乳糖,在肠腔形成高渗透压,促进肠蠕动而发生轻泻作用
蓖麻油 Castor oil	油剂	5~15毫升/次 po	服药3~5h 后排出稀便,适用于导泻或排出肠内毒物
番泻叶 Senna	植物	一般用1.5~3g 泡水饮用	服后8~10h 引起泻下

二十六、肝病辅助用药

药　名	规　格	剂量及用法	说　明
葡萄糖醛酸内酯 Glucurolactone (肝泰乐 Glucurone)	片剂50mg,100mg 针剂100mg	<5岁 50mg/次,≥5岁 100mg/次, tid po 每次 0.1g ivdrip qd~bid	护肝及解毒作用

附录

药　名	规　格	剂量及用法	说　明
联苯双酯 Bifendate	滴丸 1.5mg	每次 0.5mg/kg tid po,连用3~6个月	降酶作用
门冬氨酸钾镁 Potassium megnesium As- partate	针剂　10ml	每次 0.2~0.4ml/kg, qd ivdrip	可加速细胞内 三羧酸循环、 改善肝功能、 降低血清胆红 素,适用于黄 疸型肝炎
茵栀黄	针剂　10ml	4~10ml/次 qd,ivdrip	为茵陈、栀子、 黄芩苷、金银 花等提取物, 适用急慢性黄 疸型肝炎
齐墩果酸 Oleanolic acid	片剂 10mg,20mg	每次 0.6~1mg/kg tid po	为青叶胆、女 贞子提取物, 能减轻肝细胞 坏死,降酶,用 于急慢性肝炎
熊去氧胆酸 Ursodesoxy- cholicAcid	片剂　50mg 胶囊 0.25g	8~10mg/(kg·d), 分2次早晚服	可增加毛细胆 管碳酸盐的分 泌作用,促进 胆汁分泌,常 用于淤胆型肝 炎的治疗

附
录

药　名	规　格	剂量及用法	说　明
辅酶 A Coenzyme A	针剂 50U,100U	每次50~100U qd ivdrip	是体内乙酰化反应的辅酶,用于各种肝病的辅助治疗,可与 ATP 20 mg、细胞色素 C 15mg 一起加入 GS 中静滴

二十七、补血药

药　名	规　格	剂量及用法	说　明
力蜚能 Niferex	胶囊 150mg	4~6mg/(kg·d), qd po	是多糖和铁的复合物,其中铁元素含量46%,不会引起便秘、腹泻和恶心
硫酸亚铁 Ferrous Sulfate	片剂 0.5g	0.1~0.3克/次,tid po 或 20~30mg/(kg·d),分3次 po	含二价铁,含铁量20%,吸收率高,较三价铁易于吸收,有胃肠道副作用,忌与茶、牛奶、咖啡及抗酸药同服
富马酸铁 Fumarate（ Ferrous）	片剂 0.05g, 0.2g	15~20mg/(kg·d) 或0.05~0.2克/次,tid po	有机铁盐,含元素铁33%,对胃肠道刺激比硫酸亚铁少

附录

药 名	规 格	剂量及用法	说 明
枸橼酸铁铵 Ferric Ammonium Citrate FAC	10%溶液	1~2ml/(kg·d)，分3次 po	三价铁，含铁量12%，忌与茶、牛奶、咖啡及抗酸药同服
葡萄糖酸亚铁 Ferrous Gluconate	片剂 0.3g	40~50mg/(kg·d)，分3次 po	含元素铁12%
琥珀酸亚铁 Ferrous Succinate（速力菲）	片剂、胶囊 0.1g	9~18mg/(kg·d)，分3次 po	含元素铁35%
叶酸 Folic Acid	片剂 5mg	每次5mg,tid po	参与核酸合成,治疗巨幼红细胞性贫血
维生素 B$_{12}$ Vitamin B$_{12}$	针剂 0.05mg，0.1mg，0.25mg，0.5mg，1mg	每次0.1mg 每周2~3次 im,连用2~4周或0.5~1mg,im	治疗巨幼红细胞性贫血
维生素 B$_4$ Vitamin B$_4$	片剂 10mg，25mg 针剂 20mg	10~20mg/次 tid po 10~20mg/次 qd~bid im	是核酸的活性部分,参与体内合成代谢,促进白细胞生长
利血生 Leucogen	片剂 10mg，20mg	10mg/次 tid po	增强造血功能,用于各种原因的白细胞减少,血小板减少

药　名	规　格	剂量及用法	说　明
鲨肝醇 Batiol	片剂 25mg, 50mg	每次 1~2mg/kg tid po	升白细胞药,可与利血生联用
促红细胞生成素 Erythropoeti（利血宝 Espo）	针剂 2000U, 3000U, 6000U, 10000U	50~150U/kg,每周3次 ih 或 iv	可促进红细胞之祖细胞分化及增殖,从而发挥造血作用,适用于肾性贫血等
格拉诺赛特 Granocyte	针剂 50μg, 100μg, 250μg	2~5μg/(kg·d)ih 或 iv	成分:基因重组人粒细胞集落刺激因子 Lenograstim,主要刺激粒细胞系造血,并提高粒细胞吞噬功能

二十八、止血药

药　名	规　格	剂量及用法	说　明
维生素 K_1 Vitamin K_1	针剂　10mg	每次5~10mg qd~bid,im 或 iv,ivdrip 新生儿出血症每次1~3mg,iv qd×3天	为羟化酶活化剂,参与肝脏合成 II、VII、IV、X 等凝血因子
维生素 K_3 Vitamin K_3	片剂 2mg,4mg 针剂 2mg,4mg	每次1~2mg,bid~tid po 每次2~4mg,bid~tid im	为人工合成水溶性维生素,止血机制与维生素 K_1 相同但疗效不如维生素 K_1 新生儿不宜用 Vit K_3、K_4

药 名	规 格	剂量及用法	说 明
维生素 K₄ Vitamin K₄	片剂 2mg,4mg	每次2~4mg tid po	为人工合成水溶性维生素,口服吸收良好,但作用缓慢
酚磺乙胺 Etamsylate (止血敏 Dicynone)	片剂 0.25g 针剂 0.25g,0.5g	每次10mg/kg tid po 每次 0.125~0.25g qd~bid im 或 iv、ivdrip	增加血小板的数量及其聚集性和黏附力,缩短出、凝血时间
氨基己酸 Aminocap-roic Acid(6-氨基己酸 EACA)	片剂 0.5g 针剂 1g,2g	每次0.1g/kg tid~qid po 每次 0.08 ~ 0.12g/kg, ivdrip (于15~30min 内滴完)	抑制纤维蛋白溶酶原的激活,从而抑制纤维蛋白的溶解,产生止血作用。静脉维持量酌减,维持12 ~ 24h,或依病情而定
氨苯甲酸 Aminom-ethyl benzoie Acid(对羧基苄胺、止血芳酸 PAMBA)	片剂 0.25g 针剂 0.1g	每次0.1 ~ 0.25g bid ~ tid po 每次0.05~0.1g bid~tid, iv、ivdrip	机制同氨基己酸,止血效果强4~5倍

药　名	规　格	剂量及用法	说　明
注射用血凝酶（立止血 Reptilase）	针剂 1kU,5kU	<1岁每次0.2kU,1~3岁每次0.3kU,>3岁每次0.5kU,qd im 或 iv	从巴西矛头蛇毒液中分离提纯的凝血酶，具有凝血和抗凝作用，用于治疗和防止各种原因所致出血。DIC 导致出血及有出血或栓塞史者禁忌
安特诺新 Adrenosen（安络血）	片剂　5mg 针剂　10mg	< 5 岁每次 1.25 ~ 2.5mg,>5岁每次2.5 ~ 5mg,tid po, <5岁每次2.5~5mg,>5岁每次5~10mg, bid ~ tid im	降低毛细血管通透性而止血
云南白药	胶囊剂 0.25g, 每瓶 4g	>2岁 0.03克/次 >5岁 0.06克/次 成人0.25~0.5g qid,外用适量	主要成分为三七，可缩短凝血时间，用于治疗刀枪伤、创伤及跌打损伤，胃、十二指肠溃疡出血

附　录

药　　名	规　　格	剂量及用法	说　　明
肝素钠 Heparin Sodium	针剂 12500U/1ml = 100mg/ml	首剂100U/kg, 维持量50~100U/kg, q4h, 以0.9%氯化钠40~60ml稀释iv(慢注)或ivdrip	用于防治血栓栓塞性疾病, 抗DIC治疗。主要不良反应是出血, 严重时可静注鱼精蛋白急救(剂量为1:1)
华法林 Warfarin(华法令) (商品名:可密定 coumadin)	片剂 1mg, 3mg	首日0.1~0.4mg/(kg·d), 次日根据凝血时间调整剂量或用维持量0.05~0.15mg/(kg·d)po	用于防治血栓栓塞性疾病, 用药期间凝血酶原时间应保持在25~30s, 凝血酶原活性至少应为正常值的25%~40%
尿激酶 Urokinase	针剂 500U, 1000U, 1万U, 2万U, 10万U	每次200~400U/kg, qd~bid ivdrip, 维持量每次80~100U/kg, qd im	静滴配以葡萄糖注射液, 肌注配生理盐水, 溶解后应立即使用, 不宜存放
双嘧达莫 Dipyridamole (潘生丁 Persantin)	片剂 25mg 针剂 10mg/ml	每次0.5~1mg/kg tid po; 每次0.2~0.3mg/kg, qd~bid im、iv、ivdrip	静滴用葡萄糖稀释, 可加强肝素及口服抗凝药的作用

ISBN 978-7-5679-0688-4

9 787567 906884 >

定价：38.00元